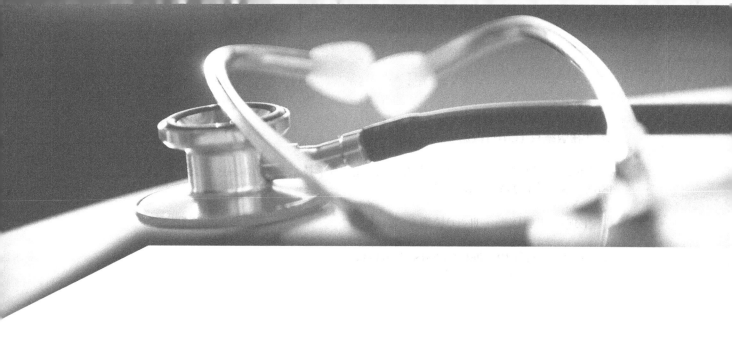

现代护理技术与常规

XIANDAI HULI JISHU YU CHANGGUI

U0193990

主 编 潘秋玉 康瑞霞 田 甜 孝媛媛 梁晓凤

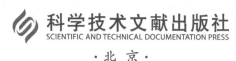

科学技术文献出版社
SCIENTIFIC AND TECHNICAL DOCUMENTATION PRESS
·北 京·

图书在版编目（CIP）数据

现代护理技术与常规 / 潘秋玉等主编. — 北京 : 科学技术文献出版社, 2018.5
ISBN 978-7-5189-4457-6

Ⅰ.①现… Ⅱ.①潘… Ⅲ.①护理学 Ⅳ.①R47

中国版本图书馆CIP数据核字(2018)第103344号

现代护理技术与常规

策划编辑：曹沧晔	责任编辑：曹沧晔	责任校对：赵 瑗	责任出版：张志平

出 版 者　科学技术文献出版社

地　　址　北京市复兴路15号　邮编 100038

编 务 部　(010) 58882938，58882087（传真）

发 行 部　(010) 58882868，58882874（传真）

邮 购 部　(010) 58882873

官方网址　www.stdp.com.cn

发 行 者　科学技术文献出版社发行　全国各地新华书店经销

印 刷 者　济南大地图文快印有限公司

版　　次　2018年5月第1版　2018年5月第1次印刷

开　　本　880×1230　1/16

字　　数　394千

印　　张　12

书　　号　ISBN 978-7-5189-4457-6

定　　价　148.00元

前　言

　　现代医疗技术的快速发展也势必带动护理技术的不断提高，各科护理的新理论、新技术和新方法也不断运用于临床。为了能够使广大护理人员适应现代医学及护理学的发展，我们本着实用、科学的原则，从护理评估、健康教育与健康促进及护理实践等方面，编写了此书。

　　全书着重介绍了常见症状护理、临床各科常见病护理及急危重症护理等方面的内容，资料新颖，图表清晰，科学实用。本书在编写的过程中，以技能培养为核心，坚持尊重认知特点、理论知识适度、技术应用能力强、知识面宽、综合素质较高的编写特点，详略得当，重点突出，通俗易懂。

　　本书在编写过程中，由于时间和篇幅有限，加之编者较多，文笔不一，难免有疏漏不妥之处，敬请广大读者不吝指正，并希望广大护理同仁在使用中不断提出宝贵意见。

编　者
2018 年 4 月

目　　录

第一章

常见症状护理

第一节 发热

发热（fever）是在致热源作用下或因各种原因引起体温调节中枢功能紊乱，使机体产热增多，散热减少，体温升高超出正常范围。可分为感染性发热和非感染性发热两大类。感染性发热较常见，由病原体引起；非感染性发热可由病原体之外的各种物质引起，目前越来越引起人们的关注。

发热过程包括3个时期：①体温上升期，其特点是产热大于散热，主要表现为皮肤苍白、疲乏无力、干燥无汗、畏寒，甚至寒战。②高热持续期，其特点是产热和散热趋于平衡，主要表现为面色潮红、口唇干燥、皮肤灼热、全身不适等。③体温下降期，其特点是散热大于产热，体温恢复到正常水平，主要表现为大汗、皮肤潮湿等。

将发热患者在不同时间测得的体温数值分别记录在体温单上，再将各体温数值点连接起来成体温曲线，该曲线的不同形态称为热型（fever type）。某些发热性疾病具有独特的热型，细致观察有助于疾病诊断。常见热型及常见疾病对照见表1-1。

表1-1 常见热型及常见疾病对照

热型	发热特点	常见疾病
稽留热	体温持续在39~40℃达数天或数周，24h波动范围不超过1℃	大叶性肺炎、伤寒、斑疹伤寒、流行性脑脊髓膜炎
弛张热	体温在39℃以上，24h内温差达1℃以上，体温最低时仍高于正常	败血症、风湿热、重症肺结核、化脓性炎症等
间歇热	体温骤然升高至39℃以上持续数小时或更长，然后下降至正常或正常以下，经过一个间歇，体温又升高，并反复发作，即高热期和无热期交替出现	疟疾、急性肾盂肾炎
回归热	体温急剧上升至39℃以上，持续数日后又骤然下降，但数日后又再出现	回归热、霍奇金病
波状热	体温逐渐上升达39℃或以上，发热数日后逐渐下降，数日后又再发热	布鲁菌病
不规则热	发热无规律，且持续时间不定	结核病、支气管肺炎、流行性感冒、癌性发热

一、观察要点

1. 监测体温变化　一般每日测4次体温，高热时应4h测量1次，待体温恢复正常3d后，改为每日1或2次。注意发热热型、程度及经过等。体温超过38.5℃，遵医嘱给予物理降温或药物降温，30~60min后复测体温，并做好记录和交班。

2. 注意水、电解质平衡　了解血常规、血细胞比容、血清电解质等变化。在患者大量出汗、食欲不佳及呕吐时，应密切观察有无脱水现象。

3. 观察末梢循环情况　高热而四肢末梢厥冷、发绀等提示病情加重。

4. 并发症观察　注意有无抽搐、休克等情况的发生。

二、护理措施

1. 降温　可选用物理或化学降温方法。物理降温有局部和全身冷疗两种，局部冷疗采用冷毛巾、冰袋、化学制冷袋，通过传导方式散热；全身冷疗应用温水或乙醇擦浴达到降温目的。药物降温通过机体蒸发散热达到降温目的，使用时应注意药物剂量，尤其是年老体弱及有心血管疾病者应防止虚脱或休克现象的发生。

2. 休息与活动　休息可减少能量的消耗，有利于机体康复。高热患者需卧床休息，低热者可酌情减少活动，适当休息。有谵妄、意识障碍的患者应加床档，防止坠床。保持室内温湿度适宜，空气新鲜，定时开窗通风。

3. 补充营养和水分　提供富含维生素、高热量、营养丰富、易消化的流食或半流食。鼓励患者多饮水，以每日3 000mL为宜，以补充高热消耗的大量水分，并促进毒素和代谢产物的排出。

4. 口腔和皮肤护理　每日酌情口腔护理2～3次或晨起、进食前后漱口。注意皮肤清洁卫生，穿棉质内衣，保持干燥。对于长期高热者，应协助其改变体位，防止压疮、肺炎等并发症出现。

5. 用药护理　遵医嘱正确应用抗生素，保证按时、足量、现用现配。

6. 心理护理　注意患者心理变化，及时进行疏导，保持患者心情愉快，处于接受治疗护理最佳状态。

三、指导要点

（1）指导患者了解发热的处理方法，告诉患者忌自行滥用退热药及消炎药。

（2）指导患者注意休息，有利于机体康复。

（3）指导患者食用易消化、高碳水化合物的饮食，多饮水。

（4）保持口腔清洁，着宽松、棉质、透气的衣服，以利于排汗。

（5）指导患者积极配合治疗和护理。

（潘秋玉）

第二节　呼吸困难

呼吸困难（dyspnea）是指患者主观感觉空气不足、呼吸不畅，客观表现为呼吸用力，严重时可出现张口呼吸、鼻翼扇动、端坐呼吸、甚至发绀，辅助呼吸肌参与呼吸运动，并且伴有呼吸频率、深度及节律异常。

一、分类

根据发生机制及临床特点，将呼吸困难归纳为以下5种类型。

1. 肺源性呼吸困难　主要是呼吸系统疾病引起的通气、换气功能障碍导致缺氧和（或）二氧化碳潴留。临床上分为：①吸气性呼吸困难：其特点为吸气时呼吸困难显著，重者出现胸骨上窝、锁骨上窝和肋间隙凹陷，即"三凹征"；常伴有干咳及高调哮鸣，多见于喉水肿、气管异物、肿瘤或痉挛等引起上呼吸道机械性梗阻。②呼气性呼吸困难：其特点是呼吸费力，呼气时间延长，常常伴有哮鸣音，多见于支气管哮喘、慢性阻塞性肺疾病等。③混合性呼吸困难：吸气和呼气均感费力，呼吸频率增快，呼吸变浅，常常伴有呼吸音减弱或消失，常由重症肺炎、大量胸腔积液和气胸所致。

2. 心源性呼吸困难　最常见的病因是左心衰竭，亦见于右心衰竭、心包积液等。临床常表现为：①劳力性呼吸困难：常在体力活动时发生或加重，休息后缓解或消失，为左心衰竭最早出现症状。②夜间阵发性呼吸困难：患者在夜间已入睡后因突然胸闷、气急而憋醒，被迫坐起，呼吸深快。轻者数分钟后症状逐渐缓解，重者可伴有咳嗽、咳白色泡沫痰、气喘、发绀、肺部哮鸣音，称为心源性哮喘。③端坐呼吸：患者呼吸困难明显，不能平卧，而被迫采取高枕卧位、半卧位或坐位。

3. 中毒性呼吸困难　是指药物或化学物质抑制呼吸中枢引起的呼吸困难，如酸中毒时出现深而大的呼吸困难等。

4. 神经精神性呼吸困难　常引起呼吸变慢、变深，并伴有节律异常，如吸气突然终止、抽泣样呼吸等。精神性呼吸困难常见于癔症患者。

5. 血源性呼吸困难　重症贫血可因红细胞减少，血氧不足而引起气促，尤以活动后加剧；大出血或休克时因缺血及血压下降，刺激呼吸中枢而引起呼吸困难。

二、观察要点

（1）动态观察患者呼吸情况和伴随症状判断呼吸困难类型。

（2）有条件可监测血氧饱和度，动脉血气变化若血氧饱和度降低到94%以下或病情加重，应及时处理。

（3）密切观察呼吸困难改善情况如发绀是否减轻，听诊肺部湿啰音是否减少。

三、护理措施

1. 体位　患者采取身体前倾坐位或半卧位，可使用枕头、靠背架或床边桌等支撑物，以自觉舒适为原则。避免过厚盖被或穿紧身衣服而加重胸部压迫感。

2. 保持呼吸道通畅　指导并协助患者进行有效的咳嗽、咳痰；每1~2h协助翻身1次，并叩背使痰液排出；饮水、口服或雾化吸入祛痰药可湿化痰液，使痰液便于咳出或吸出。

3. 氧疗和机械通气的护理　根据呼吸困难的类型、严重程度不同，进行合理氧疗和机械通气。监测和评价患者的反应，安全管理机械通气系统，预防并发症，满足患者的基本需要。

4. 休息与活动　选择安静舒适、温湿度适宜的环境，合理安排休息和活动量，调整日常生活方式。若病情许可，改变运动方式和有计划地增加运动量，如室内走动、室外散步、快走、慢跑、打太极拳等，逐步提高活动耐力和肺活量。

5. 呼吸训练　如指导患者做缓慢深呼吸、腹式呼吸、缩唇呼吸等，训练呼吸肌，延长呼气时间，使气体能完全呼出。

6. 心理护理　呼吸困难引起患者烦躁不安、恐惧，而这些不良情绪反应又可进一步加重病情。因而医护人员应评估患者的心理状况，安慰患者，使其保持情绪稳定，增强安全感。

四、指导要点

（1）指导患者采取舒适卧位，合理安排休息与活动。
（2）指导患者保持呼吸道通畅，合理氧疗和机械通气。
（3）指导患者做缓慢深呼吸、腹式呼吸、缩唇呼吸等。
（4）指导患者积极配合治疗和护理。

（潘秋玉）

第三节　水肿

水肿（edema）是指液体在组织间隙过多积聚使组织肿胀，临床上最常见心源性水肿和肾源性水肿。心源性水肿最常见的病因是右心衰竭，特点是水肿首先出现在身体低垂部位，如卧床患者腰骶部、会阴或阴囊部，非卧床患者的足踝部、胫前。用指端加压水肿部位，局部可出现凹陷，称为压陷性水肿。重者可延及全身，出现胸腔积液、腹腔积液。肾源性水肿可分为两大类：①肾炎性水肿：从颜面部开始，重者波及全身，指压凹陷不明显。②肾病性水肿：一般较严重，多从下肢部位开始，常为全身性、体位性和凹陷性，可无高血压及循环瘀血的表现。

一、观察要点

（1）监测尿量：记录 24h 出入液量，若患者尿量 <30mL/h，应立即报告医生。

（2）监测体重：于每天同一时间、着同一服装、用同一体重计，晨起排尿后，早餐前测量患者体重。

（3）观察水肿的消长情况以及胸腔、腹腔和心包积液。

（4）监测生命体征尤其血压。

（5）观察有无急性左心衰竭和高血压脑病的表现。

（6）密切监测实验室检测结果如尿常规、肾小球滤过率、血尿素氮、血肌酐、血浆蛋白、血电解质等。

二、护理措施

1. 休息与体位　休息有利于增加肾血流量，提高肾小球滤过率，促进水钠排出，减轻水肿。下肢水肿明显者，卧床休息时可抬高下肢；轻度水肿者应限制活动，重度水肿者应卧床休息，伴胸腔积液或腹腔积液者宜采取半卧位；阴囊水肿者可用吊带托起。

2. 饮食护理　主要为以下几方面：

（1）钠盐：限制钠盐摄入，每天摄入量以 2~3g 为宜。告知患者及家属限制钠盐摄入的重要性以提高其依从性。限制含钠量高的食物如腌或熏制品等。注意患者口味，提高烹饪技术以促进食欲，如可适当使用醋、葱、蒜、香料、柠檬、酒等。

（2）液体：液体摄入量视水肿程度及尿量而定。若 24h 尿量达 1 000mL 以上，一般不需严格限水，但不可过多饮水。若 24h 尿量小于 500mL 或有严重水肿者应严格限制水钠摄入，重者应量出为入，每天液体入量不应超过前 1d/24h 尿量加上不显性失水量（约 500mL）。液体入量包括饮水、饮食、服药、输液等各种形式或途径进入体内的水分。

（3）蛋白质：低蛋白血症所致水肿者，若无氮质血症，可给予 1.0g/（kg·d）的优质蛋白，优质蛋白是指富含必需氨基酸的动物蛋白如鸡蛋、鱼、牛奶等，但不宜高蛋白饮食，因为高蛋白饮食可致尿蛋白增加而加重病情。有氮质血症的水肿患者，应限制蛋白质的摄入，一般给予 0.6~0.8g/（kg·d）的优质蛋白。慢性肾衰竭患者需根据肾小球滤过率来调节蛋白质摄入量，肾小球滤过率 <50mL/min 时应限制蛋白摄入量。

（4）热量：补充足够的热量以免引起负氮平衡，尤其低蛋白饮食的患者，每天摄入的热量不可低于 126KJ/kg，即 30kcal/kg。

（5）维生素：注意补充机体所需的各种维生素。

3. 皮肤护理　严密观察水肿部位、肛周及受压处皮肤有无发红、水疱或破溃现象。保持床褥清洁、柔软、平整、干燥，严重水肿者使用气垫床。定时协助或指导患者变换体位，膝部及踝部等骨隆突处可垫软枕以减轻局部压力。使用便盆时动作应轻巧，勿强行推、拉，防止擦伤皮肤。嘱患者穿柔软、宽松的衣服。用热水袋保暖时水温不宜过高，防止烫伤。心衰患者常因呼吸困难而被迫采取半卧位或端坐位，其最易发生压疮的部位是骶尾部，应予以保护；保持会阴部清洁干燥，男患者可用托带支托阴囊部。

4. 用药护理　遵医嘱使用利尿剂，密切观察药物的疗效和不良反应。长期使用利尿剂应监测酸碱平衡和血清电解质情况，观察有无低钾血症、低钠血症、低氯性碱中毒。低钾血症通常表现为肌无力、腹胀、恶心、呕吐以及心律失常；低钠血症可出现无力、恶心、肌痛性痉挛、嗜睡和意识淡漠；低氯性碱中毒表现为呼吸浅慢、手足抽搐、肌痉挛、烦躁和谵妄。利尿剂应用过快过猛（如使用大剂量呋塞米）还可导致有效血容量不足，出现恶心、直立性眩晕、口干、心悸等症状。呋塞米等强效利尿剂具有耳毒性，可引起耳鸣、眩晕以及听力丧失，应避免与链霉素等具有相同不良反应的氨基糖苷类抗生素同时使用。

5. 心理护理 水肿可引发患者焦虑、恐惧等不良情绪反应，不利于疾病的康复。因此医护人员应评估患者的心理状况，安慰患者，使其保持情绪稳定，增强安全感，树立战胜疾病的信心。

三、指导要点

（1）指导患者合理休息，定时更换体位，注意保护受压处。

（2）指导患者进低盐、富含优质蛋白和多种维生素、易消化的饮食。

（3）教会患者通过正确测量每天出入液量、体重等评估水肿变化。

（4）向患者详细介绍有关药物的名称、用法、剂量、作用和不良反应，并告诉患者不可擅自加量、减或停药，尤其是使用肾上腺糖皮质激素和环磷酰胺等免疫抑制剂时。

（潘秋玉）

第四节 咯血

咯血（hemoptysis）是指喉及喉以下呼吸道任何部位出血经口排出者，分为大量咯血（>500mL/d，或1次>300mL）、中等量咯血（100～500mL/d）、少量咯血（100mL/d）或痰中带血。常见原因是肺结核、支气管扩张症、肺炎和肺癌等。

一、观察要点

（1）患者的生命体征、神志、尿量、皮肤及甲床色泽，及时发现休克征象。

（2）咯血颜色和量，并记录。

（3）止血药物的作用和不良反应。

（4）窒息的先兆症状如咯血停止、发绀、自感胸闷、心慌、大汗淋漓、喉痒有血腥味及精神高度紧张等情况。

二、护理措施

1. 休息 宜卧床休息，保持安静，避免不必要的交谈。静卧休息，可使少量咯血自行停止。大咯血患者应绝对卧床休息，减少翻身，协助患者取患侧卧位，头侧向一边，有利于健侧通气，对肺结核患者还可防止病灶扩散。

2. 心理护理 向患者做必要的解释，使其放松身心，配合治疗，鼓励患者将积血轻轻咯出。

3. 输液护理 确保静脉通路通畅，并正确计算输液速度。

4. 记录 准确记录出血量和每小时尿量。

5. 备齐急救药品及器械 如止血剂、强心剂、呼吸中枢兴奋剂等药物。此外应备开口器、压舌板、舌钳、氧气、电动吸引器等急救器械。

6. 药物应用 如以下内容所述。

（1）止血药物：注意观察用药不良反应。高血压、冠心病患者和孕妇禁用垂体后叶素。

（2）镇静药：对烦躁不安者常用镇静药，如地西泮5～10mg肌内注射。禁用吗啡、哌替啶，以免抑制呼吸。

（3）止咳药：大咯血伴剧烈咳嗽时可少量应用止咳药。

7. 饮食 大咯血者暂禁食，小咯血者宜进少量凉或温的流质饮食，避免饮用浓茶、咖啡、酒精等刺激性饮料。多饮水及多食富含纤维素食物，以保持大便通畅。便秘时可应用缓泻剂以防诱发咯血。

8. 窒息的预防及抢救配合 如以下内容所述。

（1）咯血时嘱患者不要屏气，否则易诱发喉头痉挛。如出血引流不畅形成血块，可造成呼吸道阻塞。应尽量将血轻轻咯出，以防窒息。

（2）准备好抢救用品如吸痰器、鼻导管、气管插管和气管切开包。

（3）一旦出现窒息，应立即开放气道，上开口器立即清除口腔、鼻腔内血凝块，用吸引器吸出呼吸道内的血液及分泌物。

（4）迅速抬高患者床尾，取头低足高位。

（5）如患者神志清醒，鼓励患者用力咳嗽，并用手轻拍患侧背部促使支气管内瘀血排出；如患者神志不清则应迅速将患者上半身垂于床边并一手托扶，另一手轻拍患侧背部。

（6）清除患者口、鼻腔内的瘀血。用压舌板刺激其咽喉部，引起呕吐反射，使其能咯出阻塞咽喉部的血块，对牙关紧闭者用开口器及舌钳协助。

（7）如上述措施不能使血块排出，应立即用吸引器吸出瘀血及血块，必要时立即行气管插管或气管镜直视下吸取血块。给予高浓度氧气吸入。做好气管插管或气管切开的准备与配合工作，以解除呼吸道阻塞。

三、指导要点

（1）告知患者注意保暖，预防上呼吸道感染。

（2）告知患者保持呼吸道通畅，注意引流与排痰。

（3）向患者讲解保持大便通畅的重要性。

（4）告知患者不要过度劳累，避免剧烈咳嗽。

（5）告知患者注意锻炼身体，增强抗病能力，避免剧烈运动。

（康瑞霞）

第五节　恶心与呕吐

呕吐（vomiting）是胃内容物返入食管，经口吐出的一种反射动作，分为恶心、干呕和呕吐 3 个阶段，亦有呕吐可无恶心或干呕的先兆。恶心（nausea）是一种可以引起呕吐冲动的胃内不适感，常为呕吐的前驱感觉，亦可单独出现，主要表现为上腹部特殊不适感，常常伴有头晕、流涎、脉搏缓慢、血压降低等迷走神经兴奋症状。呕吐可将胃内有害物质吐出，是机体的一种防御反射，具有一定保护作用，但大部分并非由此引起，且频繁而剧烈的呕吐可引起脱水、电解质紊乱等并发症。

一、分类

恶心与呕吐的病因很多，按发病机制可归纳为：

1. 反射性呕吐　如以下内容所述。

（1）胃炎、消化性溃疡并发幽门梗阻、胃癌。

（2）肝脏、胆囊、胆管、胰、腹膜的急性炎症。

（3）胃肠功能紊乱引起的心理性呕吐。

2. 中枢性呕吐　主要由中枢神经系统疾病引起，如颅内压升高、炎症、损伤等。

3. 前庭障碍性呕吐　如迷路炎和梅尼埃病等。

二、观察要点

1. 呕吐的特点　观察并记录呕吐次数，呕吐物的性质、量、颜色和气味。

2. 定时监测生命体征、记录，直至稳定　血容量不足时可出现心率加快、呼吸急促、血压降低，特别是直立性低血压。持续性呕吐致大量胃液丢失而发生代谢性碱中毒时，患者呼吸变浅、变慢。

3. 注意水、电解质平衡　准确测量并记录每天的出入液量、尿比重、体重。观察患者有无失水征象，依失水程度不同，患者可出现软弱无力、口渴、皮肤黏膜干燥和弹性减低，尿量减少、尿比重升高，并可有烦躁、神志不清甚至昏迷等表现。

4. 监测各项化验指标 了解血常规、血细胞比容、血清电解质等变化。

三、护理措施

1. 呕吐处理 遵医嘱应用止吐药及其他治疗，促使患者逐步恢复正常的体力和饮食。

2. 补充水分和电解质 口服补液时，应少量多次饮用，以免引起恶心、呕吐。若口服补液未能达到所需补液量，需静脉输液以恢复机体的体液平衡状态。剧烈呕吐不能进食或严重水电解质失衡时，则主要通过静脉补液给予纠正。

3. 生活护理 协助患者进行日常活动。患者呕吐时应帮助其坐起或侧卧，使其头偏向一侧，以免误吸。吐毕给予漱口，更换污染衣物、被褥，开窗通风以去除异味。

4. 安全护理 告知患者突然起身可能出现头晕、心悸等不适。

5. 应用放松技术 常用深呼吸、交谈、听音乐、阅读等方法转移患者的注意力，以减少呕吐的发生。

6. 心理护理 耐心解答患者及家属提出的问题，消除其紧张情绪，特别是与精神因素有关的呕吐患者；消除紧张、焦虑会促进食欲和消化能力，增强对治疗的信心及保持稳定的情绪均有益于缓解症状。必要时使用镇静药。

四、指导要点

（1）指导患者呕吐时采取正确的体位。
（2）指导患者深呼吸，即用鼻吸气，然后张口慢慢呼气，反复进行。
（3）指导患者坐起时动作缓慢，以免发生直立性低血压。
（4）指导患者保持情绪平稳，积极配合治疗。

（康瑞霞）

第六节 腹泻

腹泻（diarrhea）是指正常排便形态改变，频繁排出松散稀薄的粪便甚至水样便。腹泻的发病机制为肠蠕动亢进、肠分泌增多或吸收障碍，多由饮食不当或肠道疾病引起，其他原因有药物、全身性疾病、过敏和心理因素等。小肠病变引起的腹泻粪便呈糊状或水样，可含有未完全消化的食物成分，大量腹泻易导致脱水和电解质丢失，部分慢性腹泻患者可发生营养不良。大肠病变引起的腹泻粪便可含脓血、黏液，病变累及直肠时可出现里急后重。

一、观察要点

（1）观察排便情况及伴随症状。
（2）动态观察体液平衡状态：严密观察患者生命体征、神志、尿量的变化；有无口渴、口唇干燥、皮肤弹性下降、尿量减少、神志淡漠等脱水表现；有无肌肉无力、腹胀、肠鸣音减弱、心律失常等低钾血症的表现；监测生化指标的变化。
（3）观察肛周皮肤排便频繁时，观察肛周皮肤有无损伤、糜烂及感染。
（4）观察止泻药和解痉镇痛药的作用和不良反应。

二、护理措施

1. 休息与活动 急性起病、全身症状明显的患者应卧床休息，注意腹部保暖。

2. 用药护理 腹泻治疗以病因治疗为主，应用止泻药时应观察患者的排便情况，腹泻控制后应及时停药；应用解痉镇痛药如阿托品时，注意药物不良反应如口干、视物模糊、心动过速等。

3. 饮食护理 食少渣、易消化饮食，避免生冷、多纤维、刺激性食物。急性腹泻应根据病情和医嘱，给予禁食、流质、半流质或软食。

4. 肛周皮肤护理　排便后应用温水清洗肛周，保持清洁干燥，必要时涂无菌凡士林或抗生素软膏保护肛周皮肤，促进损伤处愈合。

5. 补充水分或电解质　及时遵医嘱给予液体、电解质和营养物质，以满足患者的生理需要量，补充额外丢失量，恢复和维持血容量。一般可经口服补液，严重腹泻、伴恶心与呕吐、禁食或全身症状显著者经静脉补充水分和电解质。注意输液速度的调节，老年人易因腹泻发生脱水，也易因输液速度过快引起循环衰竭，故老年患者尤其应及时补液并注意输液速度。

6. 心理护理　慢性腹泻治疗效果不明显时，患者往往对预后感到担忧，结肠镜等检查有一定痛苦，某些腹泻如肠易激惹综合征与精神因素有关，故应注意患者心理状况的评估和护理，鼓励患者配合检查和治疗，稳定患者情绪。

三、指导要点

（1）指导患者正确使用热水袋。

（2）指导患者进食少渣、易消化饮食。

（3）指导患者排便后正确护理肛周皮肤。

（4）指导患者积极配合治疗和护理过程。

（康瑞霞）

第七节　便秘

便秘（constipation）是指正常排便形态改变，排便次数减少，排出过干、过硬的粪便，且排便不畅、困难。便秘的主要发病机制是肠道功能受到抑制。其原因为：器质性病变，排便习惯不良，中枢神经系统功能障碍，排便时间受限制，强烈的情绪反应，各类直肠、肛门手术，药物不合理使用，饮食结构不合理，饮水量不足，滥用缓泻剂、栓剂、灌肠，长期卧床，活动减少等。

一、观察要点

（1）排便情况及伴随症状。

（2）患者生命体征、神志等变化，尤其老年患者。

（3）缓泻剂的作用和不良反应。

二、护理措施

1. 合理膳食　多进食促进排便的饮食和饮料，如水果、蔬菜、粗粮等高纤维食物；餐前提供开水、柠檬汁等热饮，促进肠蠕动，刺激排便反射；适当提供易致轻泻的食物如梅子汁等促进排便；多饮水，病情允许情况下每日液体摄入量应不少于2 000mL；适当食用油脂类食物。

2. 休息与活动　根据患者情况制订活动计划如散步、做操、打太极等。卧床患者可进行床上活动。

3. 提供适当的排便环境　为患者提供单独隐蔽的环境及充裕的排便时间，如拉上围帘或用屏风遮挡；避开查房、治疗、护理和进餐时间，以消除紧张情绪，保持心情舒畅，利于排便。

4. 选取适宜排便姿势　床上使用便盆时，除非有禁忌，最好采取坐姿或抬高床头，利用重力作用增加腹内压促进排便。病情允许时让患者下床上厕所排便。即将手术患者，在手术前有计划地训练其在床上使用便盆。

5. 腹部环形按摩　排便时用手沿结肠解剖位置自右向左环形按摩，可促使降结肠的内容物向下移动，并增加腹内压，促进排便。指端轻压肛门后端也可促进排便。

6. 用药护理　遵医嘱给予口服缓泻药物，对于老年人、儿童应选择作用缓和的泻剂，慢性便秘的患者可选用蓖麻油、番茄叶、大黄等接触性泻剂。使用缓泻剂可暂时解除便秘，但长期使用或滥用又常成为慢性便秘的主要原因。常用的简易通便剂有开塞露、甘油栓等。

7. 灌肠　以上方法均无效时，遵医嘱给予灌肠。

8. 帮助患者重建排便习惯　选择适合自身的排便时间，理想的是早餐后效果最好，因进食刺激大肠蠕动而引起排便反射；每天固定时间排便，并坚持下去，不随意使用缓泻剂及灌肠等方法。

9. 心理护理　应尊重和理解患者，给予心理安慰与支持，帮助其树立信心，配合治疗和护理。

三、指导要点

（1）帮助患者进行增强腹肌和盆部肌肉的运动，以增加肠蠕动和肌张力，促进排便。
（2）指导患者重建正常排便习惯。
（3）指导患者合理膳食，多食水果、蔬菜、粗粮等富含纤维食物。
（4）鼓励患者根据个体情况制订合理的活动计划。

（田　甜）

第八节　疼痛

疼痛（pain）是一种复杂的主观感受，是近年来非常受重视的一个常见临床症状之一，也称第5生命体征。疼痛的原因包括：温度刺激、化学刺激、物理损伤、病理改变和心理因素等。疼痛对全身产生影响，可致精神心理方面改变如：抑郁、焦虑、愤怒、恐惧；致生理反应如：血压升高、心率增快、呼吸频率增快、神经内分泌及代谢反应、生化反应；致行为反应，如：语言反应、躯体反应等。

个体对疼痛的感受和耐受力存在很大的差异，同样性质、强度的刺激可引起不同个体产生不同的疼痛反应。疼痛阈是指使个体所能感觉到疼痛的最小刺激强度。疼痛耐受力是指个体所能耐受的疼痛强度和持续时间。对疼痛的感受和耐受力受客观和主观因素的影响。其中客观因素包括个体的年龄、宗教信仰与文化、环境变化、社会支持、行为作用以及医源性因素；主观因素包括以往的疼痛经验、注意力、情绪及对疼痛的态度等。

一、观察要点

（1）患者疼痛时的生理、行为和情绪反应。
（2）疼痛的部位、发作的方式、程度、性质、伴随症状、开始时间以及持续时间等。
（3）评估工具的使用：可根据患者的病情、年龄和认知水平选择相应的评估工具。

二、护理措施

1. 减少或消除引起疼痛的原因　若为外伤所致的疼痛，应酌情给予止血、包扎、固定、处理伤口等；胸、腹部手术后，患者会因咳嗽或呼吸引起伤口疼痛，术前应教会患者术后深呼吸和有效咳嗽的方法。

2. 合理运用缓解或解除疼痛的方法　主要分为以下几种：

（1）药物镇痛：是治疗疼痛最基本、最常用的方法。镇痛药物种类很多，主要分3种类型：①阿片类镇痛药：如吗啡、哌替啶、芬太尼等；②非阿片类镇痛药：如水杨酸类、苯胺类、非甾体类药物等；③其他辅助类药物：如激素、解痉药、维生素类药物等。镇痛药物给药途径以无创给药为主，可以选择口服、经直肠给药、经皮肤给药、舌下含服给药法，亦可临时采用肌肉注射法、静脉给药法、皮下注射给药法，必要时选择药物输注泵。

对于癌性疼痛的药物治疗，目前临床上普遍采用WHO所推荐的三阶梯镇痛疗法，逐渐升级，合理应用镇痛剂来缓解疼痛。三阶梯镇痛疗法的基本原则是：口服给药、按时给药、按阶梯给药、个体化给药、密切观察药物不良反应及宣教。其内容包括：①第一阶梯：使用非阿片类镇痛药物，适用于轻度疼痛患者，主要给药途径是口服，常用的药物有阿司匹林、对乙酰氨基酚、布洛芬等。②第二阶梯：使用弱阿片类镇痛药物，适用于中度疼痛患者，常用的药物有可待因、右旋丙氧酚、曲马朵等；除了可待因可以口服或肌内注射外，其他均为口服。③第三阶梯：使用强阿片类镇痛药物，主要用于重度和剧烈癌痛患者；常用药物有吗啡、美沙酮、氧吗啡等，加非阿片类镇痛药物，可酌情加用辅助药；给药途径上，吗啡和美沙酮均可以口服或肌内注射，氧吗啡采用口服给药。患者自控镇痛泵（patient control analgesia，PCA）在患者疼痛时，通过由计算机控制的微量泵主动向体内注射设定剂量的药物，符合按需镇痛的原则，既减轻了患者的痛苦和心理负担，又减少了医务人员的操作。

（2）物理镇痛：常应用冷、热疗法如冰袋、冷湿敷或热湿敷、温水浴、热水袋等。此外，理疗、按摩及推拿也是临床上常用的物理镇痛方法。高热、有出血倾向疾病、结核和恶性肿瘤等患者慎用物

（3）针灸镇痛：根据疼痛部位，针刺相应的穴位，使人体经脉疏通、气血调和，以达到镇痛的目的。

（4）经皮神经电刺激疗法：经皮肤将特定的低频脉冲电流输入人体，可以产生无损伤性镇痛作用。

3. 提供心理社会支持　积极指导家属理解支持患者，并鼓励患者树立战胜疾病的信心。

4. 恰当运用心理护理方法及疼痛心理疗法　心理护理方法包括：减轻心理压力、转移注意力和放松练习。转移注意力和放松练习可减少患者对疼痛的感受强度，常用方法有：参加活动、音乐疗法、有节律地按摩、深呼吸和想象。疼痛的心理疗法是应用心理性的原则和方法，通过语言、表情、举止行为，并结合其他特殊的手段来改变患者不正确的认知活动、情绪障碍和异常行为的一种治疗方法。

5. 采取促进患者舒适的措施　提供良好的采光和通风房间、舒适整洁的床单位、适宜的温湿度等促进患者舒适。

三、指导要点

（1）指导患者准确描述疼痛的性质、部位、持续时间、规律，并选择适合自身的疼痛评估工具。
（2）指导患者客观地向医务人员讲述疼痛的感受。
（3）指导患者正确使用镇痛药物，如用药的最佳时间、用药剂量等，避免药物成瘾。
（4）指导患者学会应对技巧以缓解疼痛。

（田　甜）

第九节　意识障碍

意识障碍（disorders of consciousness）是指人体对外界环境刺激缺乏反应的一种精神状态。大脑皮质、皮质下结构、脑干网状上行激活系统等部位损害或功能抑制即可导致意识障碍。其可表现为觉醒下降和意识内容改变，临床上常通过患者的言语反应、对针刺的痛觉反应、瞳孔对光反应、吞咽反射、角膜反射等来判断意识障碍的程度。

以觉醒度改变为主的意识障碍包括：①嗜睡：患者表现为睡眠时间过度延长，但能唤醒，醒后可勉强配合检查及回答问题，停止刺激后继续入睡。②昏睡：患者处于沉睡状态，正常外界刺激不能唤醒，需大声呼唤或较强烈的刺激才能觉醒，醒后可做含糊、简单而不完全的答话，停止刺激后很快入睡。③浅昏迷：意识大部分丧失，无自主运动，对声、光刺激无反应，对疼痛刺激尚可出现痛苦表情或肢体退缩等防御反应，角膜反射、瞳孔对光反射、眼球运动和吞咽反射可存在。④中度昏迷：对周围事物及各种刺激均无反应，对剧烈刺激可有防御反应，角膜反射减弱、瞳孔对光反射迟钝、无眼球运动。⑤重度昏迷：意识完全丧失，对各种刺激全无反应，深、浅反射均消失。

以意识内容改变为主的意识障碍包括：①意识模糊：患者表现为情感反应淡漠，定向力障碍，活动减少，语言缺乏连贯性，对外界刺激可有反应，但低于正常水平。②谵妄：是一种急性脑高级功能障

碍，患者对周围环境的认识及反应能力均有下降，表现为认知、注意力、定向与记忆功能受损，思维推理迟钝，语言功能障碍，错觉、幻觉，睡眠觉醒周期紊乱等，可表现为紧张、恐惧和兴奋不安，甚至冲动和攻击行为。

其他特殊类型的意识障碍如去皮质综合征、无动性缄默症和植物状态等。

一、观察要点

（1）严密观察生命体征、瞳孔的大小及对光反应。

（2）应用格拉斯哥昏迷评分量表（Glasgow coma scale，GCS）了解昏迷程度，发现变化立即报告医师，并做好护理记录。

（3）观察有无恶心、呕吐及呕吐物量与性状，准确记录出入液量，预防消化道出血和脑疝发生。

二、护理措施

1. 日常生活护理　卧按摩床或气垫床，保持床单位整洁、干燥，减少对皮肤的机械性刺激，定时给予翻身、叩背，预防压疮；做好大小便护理，保持外阴清洁，预防尿路感染；注意口腔卫生，对不能经口进食者应每天口腔护理2~3次，防止口腔感染；对谵妄躁动者加床档，必要时做适当的约束，防止坠床、自伤、伤人；慎用热水袋，防止烫伤。

2. 保持呼吸道通畅　取侧卧位或平卧头偏向一侧，开放气道，取下活动性义齿，及时清除气管内分泌物，备好吸痰用物，随时吸痰，防止舌后坠、窒息、误吸或肺部感染。

3. 饮食护理　给予富含维生素、高热量饮食，补充足够的水分；鼻饲者应定时喂食，保证足够的营养供给；进食时到进食后30min抬高床头可防止食物反流。

4. 眼部护理　摘除隐形眼镜交家属保管。患者眼睑不能闭合时，遵医嘱用生理盐水滴眼后，给予涂眼药膏并加盖纱布。

三、指导要点

指导患者及其家属进行相应的意识恢复训练，如呼唤患者或与患者交谈、让患者听音乐等。

（田　甜）

第十节　膀胱刺激征

尿频、尿急、尿痛合称膀胱刺激征，是膀胱、尿道、前列腺炎症的特征性表现。

一、病因

（1）炎症刺激：泌尿、生殖系统炎症、理化因素所引起的炎症。膀胱内肿瘤、结石因素所引起的炎症。

（2）精神神经因素。

二、分诊要点

1. 收集资料　主要分为以下几个方面：

（1）询问病史，详细见图1-1。

（2）检查、用药、治疗情况：腹部X线片、B超、肾盂造影、膀胱镜结果；实验室检查结果；抗生素、化疗药使用情况；外院或既往治疗情况。

2. 分诊检查　生命体征；肾区有无叩痛、压痛；输尿管、膀胱有无压痛。

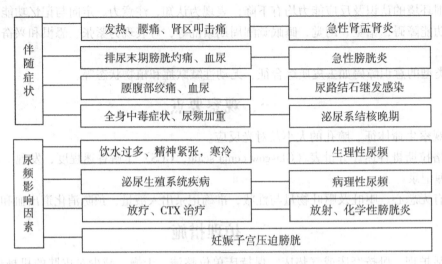

伴随症状	发热、腰痛、肾区叩击痛	急性肾盂肾炎
	排尿末期膀胱灼痛、血尿	急性膀胱炎
	腰腹部绞痛、血尿	尿路结石继发感染
	全身中毒症状、尿频加重	泌尿系结核晚期
尿频影响因素	饮水过多、精神紧张，寒冷	生理性尿频
	泌尿生殖系统疾病	病理性尿频
	放疗、CTX治疗	放射、化学性膀胱炎
	妊娠子宫压迫膀胱	

图1-1　膀胱刺激征伴随症状及影响因素

三、观察及处理

（1）急性重症肾盂肾炎、泌尿系统梗阻，晚期出现寒战、高热等全身中毒症状。

1）及时补充液体。

2）遵医嘱及时使用对症药物各抗生素。

3）观察膀胱刺激征和全身症状的改善情况。

（2）交代患者多饮水，注意休息，每天清洗会阴部。

（3）严格做好中段尿标本的采集。

（孝媛媛）

第十一节　血尿

血尿（haematuria）是指尿中红细胞数异常增高。每升尿液中含有1mL以上血液，则可见肉眼血尿。

一、病因

1. 泌尿系统疾病　占95%~98%，包括肾和尿路炎症、结石、肿瘤、机械性损伤、血管病变和先天畸形。

2. 全身性疾病　出血性疾病，感染性疾病，代谢性疾病和免疫因素，药物、毒物、放射线损伤。

3. 炎症　泌尿系统邻近器官炎症的刺激、肿瘤的侵蚀。

4. 其他　特发性血尿和运动性血尿。

二、分诊要点

1. 收集资料　主要分为以下几个方面：

（1）快速观察：患者呼吸、循环、意识情况，判断患者有无休克等急救指征。

（2）询问病史，见图1-2。

（3）检查、用药、治疗情况：X线片、B超、IVP、CT、肾动脉造影结果；实验室检查结果；用药情况：细胞毒性药物；外院诊断、治疗、处理。

2. 分诊检查　基本生命体征，重点是血压；腹部触诊、腰部叩诊；皮肤、黏膜；是否有双下肢及水肿程度。

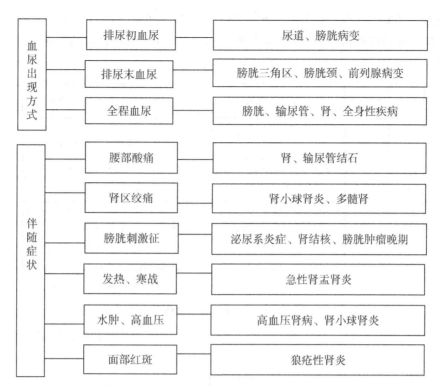

图 1－2 血尿伴随症状

三、观察及处理

1. 患者出血量大时 处理方法如下：
（1）监测生命体征，密切观察精神志变化、周围末梢循环情况。
（2）开通大静脉，双管快速补液。
（3）急查血常规、血型、配血以备输血。
2. 止血药的使用 观察用药效果及不良反应。判断为上尿路出血时，不宜大剂量使用止血药，以免凝血血块阻塞尿路；用药时特别要观察尿色、尿量变化。
3. 其他 协助患者正确留取标本，及时追查结果；做好各项检查及急诊手术的准备：如膀胱镜、剖腹探查前准备。

（孝媛媛）

第十二节　黄疸

黄疸（jaundice）是各种原因引起胆红素代谢障碍，导致血液中胆红素，表现为皮肤、黏、巩膜和其他组织、体液黄染。

一、病因

1. 溶血致胆红素生成过多 遗传性红细胞增多症、新生儿溶血、不同血型输血后。
2. 肝细胞损害影响胆红素的生物转化 病毒性肝炎、肝硬化、钩端螺旋体病。
3. 胆道阻塞破损胆红素循环 肝肿瘤、胆结石、先天性胆道闭锁。

二、分诊要点

1. 收集资料 主要分为以下几个方面：
（1）快速观察：患者精神、意识、表情、面色，判断是否有急救指征。

（2）询问病史：发病急、缓；病程长、短；持续性黄疸、间隔性黄疸、反复性黄疸；黄疸的颜色深浅。慢性肝胆病、遗传性疾病、酗酒史、妊娠期、输血史、某些药物或毒物接触史、旅游史、疫区居住史（图1-3）。

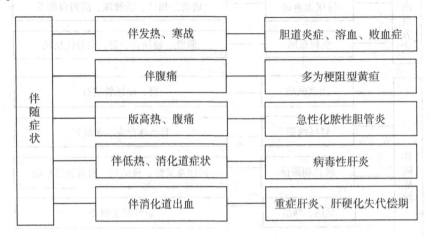

图1-3 黄疸伴随症状

（3）检查、用药、治疗情况：X线片、B超、CT、胆管造影、肝穿刺活检结果；实验室检查结果；用药情况；外院诊断、治疗、处理经过。

2. 分诊检查 基本生命体征；腹部体征；皮肤黏膜、巩膜。

三、观察及处理

1. 急性溶血性黄疸者 密切观察腹痛、尿色、尿量变化，同时，配合医生迅速控制溶血，静脉滴注激素和免疫抑制药；正确使用利尿药，适当应用碳酸氢钠碱化尿液，预防和治疗肾衰竭。

2. 急性重型肝炎并发消化道出血者 注意生命体征的变化，及时开通静脉作抗休克处理。

3. 其他有药物治疗者 止痛药、退热药等对症药物的使用和效果观察。

4. 怀疑急性病毒性肝炎者 做适当隔离。

（孝媛媛）

第十三节 腹水

腹水（ascites）是指腹腔内游离液体增多，液体量>100mL。腹水是许多疾病发展到严重阶段的表现之一。

一、病因

1. 心管疾病 充血性心力衰竭，静脉和淋巴回流障碍等。
2. 肝脏病变 病毒性肝炎、硬化、肝癌。
3. 肾脏病变 肾炎、肾病综合征。
4. 营养代谢障碍及内分泌疾病 低蛋白的血症、甲状腺功能减低。
5. 腹膜病变 炎症、肿瘤。

二、分诊要点

1. 收集资料 主要分为以下几个方面：
（1）快速观察腹水程度，患者有无心悸、呼吸困难表现，判断是否腹水造成呼吸、循环系统的压迫。
（2）询问病史（图1-4）。

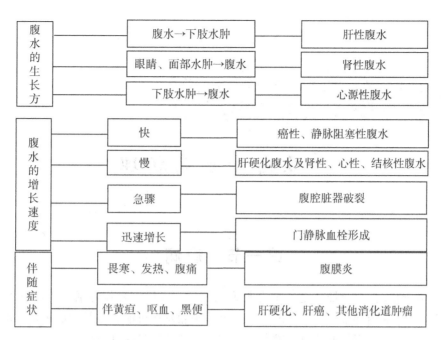

图 1-4　腹水部位、增长速度及伴随症状

（3）检查、用药、治疗情况：X 线片、B 超、CT、MRI 报告；腹水常规、生化的结果；相关专科疾病的用药情况；外院或本院的处理、治疗。

2. 分诊检查　生命体征；腹部形状；其他体征如肝蒂、蜘蛛痣、颈静脉充盈。

三、观察及处理

（1）腹水严重，出现呼吸、心悸等不适时：患者取半卧位并监测或密切观察生命体征。

（2）使用利尿药时，严格记录体重、腹围、症状、出入量、电解质情况。

（3）并发寒战、腹痛时对症用药。

（4）原发病的观察和处理。

（梁晓凤）

第二章

神经内科疾病护理

第一节　癫痫

癫痫，又称为痫性发作综合征，是一组无明确原因的，以反复发作性活动为特征的大脑的慢性疾病。一次痫性发作是大脑内异常的，突然的过度放电。癫痫发作可能引起骨骼肌运动功能、感觉、内脏自主神经功能、行为，或意识等的暂时的障碍。意识丧失和抽搐是痫性发作的最常见的临床表现。

一、病因及发病机理

（一）病因

按病因癫痫可分为原发性（特发性）癫痫和继发性（症状性）癫痫两大类。原发性癫痫是指没有明确病因的癫痫，在儿童比较常见，据认为遗传因素起重要作用。而任何能引起大脑激惹，不管是直接还是间接地改变了神经元周围的生物化学环境的情况，都可能促使症状性癫痫的发作。

对于成人和老年人，诱发癫痫的主要原因有以下几点：①颅脑外伤（挫裂伤，撕裂伤，硬膜外，硬膜下或脑血肿）。②中枢神经系统感染（如脑膜炎、脑炎、脑脓肿）。③脑肿瘤。④脑血管疾病（脑卒中、蛛网膜下隙出血、脑动静脉畸形、脑动脉瘤）。⑤中毒（内源性的或外源性的）。⑥代谢性疾病（如水电解质紊乱、低血糖、高钾血症）。⑦内科疾病（如尿毒症、阿-斯综合征、肝性脑病、甲状旁腺机能减退、胰岛细胞瘤、系统性红斑狼疮等）。⑧高热。⑨抗癫痫药物过量或突然停药。

另外，还有一些情况会导致癫痫发作：酗酒、致癫痫药物如戊四唑（米特拉唑）、无机物如铅；电解质紊乱，如低钠血症、维生素缺乏；糖尿病和其他代谢紊乱；以及怀孕和月经引起的内分泌失调。

（二）发病机制

癫痫的痫性发作的确切机制还不完全清楚。据认为是某种触发机制导致突然的异常放电，扰乱了大脑的正常神经传导系统。如果这种异常放电播散到整个大脑，就发生癫痫大发作；如果异常放电局限于局部，就发生部分性发作。

1. 癫痫性活动的触发　大多数癫痫发作起源于大脑内一些高度敏感和高反应的不稳定神经元，痫形发作时，这些神经元反复、规则地发生冲动。虽然尚未确定痫性活动的确切的启动因素，但有人提出了以下几种可能的理论：由于细胞膜通透性或膜两侧离子分布的改变；由于神经胶质疤痕，或大脑皮质或丘脑区的抑制性活动的降低而使神经元兴奋性改变；以及刺激性和抑制性神经递质（如 Ach 和 GA-BA）的分布不均衡。

所有患者其癫痫发作都有一个阈值，当超出这个阈值时癫痫就会发作。在一些人中，发病阈值异常的低，导致患者发病危险增加；另一些人则是由于病理过程改变了癫痫阈值而发生癫痫。这种能够触发癫痫发作的神经元被称作癫痫病灶。

2. 癫痫性活动的播散　异常的神经放电固定在局部时，引起部分发作或局灶性癫痫；若异常的神经放电播散到整个大脑，则可引发全身的癫痫大发作。

在癫痫发作时，大脑新陈代谢明显增加，来自大脑的葡萄糖和氧气大量消耗产生ATP。只要氧化血红蛋白、血糖水平和心脏功能正常，那么大脑皮质的血液流动就能满足大脑新陈代谢增加的需求；如果大脑皮质的血液流动不能满足这种需求，脑细胞衰竭和结构破坏。

3. 癫痫性活动的终止　癫痫发作时神经细胞膜发生超级化，这可能是由电压门控钠泵引起的。持续超级化使神经细胞停止点燃，大脑表面电位受抑制，痫性活动终止。

二、分类

传统上癫痫分为大发作、小发作、精神运动性发作（颞叶癫痫）、和局灶运动发作（杰克逊发作）。随着科技的进步，逐渐明确癫痫的神经病学表现不适合这些分类。基于临床和发作时的EEG表现，1981年国际抗癫痫联盟将癫痫发作分为部分性发作、全身发作、不能分类的癫痫发作三大类。每一种大类又被细分为几种小类。

痫性发作的国际分类：

1. 部分性发作（局部起始的发作）　具体如下。

（1）单纯部分性发作（不伴意识障碍）

1）运动性发作。

2）体觉或特殊感觉性发作。

3）自主神经性发作。

4）精神性发作。

（2）复杂部分性发作（伴有意识障碍）

1）先有单纯部分性发作，继有意识障碍。

2）开始即有意识障碍（仅有意识障碍或伴有自动症）。

（3）部分性发作继发为全面性发作。

2. 全面性发作（两侧对称性发作，发作起始时无局部症状）　具体如下。

（1）失神发作。

（2）肌阵挛发作。

（3）阵挛性发作。

（4）强直性发作。

（5）强直-阵挛发作（GTCS）。

（6）无张力性发作。

三、护理评估

（一）健康史

完整的病史应包括出生和生长发育史、家族史、主要的疾病和外伤史。除了单纯的部分性发作外，大多数情况下患者本人很难表达，还需要向目击者了解整个发作过程，包括：当时的诱发因素、先兆、发作时间、频率和发作后的状态，尤其发作时的姿态、面色、声音，有无肢体抽搐和其大致的顺序，有无怪异行为和精神失常等最为重要。了解发作时有无意识丧失对判断全面性强直-阵挛发作是关键性的，间接的依据是咬舌、尿失禁，可能发生的跌伤和醒后的头痛、肌痛等。还需要了解目前和以往的治疗记录。

（二）临床表现

任何年龄均可发病，但最常在幼年和65岁以后的老年起病。各种类型的癫痫表现各异。同一类型的癫痫，绝大多数人的症状相似，但也有人表现出各种类型的症状。

1. 部分性/局灶性发作　癫痫性发作的起始部位在对侧大脑皮质的某个区域。有些患者发作前可有一些先兆。

（1）单纯部分性发作：常局限于一侧大脑半球的一个小的区域，因此不导致意识丧失。可分为四个亚型：运动性发作、体觉性发作、自主神经发作和精神性发作。典型的运动发作表现为病灶对侧局部肢体的抽搐，大多见于一侧口角、眼睑、手指或足趾，也可涉及整个一侧面部和一个肢体的远端。如果发作自一处开始后，按大脑皮质运动区的分布顺序缓慢地移动，例如自一侧拇指沿手指、腕部、肘部、肩部扩展，称为Jackson癫痫。如部分运动性发作后遗留短暂（24~48h）的肢体瘫痪，称为Todd瘫痪。体觉性发作常为肢体的麻木感和针刺感，多发生在口角、舌部、手指和足趾；特殊感觉性发作表现为各种幻觉，包括视觉性、听觉性、嗅觉性和眩晕性发作，如幻视闪光、幻听嗡嗡声、幻嗅焦臭味以及旋转感、漂浮感和下沉感等。几乎全部特殊感觉性发作都是复杂部分性或GTCS的先兆或最早症状。自主神经发作如心动过速、潮红、低血压等。精神性发作起始于颞叶，症状包括各种类型的遗忘症、情感异常、错觉、幻觉等，可单独发作，但常为复杂部分性发作的先兆，有时为继发的GTCS的先兆。

（2）复杂部分性发作：主要特征是发作起始时出现各种精神症状和特殊感觉症状，常有一些无目的的动作，如反复地搓手、嘴唇嚅动、发声或吞咽动作，随后出现意识障碍和遗忘症。发作后患者可小睡几分钟，不能意识到自己曾有过癫痫发作。由于大多数为颞叶病变引起，故又称为颞叶癫痫，常有先兆，如幻嗅或突然的情绪激动。

（3）部分性发作继发GTCS：起始于一侧大脑的某一小的区域然后扩散到两个半球和深部结构。最初可表现为复杂部分性发作，然后发展成全身性的抽搐，躯体强直和肢体抖动。

2. 全面性发作　全面性发作涉及双侧大脑半球及深部结构，如丘脑、基底节和脑干上部，因此意识障碍是常见的。失神发作和强直-痉挛发作是最常见的，尤其是儿童。全面性发作中的肌阵挛发作、强直性发作和无张力性发作常发生于幼年时期，通常与遗传、产伤或代谢性脑病有关。

（1）强直-阵挛发作（GTCS）：在原发性癫痫中也称大发作，以全身抽搐和意识障碍为特征。其发作经过可分为三期：

1）强直期：突发意识丧失，全身骨骼肌持续收缩、眼球上窜、喉肌痉挛，发出叫声。口部先强直后突闭，可咬破舌头。颈部和躯干先屈曲后反张，上肢自上举、后旋转为内收、前旋，下肢自屈曲转为伸直。常持续10~20s后转入阵挛期。

2）阵挛期：不同肌群强直和松弛交替出现，由肢端延及全身。阵挛频率逐渐减慢，松弛期逐渐延长，持续30~60s。最后一次强直痉挛后抽搐停止，进入惊厥后期。以上两期都出现心率增快，血压升高，汗、唾液和支气管分泌物增多，瞳孔散大等自主神经征象。瞳孔对光反射及深浅反射消失，病理征出现以及呼吸暂停、缺氧导致皮肤发绀。

3）惊厥后期：抽搐发作后患者表现为肌肉松弛，呼吸平稳，对刺激反应迟钝，意识逐渐恢复。待清醒后，患者常感到头痛、肌肉痛，全身疲乏，对抽搐全无记忆，不少患者发作后可能还要继续睡几个小时。

（2）失神发作：意识短暂丧失，持续约3~15秒，无先兆和局部症状，发作和停止均突然，每日可发作数次至数百次不等。患者可突然停止当时的活动，呼之不应，两眼瞪视不动，手中持物可坠落；事后立即清醒，并继续原先的活动，对发作无记忆。

（3）肌阵挛发作：为突然、快速、短暂的肌肉收缩，累及全身，也可局限于面部、躯干或肢体。

（4）阵挛性发作：为全身重复性阵挛发作，恢复较GTCS快。

（5）强直性发作：全身强直性肌痉挛，肢体伸直，头、眼偏向一侧，常伴有自主神经症状，如苍白、潮红、瞳孔散大等。躯干的强直性发作可造成角弓反张。

（6）无张力性发作：部分肌肉或全身肌肉的张力突然降低，造成颈垂、张口、肢体下垂或全身跌倒。

3. 癫痫持续状态　若在短期内频繁发作，以致发作间隙期内患者持续昏迷，称为癫痫持续状态。各种类型的癫痫性发作均可发展为癫痫持续状态。通常由于癫痫发作未经及时治疗或治疗不彻底，或是突然停用抗惊厥药物所引起的。癫痫持续状态可危及生命，尤其全面性强直-阵挛发作引发的癫痫持续状态是最危险的，因为可导致通气障碍、缺氧、心律失常、高热和酸中毒，足以致命，需要立即处理。

（三）辅助检查

（1）血常规、生化和免疫等检查等有助于查找全身性疾病的病因。

（2）脑电图等是最有效的检查项目，结合临床表现对异常放电的起始部位和发作类型做出判断，并指导合理治疗和评价疗效。

（3）CT 和 MRI 扫描等可以识别异常的脑组织结构，如肿瘤、囊肿和卒中等。

（4）神经科体检应该包括反射、肌力和肌张力、感觉功能、步态、姿势、协调和平衡功能。还应对患者的思维、判断力和记忆力做出评估。

（四）社会 - 心理评估

长期以来，癫痫被视为一种难以启齿、很不光彩而被人们歧视的疾病，人们对癫痫患者比对脑瘫或精神病患者更歧视、更偏见。癫痫患者对癫痫发作的认识很大程度上取决于他的文化程度和教育程度，但绝大多数患者常受到周围环境的影响而产生羞耻感，他们会竭力隐藏病情和服药情况，尽量减少来自外界的嘲笑和歧视。特别是一些难治性癫痫的患者，发作长期得不到有效控制而产生悲观失望心理，对生活失去信心和向往，有的因此有自杀的企图。

癫痫常于幼年起病，有智能减退或伴有癫痫性格，病儿在校学习中有攻击行为、思想涣散、焦虑烦躁、注意力分散等，可造成学习困难。癫痫患者的就业也会受到一定的限制，用人单位对癫痫患者存有偏见、歧视或顾虑，怕给企业增加经济负担等，也可能由于患者接受教育水平低下或缺乏工作技能、经验所致，因此工作不稳定，失业率高。另外，家人为患者的诊治到处奔波而影响正常的工作，或需要投入专职看护费用和医疗费用等，给患者本身及其家庭成员造成直接的或间接的经济负担和压力。癫痫患者的婚姻也面临许多问题，有调查证明癫痫患者的结婚率较低，而离婚率却较正常人高。

因此，在评估癫痫患者的社会心理情况时，应了解患者对癫痫发作的认识程度、是否有隐藏病情和服药的情况，是否感到外界的压力，了解其学习、工作、娱乐和婚姻家庭生活的安排，家庭成员的态度，是否有经济负担等。

四、护理诊断及医护合作性问题

1. 有受伤的危险　与癫痫发作时意识突然丧失或判断力受损有关。

2. 营养不足　与抽搐时体力消耗过多有关。

3. 相关知识缺乏　与患者对疾病的性质、药物治疗以及疾病对生活、学习、工作的影响等的认识或信息来源缺乏有关。

五、计划与实施

通过药物和手术治疗手段减少癫痫发作，采取积极有效的护理措施达到：避免患者在癫痫发作时受伤；保证足够的营养摄入；患者能了解有关疾病的性质、药物治疗方法和不良反应，以及对日常生活和工作的影响；表现出良好的依从性和适应能力。

（一）药物治疗的护理

超过 60% 的癫痫患者可通过药物治疗减少癫痫发作，但是多数患者服药期间可有严重的不良反应，有些患者依从性差，不能按照医嘱进行治疗。单剂药物治疗能够减低药物的不良反应避免药物间的相互作用。此外，单剂治疗价格低，许多抗惊厥药为肝酶诱导剂，可减低伴随用药的血药浓度，因此需要增加伴随用药的剂量。

抗癫痫药物的选择要根据癫痫的类型和特定的癫痫综合征，可能是由于不同的病理生理机制。根据作用机制抗惊厥药可分为 5 大类：①钠通道激活阻滞剂。②γ 氨基丁酸增强剂。③谷氨酸调节剂。④T－钙通道阻滞剂。⑤碳脱水酶抑制剂。有些抗惊厥药有多重作用机制（如拉莫三嗪、托吡酯、丙戊酸盐），有些药物只知道一种作用机制（苯妥英钠、卡马西平、乙琥胺）。根据癫痫类型选择最佳疗效的一线药物是非常重要的，并用滴定方法达到最佳血药浓度。

护理人员应及时准确地给药以维持治疗的血液浓度达到最大的疗效。护理人员应指导患者避免将药物和食物同服以产生相互作用而影响吸收，观察药物的不良反应。常见的副作用包括：乏力、眩晕和体重增加，严重的有抑郁、皮肤潮红和不协调，说话困难和极度乏力。和患者讨论抗癫痫药物的不良反应是很重要的。

GTCS 的癫痫持续状态是神经科的急症，必须积极地给予恰当的治疗以防止大脑不可逆损伤，甚至因缺氧、心律失常和乳酸性酸中毒而导致死亡。护理人员应立即通知医生并积极保持通畅的气道。根据患者的状况给予吸氧。医生治疗癫痫持续状态的药物包括静脉注射地西泮、苯妥英钠、苯巴比妥或三者联合应用以使发作得到控制。地西泮和苯巴比妥静脉给药时可进一步引起呼吸抑制；苯妥英钠的静注速度不能超过 50mg/min，否则会引起心律失常。

（二）外科治疗的护理

有些癫痫患者由于不能耐受抗癫痫药物的不良反应，或者达不到满意的控制效果，可考虑进行外科手术治疗。当痫性发作起源于大脑的侧面（颞叶）或前面（额叶）时，通常可以进行手术治疗；而如果痫性发作有多个起源灶，或者起源于有重要功能的脑区，则很少考虑进行手术治疗。手术治疗最理想的适应证为癫痫放电自大脑皮质，可为手术所及而切除后不会产生严重功能缺陷的区域。术中，外科医生将切开头皮移去一片头骨。应用脑电图记录大脑活动，手术切除引起癫痫发作的大脑部分。手术后，多数患者还需继续服药物以预防癫痫发作。

（三）其他护理措施

对于各类癫痫发作时，护理人员必须仔细观察患者发作时的情况并及时记录以下情况：发作时间，躯体受累的部位，发作的过程，运动的类型或特点，眼球的背离，眼球震颤，瞳孔大小改变，发作过程中患者的状况，以及发作后患者的状况。

1. 防止损伤的护理措施　全身性强直-阵挛发作时常因强直-阵挛而出现舌、面部、肢体抓伤、瘀血和擦伤。无张力性癫痫发作时也常有面部和颈部受伤。癫痫性发作时避免躯体受伤，扶持患者卧倒，防止跌伤或伤人。立即解开衣领、衣扣和腰带，迅速将缠有纱布的压舌板或小布卷置于患者一侧上、下白齿间，以防咬伤舌和面颊部。有假牙者必须取出。不可强行按压或用约束带捆扎抽搐的肢体以免造成骨折，可用枕头或其他柔软物保护大关节不至碰撞床栏等硬物，在背后垫一卷衣被之类的软物可以防止椎骨骨折。将患者的头部侧向一边，及时吸出呼吸道分泌物和呕吐物并给予吸氧，以减少呼吸道阻塞和改善缺氧。必要时配合行气管切开术或用人工呼吸机辅助呼吸。禁止口腔测温，应测腋温或肛温。少数患者在抽搐停止、意识恢复过程中有短时间的兴奋躁动，应防止自伤或伤人。

2. 饮食护理　评估患者的营养状况和营养需求。当癫痫发作时不能强行喂食，应用鼻饲。每日供给 8.4 ~ 16.8kJ（2 000 ~ 3 000kcal）热量，饮水量不超过 1 500mL。

3. 提供与疾病和治疗相关的知识　为患者提供足够的知识，对于提高药物治疗的依从性非常重要。患者能够理解药物治疗的目的和治疗的药物将有利于治疗方案的实施。通常患者需要很长的治疗期限，因此对患者的教育必须持续不断强化，教育内容还应包括生活习惯的改变以适应疾病所致的变化。

（四）健康教育

护理人员应制订全面详细的健康教育计划以帮助患者及其家属面对此病。健康教育计划需针对患者的情况进行全面的评估以确定患者的需求。教育计划需根据心理、生理、社会和职业以及所用药物的特性而定。

护理人员应提供详细的疾病和药物治疗的相关知识，不良反应和中毒反应的体征，患者必须明白每天按医嘱服药的必要性。

由于癫痫发作是慢性病症，不能完全治愈，因此患者必须理解疾病的相关知识、诱发因素和改变生活习惯的必要性。突然停药可致癫痫持续状态。癫痫发作时可有意识丧失，外出时随身携带癫痫诊疗卡，万一发作可得到及时的救助。

给家属提供建议，安排好患者的学习，选择可从事的职业和工作，但禁止参加带有危险的活动，如登高、游泳、驾驶以及在炉火或高压电机旁作业等。定期去医院随访。

六、护理评价

护理癫痫患者的目标是使患者：①发作时躯体受伤的危险减小甚至不受伤，无坠床、舌咬伤、窒息等发生。②摄入足够的营养。③对疾病的性质、治疗药物的方案和不良反应以及疾病影响生活、学习、工作的知识了解，能自觉坚持服药，学会调适心态平衡。

（梁晓凤）

第二节　脑梗死

脑梗死（cerebral infarction，CI）又称缺血性脑卒中（cerebral ischemic stroke），包括脑血栓形成、腔隙性脑梗死和脑栓塞等，是指因各种原因导致脑部血液供应障碍，缺血、缺氧所致的局限性脑组织的缺血性坏死或软化。临床上最常见的有脑血栓形成、脑栓塞和腔隙性梗死。

脑血栓形成（cerebral thromoosis，CT）是脑梗死最常见的类型，约占全部脑梗死的60%，是在各种原因引起的血管壁病变基础上，脑动脉主干或分支动脉管腔狭窄、闭塞或血栓形成，引起脑局部血流减少或供应中断，使脑组织缺血、缺氧性坏死，出现局灶性神经系统症状和体征。

脑栓塞（cerebral embolism）是由各种栓子（血流中异常的固体、液体、气体）沿血液循环进入脑动脉，引起急性血流中断而出现相应供血区脑组织缺血、坏死及脑功能障碍。只要产生栓子的病原不消除，脑栓塞就有复发的可能。2/3的复发发生在第1次发病后的1年之内。脑栓塞急性期病死率与脑血栓形成大致接近，死因多为严重脑水肿引起的脑疝、肺炎和心力衰竭等。有10%～20%在10d内发生第2次栓塞，再发时病死率更高。约2/3患者留有偏瘫、失语、癫痫发作等不同程度的神经功能缺损。

腔隙性梗死是指大脑半球或脑干深部的小穿通动脉，在长期高血压基础上，血管壁发生病变，最终管腔闭塞，导致缺血性微梗死，缺血、坏死和液化的脑组织由吞噬细胞移走形成空腔，主要累及脑的深部白质、基底节、丘脑和脑桥等部位，形成腔隙性梗死灶。

一、病因与发病机制

（一）脑血栓形成

（1）脑动脉粥样硬化：是脑血栓形成最常见的病因，它多与主动脉弓、冠状动脉、肾动脉及其他外周动脉粥样硬化同时发生。但脑动脉硬化的严重程度并不与其他部位血管硬化完全一致。高血压常与脑动脉硬化并存、两者相互影响，使病变加重。高脂血症、糖尿病等则往往加速脑动脉硬化的进展。

（2）脑动脉炎：如钩端螺旋体感染引起的脑动脉炎。

（3）胶原系统疾病、先天性血管畸形、巨细胞动脉炎、肿瘤、真性红细胞增多症、血液高凝状态等。

（4）颈动脉粥样硬化的斑块脱落引起的栓塞称为血栓－栓塞：在颅内血管壁病变的基础上，如动脉内膜损害破裂或形成溃疡，在睡眠、失水、心力衰竭、心律失常等情况时，出现血压下降、血流缓慢，胆固醇易于沉积在内膜下层，引起血管壁脂肪透明变性、纤维增生、动脉变硬、纡曲、管壁厚薄不匀、血小板及纤维素等血液中有形成分黏附、聚集、沉着、形成血栓。血栓逐渐扩大，使动脉管腔变狭窄，最终引起动脉完全闭塞。缺血区脑组织因血管闭塞的快慢、部位及侧支循环能提供代偿的程度，而出现不同范围、不同程度的梗死。

脑部任何血管都可发生血栓形成，但以颈内动脉、大脑中动脉多见。血栓形成后，血流受阻或完全中断，若侧支循环不能代偿供血，受累血管供应区的脑组织则缺血、水肿、坏死。经数周后坏死的脑组织被吸收，胶质纤维增生或瘢痕形成，大病灶可形成中风囊。

（二）脑栓塞

脑栓塞的栓子来源可分为心源性、非心源性、来源不明性三大类。

1. 心源性　为脑栓塞最常见的原因。在发生脑栓塞的患者中约一半以上为风湿性心脏病二尖瓣狭窄并发心房颤动。在风湿性心脏病患者中有 14% ~ 48% 的患者发生脑栓塞。细菌性心内膜炎心瓣膜上的炎性赘生物易脱落，心肌梗死或心肌病时心内膜病变形成的附壁血栓脱落，均可成为栓子。心脏黏液瘤、二尖瓣脱垂及心脏手术、心导管检查等也可形成栓子。

2. 非心源性　主动脉弓及其发出的大血管动脉粥样硬化斑块与附着物及肺静脉血栓脱落，也是脑栓塞的重要原因。其他如肺部感染、败血症引起的感染性脓栓；长骨骨折的脂肪栓子；寄生虫虫卵栓子；癌性栓子；胸腔手术、人工气胸、气腹以及潜水员或高空飞行员所发生的减压病时的气体栓子；异物栓子等均可引起脑栓塞。

3. 来源不明性　有些脑栓塞虽经现代先进设备、方法进行仔细检查仍未能找到栓子的来源。

（三）腔隙性梗死

主要病因为高血压导致小动脉及微小动脉壁脂质透明变性，管腔闭塞产生腔隙性病变。有资料认为舒张压增高对于多发性腔隙性梗死的形成更为重要。病变血管多为 100 ~ 200μm 的深穿支，如豆纹动脉、丘脑穿通动脉及基底动脉中央支，多为终末动脉，侧支循环差。

二、临床表现

（一）脑血栓形成

（1）本病好发于中老年人，多见于 50 ~ 60 岁以上的动脉硬化者，且多伴有高血压、冠心病或糖尿病；年轻发病者以各种原因的脑动脉炎为多见；男性稍多于女性。

（2）通常患者可有某些未引起注意的前驱症状，如头晕、头痛等；部分患者发病前曾有 TIA 史。

（3）多数患者在安静休息时发病，不少患者在睡眠中发生，次晨被发现不能说话，一侧肢体瘫痪。病情多在几小时或几天内发展达到高峰，也可为症状进行性加重或波动。多数患者意识清楚，少数患者可有不同程度的意识障碍，持续时间较短。神经系统体征主要决定于脑血管闭塞的部位及梗死的范围，常见为局灶性神经功能缺损的表现如失语、偏瘫、偏身感觉障碍等。

（4）临床分型：根据起病形式可分为以下几种。

1）可逆性缺血性神经功能缺损：此型患者的症状和体征持续时间超过 24h，但在 1 ~ 3 周完全恢复，不留任何后遗症。可能是缺血未导致不可逆的神经细胞损害，侧支循环迅速而充分地代偿，发生的血栓不牢固，伴发的血管痉挛及时解除等。

2）完全型：起病 6h 内病情达高峰，为完全性偏瘫，病情重，甚至出现昏迷，多见于血栓－栓塞。

3）进展型：局灶性脑缺血症状逐渐进展，阶梯式加重，可持续 6h 至数日。临床症状因血栓形成的部位不同而出现相应动脉支配区的神经功能障碍。可出现对侧偏瘫、偏身感觉障碍、失语等，严重者可引起颅内压增高、昏迷、死亡。

4）缓慢进展型：患者症状在起病 2 周以后仍逐渐发展。多见于颈内动脉颅外段血栓形成，但颅内动脉逆行性血栓形成亦可见。多与全身或局部因素所致的脑灌流减少有关。此型病例应与颅内肿瘤、硬膜下血肿相鉴别。

（二）脑栓塞

1. 任何年龄均可发病　风湿性心脏病引起者以中青年为多，冠心病及大动脉病变引起者以中老年居多。

2. 通常发病无明显诱因　安静与活动时均可发病，以活动中发病多见。起病急骤是本病的主要特征。在数秒钟或很短的时间内症状发展至高峰。多属完全性脑卒中，个别患者可在数天内呈阶梯式进行性恶化，为反复栓塞所致。

3. 常见的临床症状　局限性抽搐、偏盲、偏瘫、偏身感觉障碍、失语等，意识障碍常较轻且很快恢复。严重者可突起昏迷、全身抽搐，可因脑水肿或颅内压增高，继发脑疝而死亡。

（三）腔隙性梗死

多见于中老年，男性多于女性，半数以上的患者有高血压病史，突然或逐渐起病，出现偏瘫或偏身感觉障碍等局灶症状。通常症状较轻、体征单一、预后较好，一般无头痛、颅高压和意识障碍，许多患者并不出现临床症状而由头颅影像学检查发现。

腔隙状态是本病反复发作引起多发性腔隙性梗死，累及双侧皮质脊髓束和皮质脑干束，出现严重精神障碍、认知功能下降、假性延髓性麻痹、双侧锥体束征、类帕金森综合征和尿便失禁等。

三、实验室检查

1. 血液检查　血常规、血生化（包括血脂、血糖、肾功能、电解质）血流动力学、凝血功能。
2. 影像学检查　如下所述。
（1）CT 检查：是最常用的检查，发病当天多无改变，但可除外脑出血，24h 以后脑梗死区出现低密度灶。脑干和小脑梗死 CT 多显示不佳。
（2）MRI 检查：可以早期显示缺血组织的大小、部位，甚至可以显示皮质下、脑干和小脑的小梗死灶。
（3）血管造影 CTA、MRA、DSA：可以发现血管狭窄、闭塞及其他血管病变，如动脉炎、脑底异常血管网、动脉瘤和动静脉畸形等。可以为脑卒中的血管内治疗提供依据。其中 DSA 是脑血管病变检查的金标准，缺点为有创，费用高，技术要求条件高。
3. TCD　对判断颅内外血管狭窄或闭塞、血管痉挛、侧支循环建立程度有帮助，还可用于溶栓监测。
4. 放射性核素检查　可显示有无脑局部的血流灌注异常。
5. 心电图检查　作为确定心肌梗死和心律失常的依据。超声心电图检查可证实是否存在心源性栓子，颈动脉超声检查可评价颈动脉管腔狭窄程度及动脉硬化斑块情况，对证实颈动脉源性栓塞有一定意义。

四、治疗要点

脑梗死患者一般应在卒中单元中接受治疗，由多科医师、护士和治疗师参与，实施治疗、护理康复一体化的原则，以最大限度地提高治疗效果和改善预后。

1. 一般治疗　主要为对症治疗，包括维持生命体征和处理并发症。主要针对以下情况进行处理：
（1）血压：缺血性脑卒中急性期血压升高通常不需特殊处理，除非收缩压 >220mmHg 或舒张压 >120mmHg 及平均动脉压 >130mmHg。如果出现持续性的低血压，需首先补充血容量和增加心排血量，如上述措施无效，必要时可应用升压药。
（2）吸氧和通气支持：轻症、无低氧血症的患者无须常规吸氧，对脑干卒中和大面积梗死等病情危重或有气道受累者，需要气道支持和辅助通气。
（3）血糖：脑卒中急性期高血糖较常见，可以是原有糖尿病的表现或应激反应，当超过 11.1mmol/L 时应予以胰岛素治疗，将血糖控制在 8.3mmol/L 以下。
（4）脑水肿：多见于大面积梗死，脑水肿通常于发病后 3～5d 达高峰。治疗目标是降低颅内压、维持足够脑灌注和预防脑疝发生。可应用 20% 甘露醇 125～250mL/次静点，6～8h 1 次；对心、肾功能不全者可改用呋塞米 20～40mg 静脉注射，6～8h 1 次；可酌情同时应用甘油果糖 250～500mL/次静点，1～2 次/d；还可用七叶皂苷钠和白蛋白辅助治疗。
（5）感染：脑组织患者（尤其存在意识障碍者）急性期容易发生呼吸道、泌尿系感染等，是导致病情加重的重要原因。患者采用适当体位，经常翻身叩背及防止误吸是预防肺炎的重要措施，肺炎的治疗主要包括呼吸支持（如氧疗）和抗生素治疗；尿路感染主要继发于尿失禁和留置导尿，尽可能避免插管和留置导尿，间歇导尿和酸化尿液可减少尿路感染，一旦发生应及时根据细菌培养和药敏试验应用敏感抗生素。

（6）上消化道出血：高龄和重症脑卒中患者急性期容易发生应激性溃疡，建议常规应用静脉抗溃疡药（H_2受体拮抗药）；对已发生消化道出血者，应进行冰盐水洗胃、局部应用止血药（如口服或鼻饲云南白药、凝血酶等）；出血量多引起休克者，必要时需要输注新鲜全血或红细胞成分输血。

（7）发热：由于下丘脑体温调节中枢受损、并发感染或吸收热、脱水引起，可增加患者死亡率及致残率。对中枢性发热患者应以物理降温为主，必要时予以人工亚冬眠。

（8）深静脉血栓形成：高龄、严重瘫痪和心房纤颤均增加深静脉血栓形成的危险性，也增加了发生肺栓塞的风险。应鼓励患者尽早活动，下肢抬高，避免下肢静脉输液（尤其是瘫痪侧）。对有发生血栓形成风险的患者可预防性药物治疗，首选低分子肝素 4 000U 皮下注射，1~2 次/d。对发生近端深静脉血栓形成、抗凝治疗症状无缓解者应给予溶栓治疗。

（9）水电解质平衡紊乱：脑卒中时由于神经内分泌功能紊乱、进食减少、呕吐及脱水治疗常并发水电解质紊乱，主要包括低钾血症、低钠血症和高钠血症。应对患者常规进行水电解质监测并及时加以纠正，纠正低钠血症和高钠血症均不宜过快，防止脑桥中央髓鞘溶解和加重脑水肿。

（10）心脏损伤：脑卒中并发的心脏损伤是脑心综合征的表现之一，主要包括急性心肌缺血、心肌梗死、心律失常及心力衰竭。脑卒中急性期应密切观察心脏情况并及时治疗。慎用增加心脏负担的药物，注意输液速度及输液量，对高龄患者或原有心脏病者甘露醇用量减半或改用其他脱水药，积极处理心肌缺血、心肌梗死、心律失常或心功能衰竭等心脏损伤。

（11）癫痫：如有癫痫发作或癫痫持续状态时可给予相应处理。脑卒中 2 周后如发生癫痫，应长期抗癫痫治疗。

2. 特殊治疗　包括早期溶栓治疗、抗血小板治疗、抗凝治疗、血管内治疗、细胞保护治疗和外科治疗等。

（1）早期溶栓：脑血栓形成发生后，尽快恢复脑缺血区的血液供应是急性期的主要治疗原则。早期溶栓是指发病后 6h 内采用溶栓治疗使血管再通，可减轻脑水肿，缩小梗死灶，恢复梗死区血液灌流，减轻神经元损伤，挽救缺血半暗带。

1）重组组织型纤溶酶原激活剂（rt-PA）：可与血栓中纤维蛋白结合成复合体，后者与纤溶酶原有高度亲和力，使之转变为纤溶酶，以溶解新鲜的纤维蛋白，故 rt-PA 只引起局部溶栓，而不产生全身溶栓状态。其半衰期为 3~5min，剂量为 0.9mg/kg（最大剂量 90mg），先静滴 10%（1min），其余剂量连续静滴，60min 滴完。

2）尿激酶：是目前国内应用最多的溶栓药，可渗入血栓内，同时激活血栓内和循环中的纤溶酶原，故可起到局部溶栓作用，并使全身处于溶栓状态。其半衰期为 10~16min。用 100 万~150 万 U，溶于生理盐水 100~200mL 中，持续静滴 30min。

3）链激酶：它先与纤溶酶原结合成复合体，再将纤溶酶原转变为纤溶酶，半衰期为 10~18min，常用量 10 万~50 万 U。

（2）抗血小板治疗：常用抗血小板聚集剂包括阿司匹林和氯吡格雷。未行溶栓治疗的急性脑梗死患者应在 48h 内服用阿司匹林，但一般不在溶栓后 24h 内应用阿司匹林，以免增加出血风险。一般认为氯吡格雷的疗效优于阿司匹林，可口服 75mg/d。

（3）抗凝治疗：主要包括肝素、低分子肝素和华法林。一般不推荐急性缺血性脑卒中后急性期应用抗凝药来预防脑卒中复发、阻止病情恶化或改善预后。但对于长期卧床，特别是合并高凝状态有形成深静脉血栓和肺栓塞的趋势者，可以用低分子肝素预防治疗。对于心房纤颤者可以应用华法林治疗。

（4）脑保护治疗：包括自由基清除药、阿片受体阻滞药、电压门控性钙通道阻断药、兴奋性氨基酸受体阻断药和镁离子等，可通过降低脑代谢、干预缺血引发细胞毒性机制减轻缺血性脑损伤。

（5）血管内治疗：包括经皮腔内血管成形术和血管内支架置入术等。对于颈动脉狭窄 >70%，而神经功能缺损与之相关者，可根据患者情况考虑行相应的血管内介入治疗。

（6）外科治疗：对于有或无症状、单侧重度颈动脉狭窄 >70%，或经药物治疗无效者可以考虑进行颈动脉内膜切除术，但不推荐在发病 24h 进行。幕上大面积脑梗死伴严重脑水肿、占位效应和脑疝形成征象者，可行去骨瓣减压术；小脑梗死使脑干受压导致病情恶化时，可行抽吸梗死小脑组织和颅后窝减压术。

（7）其他药物治疗：降纤治疗可选用巴曲酶，使用中注意出血并发症。

（8）中医药治疗：丹参、川芎嗪、葛根素、银杏叶制剂等可降低血小板聚集、抗凝、改善脑血流、降低血液黏度。

（9）康复治疗：应早期进行，并遵循个体化原则，制定短期和长期治疗计划，分阶段、因地制宜地选择治疗方法，对患者进行针对性体能和技能训练，降低致残率，增进神经功能恢复，提高生活质量。

五、护理措施

（一）基础护理

保持床单位清洁、干燥、平整；患者需在床上大小便时为其提供隐蔽、方便的环境，指导患者学会和配合使用便器；协助定时翻身、叩背；每天温水擦浴 1～2 次，大小便失禁者及时擦洗，保持会阴部清洁；鼓励患者摄取充足的水分和均衡的饮食，饮水呛咳或吞咽困难者遵医嘱予鼻饲；保持口腔清洁，鼻饲或生活不能自理者协助口腔护理；养成定时排便的习惯，便秘者可适当运动或按摩下腹部，必要时遵医嘱使用缓泻药；协助患者洗漱、进食、沐浴和穿脱衣服等。

患者卧床时上好床栏，走廊、厕所要装扶手，可便患者坐起、扶行；地面保持平整，防湿、防滑；呼吸器和经常使用的物品置于床头患者伸手可及处；患者穿防滑软底鞋，衣着宽松；步态不稳或步态不稳者有专人陪伴，选用三角手杖等辅助工具。

告知患者不要自行使用热水瓶或用热水袋取暖。

（二）疾病护理

观察意识、瞳孔、生命体征的变化；观察有无头痛、眩晕、恶心、呕吐等症状以及偏瘫、失语等神经系统体征的变化；观察有无癫痫发作，记录发作的部位、形式、持续时间；观察有无呕血或黑粪。

正确摆放患者的良肢位，并协助体位变换以抑制患侧痉挛；加强患侧刺激以减轻患侧忽视：所有护理工作及操作均在患者患侧进行，床头柜置于患侧，与患者交谈时在患者患侧进行，引导患者将头转向患侧；根据病情指导患者进行床上运动训练：如 Bobath 握手、桥式运动、关节被动运动、坐起训练；恢复期可指导患者进行转移动作训练、坐位训练、站立训练、步行训练、平衡共济训练、日常生活活动训练等；患者吞咽困难，不能进食时遵医嘱鼻饲流食，并做好胃管的护理；饮水呛咳的患者选择半流或糊状食物，进食时保持坐位或半坐位，进餐时避免分散患者注意力；如果患者出现呛咳、误吸或呕吐，立即让患者取头侧位，及时清除口鼻分泌物和呕吐物，预防窒息和吸入性肺炎。

失语或构音障碍的患者应鼓励其采取不同方式向医护人员或家属表达自己的需要，可借助卡片、笔、本、图片、表情或手势等进行简单有效的交流；运动性失语者尽量提一些简单的问题让患者回答"是""否"或点头、摇头表示，与患者交流时语速要慢；感觉性失语的患者与其交流时应减少外来干扰，避免患者精神分散；听力障碍的患者可利用实物或图片与其交流；对于有一定文化，无书写障碍的患者可用文字书写法进行交流；护士可以配合语言治疗师指导患者进行语言训练。

加强用药护理：使用溶栓抗凝药物时应严格把握药物剂量，密切观察意识和血压变化，定期进行神经功能评估，监测出凝血时间、凝血酶原时间，观察有无皮肤及消化道出血倾向，有无头痛、急性血压升高、恶心、呕吐和颅内出血的症状；有无栓子脱落引起的小栓塞，如肠系膜上动脉栓塞可引起腹痛，下肢静脉栓塞可出现皮肤肿胀、发红及肢体疼痛、功能障碍等；使用钙通道阻滞药如尼莫地平时，因能产生明显的扩血管作用，可导致患者头部胀痛、颜面部发红、血压降低等，应监测血压变化，控制输液滴速，一般小于每分钟 30 滴，告知患者和家属不要随意自行调节输液速度；使用低分子右旋糖酐时应密切观察有无发热、皮疹甚至过敏性休克的发生。

大脑左前半球受损可以导致抑郁，加之由于沟通障碍，肢体功能恢复的过程长，日常生活依赖他人照顾，如果缺少家庭和社会支持，患者可能产生焦虑或抑郁，而焦虑和抑郁情绪阻碍了患者的有效康复，从而严重影响患者的生活质量。因此应重视对精神情绪变化的监控，提高对抑郁、焦虑状态的认识，及时发现患者的心理问题，进行针对性心理治疗（解释、安慰、鼓励、保证等），以消除患者思想顾虑，稳定情绪，增强战胜疾病的信心。

（三）健康指导

1. 疾病知识和康复指导　指导患者和家属了解本病的基本病因、主要危险因素和危害，告知本病的早期症状和就诊时机，掌握本病的康复治疗知识与自我护理方法，帮助分析和消除不利于疾病康复的因素，落实康复计划；鼓励患者树立信心，克服急于求成心理，循序渐进，坚持锻炼，增强自我照顾的能力；鼓励家属关心体贴患者，给予精神支持和生活照顾，但要避免养成患者的依赖心理。

2. 合理饮食　进食高蛋白、低盐低脂、低热量的清淡饮食，多吃新鲜蔬菜、水果、谷类、鱼类和豆类，戒烟、限酒。

3. 日常生活指导　适当运动，如慢跑、散步等，每天30min以上，合理休息和娱乐；日常生活不要依赖他人，尽量做力所能及的家务；患者起床、坐起或低头系鞋带等体位变换时动作宜缓慢，转头不宜过猛过急，洗澡时间不宜过长，平时外出时有人陪伴，防止跌倒；气候变化时注意保暖，防止感冒。

4. 预防复发　遵医嘱正确服用降压、降糖和降脂药物；定期门诊检查，了解血压、血糖、血脂和心功能情况，预防并发症和脑卒中复发。当患者出现头晕、头痛、一侧肢体麻木无力、讲话吐词不清或进食呛咳、发热、外伤时应及时就诊。

（梁晓凤）

第三节　帕金森病

帕金森病（Parkinson disease，PD）又称震颤麻痹（paralysis agitans），是一种中老年常见的神经系统变性疾病，以黑质多巴胺能神经元变性缺失和路易小体形成病理特性，以静止性震颤、运动迟缓、肌强直和姿势步态异常为临床特征。本病起病缓慢，逐渐进展。男性稍多于女性。65岁以上的老年人群患病率为2%。目前，我国帕金森病患者人数已超过200万。高血压脑动脉硬化、脑炎、外伤、中毒、基底核附近肿瘤以及吩噻嗪类药物等所产生的震颤、强直等症状，称为帕金森综合征。

一、病因

本病的病因未明，目前认为PD非单因素引起，可能为多因素共同参与所致，可能与下列因素有关。

1. 年龄老化　本病40岁以前极少发病，主要发生于50岁以上的中老年人，60岁以上发病明显增多，提示年龄老化与发病有关。实际上，只有当黑质多巴胺能神经元数目减少50%以上，纹状体多巴胺递质含量减少80%以上，临床才会出现帕金森病的运动障碍症状。正常神经系统老化并不会达到这一水平，故年龄老化只是帕金森病发病的一个促发因素。

2. 环境因素　流行病学调查显示，长期接触环境中与吡啶类衍生物1-甲基-4-苯基1，2，3，6-四氢吡啶（MPTP）分子结构类似的杀虫剂、除草剂或某些工业化学品等可能是PD发病的危险因素。MPTP本身并无毒性，但在脑内经B型单胺氧化酶（MAO-B）的作用转变成有毒性的甲基苯基吡啶离子（MPP+），后者被多巴胺转运载体选择性摄入黑质多巴胺能神经元内，抑制线粒体呼吸链复合物I型的活性，抑制细胞的能量代谢，从而导致细胞死亡。故PD的发病与工业、农业毒素有关。

3. 遗传因素　本病在一些家族中呈聚集现象，有报道10%左右的PD患者有家族史，包括常染色体显性遗传或常染色体隐性遗传。目前分子遗传学的研究证明导致PD发病的重要致病基因有：PARK1、PARK2、PARK5、PARK7等。

二、发病机制

1. 神经递质的平衡受到破坏   多巴胺和乙酰胆碱是纹状体内两种重要的神经递质，功能互相拮抗，维持二者之间的平衡对于基底节环路活动起着重要的调节作用。脑内多巴胺递质主要是黑质－纹状体通路。帕金森病时由于黑质多巴胺能神经元变性、缺失，纹状体多巴胺含量显著降低（超过80%），造成乙酰胆碱系统功能相对亢进，导致肌张力增高、运动减少等临床表现。

2. 发病机制   导致黑质多巴胺能神经元变性死亡的确切发病机制目前尚不完全清楚，但已知氧化应激、线粒体功能缺陷、蛋白错误折叠和聚集、胶质细胞增生和炎性反应等在黑质多巴胺能神经元变性死亡中起着重要作用。

三、临床表现

1. 静止性震颤   常为本病的首发症状。多自一侧上肢远端开始，表现为规律性手指屈曲和拇指对掌运动，类似"搓丸样"动作。具有静止时明显、精神紧张时加重，做随意动作时减轻，睡眠时消失等特征。震颤可逐渐扩展至四肢，但上肢通常比下肢明显，下颌、口、唇、舌及头部受累较晚。少数患者无震颤，尤其是发病年龄在70岁以上者。

2. 肌强直   本病肌强直系锥体外系性肌张力增高，即伸肌和屈肌的张力同时增高。当腕、肘关节被动运动时，检查者感受到的阻力增高是均匀一致的，称为"铅管样肌强直"。如患者并发有震颤，则在伸屈肢体时可感到在均匀阻力上出现断续的停顿，如同齿轮转动一样，称为"齿轮样肌强直"。另外，有一种具有早期诊断价值的体征称为"路标现象"，即嘱患者将双肘关节立于桌面上，使前臂和桌面呈垂直位置，双臂及腕部肌肉放松，正常人腕关节和前臂成90°角，而PD患者由于腕部肌肉强直而使腕关节呈伸直位置，很像铁路上竖立的路标。

3. 运动迟缓   患者可表现多种动作的减慢、随意运动减少，尤其以开始动作时为明显。如坐下时不能起立，起床、翻身、解系纽扣或鞋带、穿鞋、穿衣、洗脸、刷牙等日常活动均发生困难。有书写时字越写越小的倾向，称为"写字过小征"。面部表情肌少动，表现为面部无表情、不眨眼、双眼凝视，称为"面具脸"。

4. 姿势步态异常   由于颈肌、躯干肌强直而使患者站立时呈特殊屈曲体态，表现头前倾、躯干俯屈、肘关节屈曲、腕关节伸直、前臂内收、髋、膝关节略弯曲等。步态异常最为突出，表现为走路拖步，迈步时身体前倾，行走时步距缩短，上肢协同摆动的联合动作较少或消失。"慌张步态"是帕金森患者特有的体征，表现为行走时起步困难，一迈步时即以极小的步伐前冲，越走越快，不能立刻停下脚步。

5. 其他症状   ①口、咽和腭肌运动障碍表现为：讲话缓慢、语调低、吐字不清、流涎和吞咽困难等；②自主神经紊乱表现为：顽固性便秘、夜间大量出汗、直立性低血压；③精神症状表现为：抑郁症、幻觉、思维迟钝等；④疾病晚期可出现智力衰退现象。

四、实验室检查

1. 生化检测   采用高效液相色谱（HPLC）可检测到脑脊液和尿中高香草酸（HVA）含量降低。

2. 基因诊断   采用DNA印记技术、PCR、DNA序列分析等可能发现基因突变。

3. 功能显像诊断   采用PET或SPECT进行特定的放射性核素检测，可显示脑内多巴胺转运体（DAT）功能显著降低，多巴胺递质合成减少以及D2型多巴胺受体活性早期超敏、晚期低敏等，对早期诊断、鉴别诊断及监测病情有一定价值。

五、治疗要点

（一）药物治疗

目前，药物治疗是PD最主要的治疗方法。通过维持纹状体内的乙酰胆碱和多巴胺两种神经递质的平衡，使临床症状得以改善。患者需长期或终身服药，遵循从小剂量开始，缓慢递增的原则，尽量以较小的剂量取得较满意的疗效。

1. 抗胆碱药 对震颤和肌强直有效，对运动迟缓疗效较差。适用震颤突出且年龄较轻的患者。常用药物有：苯海索（安坦）、甲磺酸苯扎托品等。并发有青光眼和前列腺肥大者禁用。

2. 金刚烷胺 能促进神经末梢释放多巴胺，并阻止其再吸收。能改善震颤、肌强直、运动迟缓等症状，适用于轻症患者，可单独使用，但维持时间短，常与左旋多巴等药合用。癫痫患者慎用。

3. 多巴胺替代治疗 可补充黑质纹状体内多巴胺的不足，是 PD 最重要的治疗方法。由于多巴胺不能透过血－脑屏障，常用左旋多巴替代治疗，可增强疗效和减少外周反应，主要复方左旋多巴制剂药物有：美多巴（由左旋多巴 200mg 和苄丝肼 50mg 组成）及息宁（由左旋多巴 200mg 和卡比多巴 20mg 组成）。

4. 多巴胺受体激动剂 通过直接刺激突触后膜多巴胺受体而发挥作用，已逐渐成为治疗 PD 的另一大类重要药物。主要药物有：溴隐亭、吡贝地尔（泰舒达）、普拉克索等。

5. 单胺氧化酶 B（MAO－B）抑制药 可阻止多巴胺降解，增加脑内多巴胺含量。主要药物有：司来吉米。精神病患者慎用，不宜与氟西汀合用。

6. 儿茶酚－氧位－甲基转移酶抑制药（COMTI） 通过抑制左旋多巴在外周代谢，维持左旋多巴血浆浓度的稳定，加速通过血－脑屏障，增加脑内纹状体多巴胺的含量。该药单独使用无效，需与美多巴或息宁等合用方可增强疗效，减少症状波动反应。主要药物有：托卡朋（答是美）和恩托卡朋（柯丹）。

（二）外科治疗

适用于药物治疗无效或不良反应严重患者。手术治疗可改善症状，但术后仍需继续服药，故不能作为首选治疗方法。目前开展的手术有：苍白球毁损术、丘脑毁损术、脑深部电刺激术等。

（三）细胞移植治疗及基因治疗

目前尚处在动物实验阶段，是在探索中具有广阔前景的治疗方法。

（四）康复治疗

对改善 PD 症状有一定作用，通过进行语言、进食、肢体运动等训练和指导，改善患者生活质量，减少并发症发生。

六、护理措施

（一）基础护理

1. 皮肤护理 ①预防压疮：注意保持床铺清洁、平整、干燥，协助翻身，避免长时间坐位；②促进舒适：出汗多患者，穿柔软、宽松的棉布衣裤，协助勤换衣服、被褥，勤洗澡。

2. 提供生活方便 ①注意床的高度适中，方便患者上下床，两边有床栏保护；②呼叫器、茶杯、纸巾、便器、手杖等放于患者伸手可触及处，方便取用；③室内或走道配备扶手等辅助设施。

3. 饮食护理 给予高热量、高维生素、高纤维素、低盐、低脂、适量优质蛋白质的易消化饮食。

4. 心理护理 PD 患者常常有自卑、焦虑、忧郁、恐惧甚至绝望心理。①应细心观察患者的心理反应，鼓励患者表达并注意倾听其心理感受；②与患者讨论身体健康状况改变所造成的影响，及时给予正确的信息和引导；③鼓励患者尽量维持过去的兴趣和爱好，帮助培养和寻找新的简单易做的嗜好；④鼓励患者多与人交往并指导家属关心体贴患者，以创造良好的亲情和人际关系氛围。

（二）疾病护理

1. 对症护理 如下所述。

（1）运动护理：目的在于防止和推迟关节僵直和肢体挛缩，克服运动障碍的不良影响。①尽量参与各种形式的活动，如散步、太极拳等，注意保持身体和各关节的活动强度和最大活动范围。②有目的、有计划地锻炼，鼓励患者自主活动及做力所能及的事情，尽可能减少对他人的依赖，如患者起坐有困难，应每天做完一般运动后反复练习起坐动作。③注意头颈部直立姿势，预防畸形。④有起步困难和步行时突然僵住不动者，指导其思想放松，目视前方，双臂自然摆动，脚抬高，足跟先着地，家属不要强行拖曳；感到脚沾地时，可先向后退一步，再往前走，比直接向前容易。⑤过度震颤者，可坐在有扶手的椅子上，手抓住椅臂，控制震颤。⑥有显著运动障碍而卧床不起者，应帮助患者采取舒适体位，被动活动，按摩四肢肌肉，注意动作轻柔，避免造成疼痛和骨折。

（2）安全护理：①防烫伤和烧伤，如对上肢震颤未能控制、日常生活动作笨拙的患者，应避免患者自行使用液化气和自行从开水瓶倒水，让患者使用带有大把手且不易打碎的不锈钢饭碗、水杯和汤勺等；②防自伤、自杀、走失、伤人等意外发生，如患者有幻觉、错觉、忧郁、欣快等精神症状或意识模糊、智能障碍，应专人陪护；严格交接班制度，禁止患者自行使用锐利器械和危险品；按时服药，送服到口等。

2. 并发症护理　PD 常需要长期或终身服药，做好用药指导及护理可有效预防并发症发生。

（1）根据患者的年龄、症状类型、严重程度、就业情况、药物价格和经济承受能力等选择药物。

（2）注意药物疗效观察：服药过程中要仔细观察震颤、肌强直和其他运动功能、语言功能的改善程度、观察患者起坐的速度、步行的姿势，讲话的音调与流利程度、写字、梳头、扣纽扣、系鞋带以及进食动作，以确定药物疗效。

（3）药物不良反应的观察及处理

1）胃肠道反应：如服用复方多巴制剂、多巴胺受体激动药等常可出现食欲减退、恶心、呕吐、腹痛、便秘等不适。在吃药前吃一点面包、饼干等面食或者服用多潘立酮对抗，可有效缓解胃肠道反应。

2）体位性低血压：抗 PD 药物几乎都能导致体位性低血压。注意起床或由坐位起立时动作缓慢，遵医嘱减少服药剂量或改用影响血压较小的药物。

3）精神、神经系统症状：多数抗 PD 药物可出现兴奋、失眠、幻觉、错觉、妄想等不良反应，应注意观察，做好安全护理并遵医嘱对症处理、调整药物剂量或种类。

4）开 - 关现象：是长期服用复方左旋多巴制剂后出现的不良反应。指患者突然出现症状加重，全身僵硬，寸步难行，但未进行任何治疗，症状数分钟后又突然消失的现象。此现象可在患者日常生活的任何时间和状态下发生，与服药时间和剂量无关。可能是由多巴胺受体的功能失调引起。在每天保持总药量不变的前提下，通过减少每次剂量、增加服药次数或适当加用多巴胺受体激动剂，减少左旋多巴用量，可以减少该现象发生。

5）剂末现象：又称疗效减退。指每次服药后作用时间逐渐缩短，表现为症状有规律性的波动，即刚服药后不久症状最轻，几小时后症状逐渐加重，直到下一顿药服下后症状才又减轻。与有效血药浓度有关，可以预知，增加每天总剂量并增加服用次数可以预防。

6）异动症：是长期左旋多巴治疗中常见的副作用。表现舞蹈症或手足徐动样不自主运动，如肢体的舞动、躯干的摇摆、下颌的运动、做各种姿势和痉挛样活动等。一般在服药后 1~2h 或清晨服药前出现。减少左旋多巴单次剂量或睡前服用多巴胺受体激动剂可缓解症状。

（三）健康指导

1. 预防便秘　应指导患者多食含纤维素多、新鲜的蔬菜、水果，多喝水，指导腹部按摩，促进肠蠕动，每日养成定时排便的习惯以促进排便。如有顽固性便秘，可遵医嘱使用果导、番泻叶等缓泻剂或给予开塞露塞肛、灌肠、人工排便等。

2. 服药指导　①左旋多巴：一般每天三餐前 1h 的空腹状态下服用，可以保证药物充分的吸收，并发挥最大效果。每天服药的时间应该相对固定，要尽量避免忽早忽晚，甚至漏服、多服的不规则用药方式。美多巴和息宁两种药物不能同时服用，以避免左旋多巴过量。避免在每次吃药前，进食高蛋白食物，如牛奶、豆浆、鱼类、肉类，更不能用牛奶、豆浆替代开水服药（蛋白质在肠道内分解成氨基酸，妨碍左旋多巴的吸收，影响疗效）。可以在服药起药物疗效后，适当补充蛋白质食物。②金刚烷胺：不能与酒同时服用；对于失眠者，建议早、中各服 1 片，尽量避免晚上睡前服用，以免影响睡眠。③单胺氧化酶 B 型（MAO – B）抑制药：早、中餐后服用可避免恶心和失眠。④儿茶酚氧位 – 甲基转移酶抑制药：部分患者尿液可变成深黄色或橙色，与药物的代谢产物本身颜色有关，对健康无害。⑤抗胆碱药：槟榔是拟胆碱能食物，可降低该药疗效，应避免食用。

3. 照顾者指导　①应关心体贴患者，协助进食、服药和日常生活的照顾；②督促患者遵医嘱正确服药，防止错服和漏服，细心观察，积极预防并发症和及时识别病情变化，及时就诊；③患者外出有专人陪伴，如患者有精神、智能障碍，可在患者衣服口袋放置写有患者姓名、住址、联系电话的"安全卡片"，或佩带手腕识别牌、以防走失。

（王　芳）

第四节　多发性神经病

多发性神经病（polyneuropathy）又称末梢神经病，以往也称为周围神经炎、末梢神经炎。是不同病因引起的，表现为四肢远端对称性的或非对称性的运动、感觉以及自主神经功能障碍性疾病。

一、病因与发病机制

1. 感染　如下所述。
（1）周围神经的直接感染：如麻风、带状疱疹。
（2）伴发或继发于各种急性和慢性感染：如流行性感冒、麻疹、水痘、腮腺炎、猩红热、传染性单核细胞增多症、钩端螺旋体、疟疾、布氏杆菌病、AIDS 病等。
（3）细菌分泌的毒素对周围神经有特殊的亲和力：如白喉、破伤风、菌痢等。

2. 代谢及内分泌障碍　糖尿病、尿毒症、血卟啉病、淀粉样变性、痛风、甲状腺功能减退、肢端肥大症，各种原因引起的恶病质。

3. 营养障碍　B 族维生素缺乏，慢性酒精中毒、妊娠、胃肠道的慢性疾病及手术后。

4. 化学因素　药物、化学品、重金属。

5. 感染后或变态反应　吉兰 – 巴雷综合征、血清注射或疫苗接种后、注射神经节苷脂等。

6. 结缔组织疾病　如红斑狼疮、结节性多动脉炎、硬皮病、巨细胞性动脉炎、类风湿关节炎、结节病、干燥综合征等。

7. 遗传　遗传性共济失调性周围神经病、进行性肥大性多发性神经病、遗传性感觉性神经根神经病等。

8. 其他　原因不明、癌瘤性、动脉粥样硬化性、慢性、进行性、复发性或多发性神经病。

多发性神经病的病理改变主要是周围神经的节段性脱髓鞘和轴突变性或两者兼有，少数病例可伴有神经肌肉连接点的改变。

二、临床表现

1. 感觉障碍　受累肢体远端感觉异常，如针刺、蚁走、烧灼感、触痛等。与此同时或稍后出现肢体远端对称性深浅感觉减退或缺失，呈或长或短的手套袜子样分布。

2. 运动障碍　肢体远端对称性无力，轻重不等，可有轻瘫甚至全瘫。肌张力低下，腱反射减弱或消失。肌肉萎缩，在上肢以骨间肌、蚓状肌、鱼际肌；下肢以胫前肌、腓骨肌明显。可出现垂腕与垂足。后期可出现肌肉萎缩、肢体挛缩及畸形。

3. 自主神经障碍　肢体末端皮肤对称性菲薄、光亮或脱屑、变冷、苍白或青紫、汗多或无汗、指（趾）甲粗糙、松脆，甚至溃烂。

上述症状通常同时出现，呈四肢远端对称性分布，由远端向近段扩展。

三、实验室检查

1. 实验室检查　除个别患者可有脑脊液蛋白含量轻度增高外，一般均正常。

2. 肌电图 可见神经源性改变，不同神经传导速度检查可见不同程度的传导阻滞。

3. 神经组织活检 可有不同程度的髓鞘脱失或轴突变性。

四、治疗要点

1. 病因治疗 根据不同病因采取不同的方法。如铅中毒应立即脱离中毒环境、阻止毒物继续进入体内，及时应用特殊解毒剂治疗。异烟肼中毒除立即停药，加大输液量、利尿、通便外，大剂量维生素 B_6 的应用，具有重要的治疗意义。乙醇中毒者，禁酒是治疗的关键，并应用大剂量维生素 B_1 肌内注射。糖尿病性者应调整控制糖尿病的药物用量、严格控制病情发展。结缔组织疾病及变态反应性可应用皮质类固醇治疗。因营养缺乏及代谢障碍或感染所致者，应积极治疗原发疾病。

2. 一般治疗 急性期应卧床休息。各种原因引起的多发性神经炎，均应早期足量地应用维生素 B_1、维生素 B_2、维生素 B_6、维生素 B_{12} 及维生素 C 等。尚可根据情况选用 ATP、辅酶 A、地巴唑、肌苷等药物。疼痛剧烈者可选用止痛药、卡马西平、苯妥英钠或阿米替林。

五、护理措施

（一）基础护理

1. 生活护理 如下所述。

（1）评估患者的生活自理能力，满足患者的生活所需，给予进食、穿衣、洗漱、大小便及个人卫生等生活上照顾。

（2）做好口腔护理，以增进患者舒适感。

（3）做好皮肤护理，勤换衣服、被褥，勤洗澡，保持皮肤清洁，指导涂抹防裂油膏，预防压疮发生。

2. 饮食护理 如下所述。

（1）戒烟、戒酒。

（2）给予高热量、高维生素、清淡易消化饮食，多吃新鲜水果、蔬菜，补充 B 族维生素。

3. 环境护理 如下所述。

（1）床铺要有保护性床栏，防止患者坠床。

（2）走廊厕所要装有扶手，以方便患者起坐、扶行。

（3）地面要保持平整干燥，去除门槛，防潮湿。

4. 心理护理 如下所述。

（1）给患者提供有关疾病、治疗及预后的可靠信息。

（2）关心、尊重患者，多与患者交谈，鼓励患者表达自己的感受，指导患者克服焦虑、悲观情绪，适应患者角色。

（3）鼓励患者正确对待康复过程中遇到的困难，增强患者自我照顾能力与自信心。

（二）疾病护理

（1）指导患者进行肢体的主动和被动运动，并辅以针灸、理疗、按摩，防止肌肉萎缩和关节挛缩，促进知觉恢复。

（2）鼓励患者在能够承受的活动范围内坚持日常生活活动锻炼，并为其提供宽敞的活动环境和必要的辅助设施。

（3）避免高温或过冷刺激：谨慎使用热水袋或冰袋，防止烫伤或冻伤。

（三）健康指导

1. 疾病知识指导 告知患者及家属疾病相关知识与自我护理方法，帮助患者分析寻找病因和不利于恢复的因素，指导患者保持平衡心态，积极治疗原发疾病。

2. 合理饮食 多吃富含 B 族维生素的食物，如绿叶蔬菜、新鲜水果、大豆、谷类、蛋、瘦肉、肝等，戒烟酒，保证营养均衡。

3. 自我护理指导　生活有规律，经常适当运动和肢体功能锻炼，注意防止跌倒、坠床和烫伤。每晚睡前用温水泡脚，以促进血液循环和感觉恢复，增进睡眠。糖尿病周围神经病者应特别注意保护足部，预防糖尿病足。

4. 就诊指导　定期门诊复查，当感觉和运动障碍症状加重或出现外伤、感染、尿潴留或尿失禁时立即就诊。

（王　芳）

第五节　血管性痴呆

血管性痴呆（vascular dementia，VD），指脑血管病变引起的脑损害所致认识功能障碍的综合征，称为血管性痴呆。VD 是在 Alzheimer 病（AD）之后第二常见的痴呆。VD 多在中老年起病，是 1 种在多次反复发作的脑血管病变基础上形成的以渐进获得性智能障碍为主的综合征。大多由脑梗死引起，当梗死脑组织的容量累积达 80 ~ 150mL 时，即可出现痴呆，梗死次数越多，引起 VD 的可能性越大。据流行病学调查，在欧美 VD 占老年性痴呆的 15% ~ 20%，但在亚洲地区卒中率高，VD 患病率也相应增加。在我国，老年人 VD 患病率 324/10 万，AD 为 13 810 万，成为老年人致残的 3 大疾病之一，有日本学者报道，脑梗死后 20% ~ 35% 患者发生痴呆，其中，6 个月内为 27%，1 年内 42%，2 年内 68%，3 年以上 86%。

一、病因与发病机制

（一）病因

1. 脑卒中　卒中是痴呆的高危因素，调查表明，卒中患者痴呆发生率是 26%，是未卒中者的 5.8 倍。早期研究认为梗死的体积和腔隙性梗死的数量与痴呆的严重程度相关，近来发现小范围梗死也可出现痴呆，因为痴呆的发生与病变部位有密切关系。目前认为，在关键部位如：尾状核、背侧丘脑、内囊膝部、角回等部位梗死易致痴呆。且左侧半球损伤的认知障碍较右侧重，因为认知功能更多依赖于左侧大脑，许多高级智能活动中枢在左顶叶，该部位梗死更易导致痴呆。

2. 高血压　高血压与 VD 关系密切，使用钙通道阻滞药可降低高血压患者痴呆发病率，中年期高血压可能是其后发生痴呆的先导，特别是中年期患高血压而未治疗的人群，痴呆的患病率更高，长期高血压可导致血管的动脉粥样硬化或形成动脉瘤和微栓塞，致使脑血流动力学发生变化，造成局部脑组织的缺血、缺氧，神经元缺失而发生痴呆。

3. 糖尿病　糖尿病是造成多发性腔隙性脑梗死的独立具有决定意义的危险因素。高血糖可损伤血管内皮细胞，使红细胞聚集增强，增加无氧酵解，酸性产物堆积，使脑细胞能量代谢过程受损，促进大动脉和微小动脉粥样硬化。

4. 年龄　大多数研究认为，脑血管性痴呆的发病率随年龄的增加而增长。有研究报道，55 岁以上人群中，年龄每增加 5 岁，相对危险度增高 1.35 倍。

5. 教育水平　近来研究显示，受教育程度与脑血管性痴呆的发病率有关。受教育程度越低，脑血管性痴呆的发病率越高；低教育者患 VD 的可能性是高教育者的 1.66 倍，相对文化程度较高被认为是痴呆的一个保护因素。

6. 心理与社会因素　患抑郁症与不患有抑郁症的老年人中，前者患 VD 的相对危险度是后者的 1.91 倍。不参加集体活动老年人患 VD 的可能性是参加者的 3.65 倍。不良生活事件、心理健康感差和对生活不满意老人患 VD 的可能性都较高。

7. 其他　感染、心脏病、血脂、载脂蛋白、维生素、吸烟、遗传因素等也是患 VD 的危险因素。

（二）发病机制

1. 血管因素　血管性痴呆是血管因素和退行性因素共同作用的结果，其中血管因素在血管性痴呆发病机制中起主导作用。脑血管病性痴呆以多灶性缺血性脑血管病最常见。可能的机制为：多发脑血管病变可造成皮质下白质传导纤维多处断裂，对某些中枢结构造成损害，以及影响了中枢之间联系，故易发生痴呆。

2. 分子机制　短暂性脑缺血或缺血后再灌注，最易引起人和动物海马CA1区神经元损伤，几天后发生迟发性神经元死亡，其后果被认为是VD的机制之一。脑缺血后产生的损伤级联反应至少涉及4个不同的阶段，即能量衰竭和兴奋性氨基酸（EAA）毒性、梗死周围除极、炎性反应、程序性凋亡。

二、临床表现与诊断

（一）临床表现

VD是脑血管病变所致的痴呆，因此其临床表现包括认知功能障碍及相关脑血管病的神经功能障碍两个方面。VD的临床特点是痴呆可突然发生、阶梯式进展、波动性或慢性病程、有卒中病史等。VD有皮质性（多梗死性）、关键部位梗死性（小血管性）、皮质下性、低灌注性、心源性、出血性、遗传血管性、AD并发血管性痴呆等多种类型。下面介绍前3类型的临床表现。

1. 多梗死性痴呆（multi infarct dementia，MID）　为最常见类型，主要由脑皮质和皮质下血管区多发梗死所致的痴呆。常有高血压、动脉硬化，反复、多次缺血性脑血管事件发作的病史。典型病程为突然。数天至数周发作、阶梯式加重和波动性的认知功能障碍。每次发作后都遗留或多或少的神经与精神症状，最终发展为全面和严重的智力衰退。典型临床表现为一侧的感觉和运动功能障碍，突发的认知功能损害、失语、失认、失用、视空间或结构障碍。早期可出现记忆障碍但较轻，多伴有一定程度的执行能力受损，如缺乏目标性、主动性、计划性、组织能力减退和抽象思维能力差等。

2. 关键部位梗死性痴呆（strategic infarct dementia）　是与高级皮质功能有关的特殊关键部位缺血性病变引起的梗死所致的痴呆。这些损害常为局灶的小病变，可位于皮质或皮质下。可出现记忆障碍、淡漠、缺乏主动性和忍耐力、发音困难、意识障碍等。

3. 皮质下血管性痴呆（subcortical vascular dementia）或小血管性痴呆（small vessel dementia）　皮质下血管性痴呆包括腔隙状态和Binswanger病，与小血管病变有关，以腔隙性梗死、局灶和弥散的缺血性白质病变和不完全性缺血性损伤为特征。皮质下综合征是其主要的临床表现，例如纯运动性偏瘫、延髓体征和构音障碍、步态障碍、抑郁和情绪不稳，执行功能缺失明显。

皮质下血管性痴呆早期认知综合征的特点是：①执行障碍综合征：包括信息加工减慢。②记忆障碍（可轻度）。③行为异常及精神症状：执行功能减退，包括制定目标、主动性、计划性、组织性、排序和执行力、抽象思维能力等，记忆障碍相对于AD较轻，特点是回忆损害明显而认知和提示认知功能相对保持完好，遗忘不太严重。行为异常和精神症状包括抑郁、人格改变、情绪不稳、情感淡漠、迟钝、尿、便失禁及精神运动迟缓。起病常隐袭，病程进展缓慢、逐渐加重。

（二）诊断

血管性痴呆的诊断应符合脑器质性精神障碍的诊断标准，特别要符合智能减退的诊断标准。

（1）有智能缺损：严重程度是以妨碍工作或学习和日常生活。

（2）有短程记忆缺损的证据：对新近发生的事件常有遗忘。

（3）患者有抽象概括能力明显减退、判断能力明显减退或高级皮质功能障碍。如失语、失调、失认、计算及构图困难等。

（4）可有明显人格改变：以上改变不仅见于意识障碍期。

（5）病程至少在4个月以上。

（6）有多次短暂性脑缺血发作：局限性神经系统损害体征和CT检查的阳性结果。

（7）MRI和CT证实多发性梗死：可伴有脑白质疏松改变。

三、治疗原则

本病目前尚无特效治疗，但由于有明确的致病因素和病因，因此积极控制其危险因素，干预脑卒中的发生和复发工作意义重大。

（一）一级防治

病因性预防。主要是避免和控制导致脑卒中和 VD 的各种危险因素。以控制高血压为主要措施，延缓认知功能减退。同时要戒酒戒烟，低盐、低脂、低糖饮食，多食蔬菜、豆类制品以及五谷杂粮等。防止过度疲劳和紧张，坚持有规律的生活，积极参加集体活动，提高文化素质。定期查体，积极控制不利因素。

（二）二级防治

此级着重于通过早期诊断和早期治疗来减轻痴呆的症状和进展。应在采用一级预防控制病因的同时，积极开展痴呆的药物治疗。虽然目前治疗 VD 尚无特效药物，但国内外大量临床研究表明，在使用下述药物后，患者的认知功能均有一定程度的改善。

1. 改善脑循环药物　用以减少脑血管阻力，增加脑血流量，提高氧利用率，并改善血液黏滞度。最常用的药物为钙离子拮抗药，如尼莫地平、氟桂利嗪、双氢麦角碱等。VD 患者应与脑血管病患者一样应用抗血小板药物。常用的中成药有如下几种：血栓通、普乐林、川芎嗪等，均有活血化瘀，改善血液黏滞度，抗血小板聚集的作用。

2. 脑细胞代谢复活药　此类药物具有促进脑细胞的摄氧能力，提高对氨基酸、磷脂及葡萄糖的利用，还能促进神经元三磷腺苷的合成，增强记忆力。如吡拉西坦、都可喜等。另外，甲氯芬酯、胞磷胆碱等中枢神经系统兴奋药以及脑活素、细胞色素 C、ATP、辅酶 Q 亦可增强脑代谢。

3. 抗胆碱酯酶药物　研究发现 VD 患者也存在胆碱能系统的损害，其认知功能受损程度与乙酰胆碱酯酶的活性相对增高及乙酰胆碱合成减少呈正相关，因此用胆碱酯酶抑制剂来阻止乙酰胆碱的降解是可行的。

4. 自由基清除剂　其作用是清除自由基，保护细胞膜和亚细胞的完整性，使毛细血管通透性降低，线粒体和溶酶体等亚细胞结构功能改善，能量恢复，从而防止和减轻脑水肿。常用药物有维生素 E、维生素 C 及银杏叶制剂。

5. 神经肽类神经生长因子（简称 NGF）　如神经节苷脂。它对受损的神经元有正性作用，使 VD 患者残余的胆碱能神经元得以保存或再生，从而改善记忆障碍。

6. 与神经递质有关药物　包括 5－羟色胺受体拮抗药和腺苷受体拮抗药。已用于临床，并取得一定的疗效。

（三）三级防治

主要涉及痴呆后期康复、提高患者的生活能力以及防治并发症，降低致残率和病死率的问题。其措施为在药物治疗的前提下，精心护理，进行心理教育，提高战胜疾病的信心，加强语言、肢体的功能锻炼。

（王　芳）

第三章

呼吸内科疾病护理

第一节 肺炎

肺炎（pneumonia）是指终末气道、肺泡和肺间质的炎症，可由病原微生物、理化因素、免疫损伤、过敏及药物所致。细菌性肺炎是最常见的肺炎。自抗生素广泛应用以来，肺炎预后有明显改善，但近年来肺炎总的病死率又有所上升，主要与社会人口老龄化、吸烟、伴有基础疾病、免疫功能低下，加之病原体变迁、医院获得性肺炎发病率增加、病原学诊断困难、不合理使用抗生素导致细菌耐药性增加和部分人群贫困化加剧等因素有关。

一、分类

肺炎可按解剖、病因或患病环境加以分类。

（一）解剖分类

1. 大叶性（肺泡性）肺炎　为肺实质炎症，通常并不累及支气管。病原体先在肺泡引起炎症，继之导致部分或整个肺段、肺叶发生炎症改变。致病菌多为肺炎链球菌。

2. 小叶性（支气管）肺炎　指病原体经支气管入侵，引起细支气管终末细支气管和肺泡的炎症。病原体有肺炎链球菌、葡萄球菌、病毒、肺炎支原体以及军团菌等。常继发于支气管炎、支气管扩张、上呼吸道病毒感染以及长期卧床的危重患者。

3. 间质性肺炎　以肺间质炎症为主，病变累及支气管壁及其周围组织，有肺泡壁增生及间质水肿。可由细菌、支原体、衣原体、病毒或卡氏肺囊虫等引起。

（二）病因分类

1. 细菌性肺炎　如肺炎链球菌、金黄色葡萄球菌、甲型溶血性链球菌、肺炎克雷白杆菌、流感嗜血杆菌、铜绿假单胞菌等。

2. 非典型病原体所致肺炎　如军团菌、支原体和衣原体等。

3. 病毒性肺炎　如冠状病毒、腺病毒、呼吸道合胞病毒、流感病毒、单纯疱疹病毒等。

4. 真菌性肺炎　如白念珠菌、曲霉、放射菌等。

5. 其他病原体所致的肺炎　如立克次体、弓形虫、原虫－肺吸虫、肺血吸虫等。

6. 理化因素所致的肺炎　如放射性肺炎、胃酸吸入、药物等引起的化学性肺炎等。

（三）患病环境分类

由于病原学检查阳性率低，培养结果滞后，病因分类在临床上应用较为困难，该分类有利于指导经验治疗。

1. 社区获得性肺炎（community acquired pneumonia，CAP）　是指在医院外引起的感染性肺实质炎症，包括具有明确潜伏期的病原体感染而在入院后平均潜伏期内发病的肺炎。常见病原菌为肺炎链球菌、流感嗜血杆菌、卡他莫拉菌和非典型病原体。

2. 医院获得性肺炎（hospital acquired pneumonia，HAP）　亦称为医院内肺炎，是指患者入院时不存在、也不处于潜伏期，而于入院48h后在医院内发生的肺炎。无感染高危因素患者的常见病原体依次为肺炎链球菌、流感嗜血杆菌、金黄色葡萄球菌、大肠杆菌、肺炎克雷白杆菌等；有感染高危因素患者的常见病原体依次为金黄色葡萄球菌、铜绿假单胞菌、肠杆菌属、肺炎克雷白杆菌等。

二、病因及发病机制

正常的呼吸道免疫防御机制（支气管内黏液－纤毛运载系统、肺泡内吞噬细胞等）使气管隆凸以下的呼吸道保持无菌。肺炎的发生主要由病原体和宿主两个因素决定。如果病原体数量多、毒力强和（或）宿主呼吸道局部和全身免疫防御系统损害，即可发生肺炎。病原体可通过空气吸入、血流播散、邻近感染部位蔓延、上呼吸道定植菌的误吸引起社区获得性肺炎。医院获得性肺炎还可通过误吸胃肠道的定植菌（胃食管反流）和通过人工气道吸入环境中的致病菌引起。

1. 肺炎链球菌肺炎　是由肺炎链球菌或称肺炎球菌引起的肺炎。肺炎链球菌是寄居在口腔及鼻咽部的一种正常菌群，其带菌率随年龄、季节及免疫状态的变化而改变。当机体免疫功能受损时，有毒力的肺炎链球菌侵入人体而致病。其致病力是由于细菌多糖荚膜对组织的侵袭作用，首先引起肺泡壁水肿，白细胞与红细胞渗出，进而含菌的渗出液经肺泡间孔（Cohn）向肺的中央部分扩展，甚至累及几个肺段或整个肺叶。

发病以冬季和初春多见，常与呼吸道病毒感染相平行。患者常为健康的青壮年或老年人与婴幼儿，男性多见。本病约占社区获得性肺炎的半数。除肺炎外，少数患者可发生菌血症或感染性休克，老年人及婴幼儿的病情尤为严重。

2. 葡萄球菌肺炎　是由葡萄球菌引起的急性肺部化脓性炎症。葡萄球菌的致病物质主要是毒素与酶，具有溶血、坏死、杀白细胞和致血管痉挛等作用。其致病力可用血浆凝固酶来测定，阳性者致病力较强，是化脓性感染的主要原因。但其他凝固酶阴性的葡萄球菌亦可引起感染。随着医院内感染的增多，由凝固酶阴性葡萄球菌引起的肺炎也不断增多。

医院获得性肺炎中，葡萄球菌感染占11%~25%。常发生于有糖尿病、血液病、艾滋病、肝病或慢性阻塞性肺疾病等原有基础疾病者。若治疗不及时或不当，病死率甚高。

3. 肺炎支原体肺炎　是由肺炎支原体引起的呼吸道和肺部的急性炎症。常同时有咽炎、支气管炎和肺炎。肺炎支原体是介于细菌和病毒之间、兼性厌氧、能独立生活的最小微生物。健康人吸入患者咳嗽、打喷嚏时喷出的口鼻分泌物可感染，即通过呼吸道传播。病原体通常吸附于宿主呼吸道纤毛上皮细胞表面，不侵入肺实质，抑制纤毛活动和破坏上皮细胞。其致病性可能与患者对病原体及其代谢产物的过敏反应有关。

支原体肺炎约占非细菌性肺炎的1/3以上，或各种原因引起的肺炎的10%。以秋冬季发病较多，可散发或小流行，患者以儿童和青年人居多，婴儿间质性肺炎亦应考虑本病的可能。

4. 病毒性肺炎　是由上呼吸道病毒感染，向下蔓延所致的肺部炎症。常见病毒为甲、乙型流感病毒、腺病毒、副流感病毒、呼吸道合胞病毒和冠状病毒等。患者可同时受一种以上病毒感染，气道防御功能降低，常继发细菌感染。病毒性肺炎为吸入性感染，常有气管－支气管炎。呼吸道病毒通过飞沫与直接接触而迅速传播，可爆发或散发流行。

病毒性肺炎约占需住院的社区获得性肺炎的8%，大多发生于冬春季节。密切接触的人群或有心肺疾病者、老年人等易受感染。

5. 真菌性肺炎　肺部真菌感染是最常见的深部真菌病。真菌感染的发生是机体与真菌相互作用的结果，最终取决于真菌的致病性、机体的免疫状态及环境条件对机体与真菌之间关系的影响。广谱抗生素、糖皮质激素、细胞毒药物及免疫抑制剂的广泛使用，人免疫缺陷病毒（HIV）感染和艾滋病增多，使肺部真菌感染的机会增加。

真菌多在土壤中生长，孢子飞扬于空气中，极易被人体吸入而引起肺真菌感染（外源性）；或使机体致敏，引起表现为支气管哮喘的过敏性肺泡炎。有些真菌为寄生菌，如念珠菌和放线菌，当机体免疫力降低时可引起感染。静脉营养疗法的中心静脉插管如留置时间过长，白念珠菌能在高浓度葡萄糖中生长，引起念珠菌感染中毒症。空气中到处有曲霉属孢子，在秋冬及阴雨季节，储藏的谷草发热霉变时更多。若大量吸入可能引起急性气管–支气管炎或肺炎。

三、临床表现

1. 肺炎链球菌肺炎　常有受凉、淋雨、疲劳、醉酒、病毒感染等诱因。多有上呼吸道感染的前驱症状。起病急骤，有寒战、高热，体温常在数小时内上升至 39～40℃，可呈稽留热，高峰在下午或傍晚。患侧胸痛，可放射至肩部或腹部，随深呼吸或咳嗽加剧。痰少，可带血或呈铁锈色。食欲锐减，偶有恶心、呕吐、腹胀、腹泻，可被误诊为急腹症。严重感染时，可伴发休克、急性呼吸窘迫综合征及神经精神症状，表现为烦躁不安、呼吸困难和不同程度的意识障碍等。

患者呈急性病容，面颊绯红，鼻翼扇动，口周有单纯疱疹，心率快、发绀。有感染中毒症者，可出现皮肤、黏膜出血点，巩膜黄染。病变早期肺部体征不明显，肺实变时病变处叩诊呈浊音，触觉语颤增强并可闻及异常支气管呼吸音。消散期病变处可闻及湿啰音。炎症累及胸膜可有胸膜摩擦音，累及膈胸膜可有上腹部压痛。重症患者有肠胀气，累及脑膜时有颈抵抗及出现病理反射。

严重感染中毒症患者易发生感染性休克，也称休克型肺炎，老年人较多，表现为血压降低、四肢厥冷、多汗、少尿、发绀、心动过速、心律失常等，而高热、胸痛、咳嗽等症状并不突出。也可出现胸膜炎、脓胸、心包炎、脑膜炎和关节炎等并发症。

2. 葡萄球菌肺炎　起病多急骤，寒战、高热，体温高达 39～40℃，胸痛，咳大量脓性痰，带血丝或呈脓血状。全身肌肉和关节酸痛，精神萎靡，病情严重者可出现周围循环衰竭。院内感染者常起病隐袭，体温逐渐上升。老年人症状可不明显。

早期可无体征，晚期可有双肺散在湿啰音。病变较大或融合时可出现肺实变体征。但体征与严重的中毒症状和呼吸道症状不平行。

3. 肺炎支原体肺炎　通常起病缓慢，潜伏期 2～3 周，症状主要为乏力、咽痛、头痛、咳嗽、发热、食欲不振、肌肉酸痛等。多为刺激性咳嗽，咳少量黏液痰，发热可持续 2～3 周，体温恢复正常后可仍有咳嗽。偶伴有胸骨后疼痛。

可见咽部充血、颈部淋巴结肿大等体征。肺部可无明显体征，与肺部病变的严重程度不相称。

4. 病毒性肺炎　一般临床症状较轻，与支原体肺炎症状相似。起病较急，发热、头痛、全身酸痛、乏力等较突出。有咳嗽、少痰或白色黏液痰、咽痛等症状。老年人或免疫功能受损的重症患者，可表现为呼吸困难、发绀、嗜睡、精神萎靡，甚至并发休克、心力衰竭和呼吸衰竭，严重者可发生急性呼吸窘迫综合征。

本病常无显著的胸部体征，病情严重者有呼吸浅速、心率增快、发绀、肺部干湿性啰音。

5. 真菌性肺炎　本病多继发于长期应用抗生素、糖皮质激素、免疫抑制剂、细胞毒药物或因长期留置导管、插管等诱发，其症状和体征无特征性变化。

6. 重症肺炎　目前重症肺炎还没有普遍认同的标准，各国诊断标准不一，但都注重肺部病变的范围、器官灌注和氧合状态。我国制定的重症肺炎标准为：①意识障碍。②呼吸频率 > 30 次/分。③PaO_2 < 60mmHg、PaO_2/FiO_2 < 300，需行机械通气治疗。④血压 < 90/60mmHg。⑤胸片显示双侧或多肺叶受累，或入院48h 内病变扩大≥50%。⑥少尿：尿量每小时 < 20mL，或每 4h < 80mL，或急性肾衰竭需要透析治疗。

四、处理要点

肺炎治疗的最主要环节是抗感染治疗。根据患者的年龄、有无基础疾病、是否有误吸、住普通病房还是重症监护病房、住院时间长短和肺炎的严重程度等，选择抗生素和给药途径。同时进行辅助支持治疗和对症处理。发生感染性休克时应及时进行抗休克和抗感染等处理。

肺炎的抗感染治疗包括经验性治疗和病原体治疗。对于青壮年和无基础疾病的社区获得性肺炎患者，常选用青霉素类、大环内酯类、第一代头孢菌素和喹诺酮类等；老年人、有基础疾病或需要住院的社区获得性肺炎，常选用第二、三代头孢菌素、β-内酰胺类/β-内酰胺酶抑制剂和喹诺酮类，可联合大环内酯类或氨基糖苷类。医院获得性肺炎常用第二、三代头孢菌素、β-内酰胺类/β-内酰胺酶抑制剂、喹诺酮类和碳青霉烯类。重症肺炎的治疗应早期、联合、足量应用广谱的强力抗菌药物。

1. 肺炎球菌肺炎　首选青霉素 G，用法及剂量视病情轻重及有无并发症而定。对青霉素过敏或耐青霉素者，可用喹诺酮类（如左氧氟沙星）、头孢噻肟等药物。多重耐药菌株感染者，选用万古霉素。疗程通常为 14d，或在退热后 3d 停药或由静脉用药改为口服，维持数日。

2. 葡萄球菌肺炎　治疗要点为早期引流原发病灶，同时选用敏感的抗生素。通常首选耐青霉素酶的半合成青霉素或头孢菌素，如苯唑西林、头孢呋辛等。对甲氧西林耐药株（MRSA）可用万古霉素、替考拉宁等治疗。疗程约 2~3 周，有并发症者需 4~6 周。

3. 肺炎支原体肺炎　首选大环内酯类抗生素，如红霉素，疗程一般为 2~3 周。

4. 病毒性肺炎　以对症治疗为主，板蓝根、黄芪、金银花、连翘等中药有一定的抗病毒作用。对某些重症病毒性肺炎应采用抗病毒药物，如选用利巴韦林（病毒唑）、阿昔洛韦（无环鸟苷）等。

5. 真菌性肺炎　目前尚无理想的药物，两性霉素 B 对多数肺部真菌仍为有效药物，但由于其副反应较多，使其应用受到限制。其他药物尚有氟胞嘧啶、米康唑、酮康唑、制霉菌素等也可选用。

五、常见护理诊断及医护合作性问题

1. 气体交换受损　与肺部炎症、痰液黏稠等引起呼吸面积减少有关。
2. 清理呼吸道无效　与肺部炎症、痰液黏稠、无力咳嗽有关。
3. 体温过高　与致病菌引起肺部感染有关。
4. 疼痛：胸痛　与肺部炎症累及胸膜有关。
5. 知识缺乏　缺乏疾病发生、发展、治疗等相关知识。
6. 潜在并发症　感染性休克。

六、护理措施

（一）一般护理

1. 休息与环境　保持室内空气清新，病室温、湿度适度，环境安静、清洁、舒适。限制患者活动，限制探视，避免因谈话过多影响体力。要集中安排治疗和护理活动，保证足够的休息，以减少氧耗量，缓解头痛、肌肉酸痛、胸痛等症状。

2. 体位指导或协助患者采取合适的体位　对于意识障碍患者，如病情允许可取半卧位，增加肺通气量；或侧卧位，以预防或减少分泌物吸入肺内。注意每 2h 变换体位 1 次，以促进肺扩张，减少分泌物淤积在肺部而引起并发症。

3. 饮食　给予高热量、高蛋白质、高维生素、易消化的流质或半流质饮食，以补充高热引起的营养物质消耗。宜少食多餐，避免压迫膈肌。若有明显麻痹性肠梗阻或胃扩张，应暂时禁食，遵医嘱给予胃肠减压，直至肠蠕动恢复。鼓励患者足量饮水（1~2L/d），以补充发热、出汗和呼吸急促所丢失的水分，并利于痰液排出。轻症者无须静脉补液，脱水严重者可遵医嘱补液，补液有利于加快毒素排泄和热量散发。心脏病或老年人应注意补液速度，过快过多易导致急性肺水肿。

（二）病情观察

监测患者神志、体温、呼吸、脉搏、血压和尿量，并做好记录。尤其应注意密切观察体温的变化。观察有无呼吸困难及发绀，及时适宜给氧。儿童、老年人、久病体弱者的病情变化较快应重点观察，注意是否伴有感染性休克的表现。观察痰液颜色、性状和量，如肺炎球菌肺炎呈铁锈色，葡萄球菌肺炎呈粉红色乳状，厌氧菌感染者痰液多有恶臭等。

（三）对症护理

1. 咳嗽、咳痰的护理　鼓励和协助患者有效咳嗽、排痰，及时清除口腔和呼吸道内痰液、呕吐物。

痰液黏稠不易咳出时，若病情允许可扶患者坐起，给予拍背，协助咳痰；遵医嘱应用祛痰药以及超声雾化吸入，稀释痰液，促进痰的排出。必要时吸痰，预防窒息。吸痰前，注意告知病情。

2. 气急发绀的护理　监测动脉血气分析值，给予吸氧，提高血氧饱和度，改善发绀，增加患者的舒适度。氧流量一般为每分钟 4~6L，若为 COPD 患者，应给予低流量持续吸氧。注意观察患者呼吸频率、节律、深度的变化，有无皮肤色泽和意识状态改变，如果病情恶化，准备气管插管和呼吸机辅助通气。

3. 胸痛的护理　注意维持患者舒适的体位。患者胸痛时，常随呼吸、咳嗽加重，可采取患侧卧位，在咳嗽时可用枕头等物夹紧胸部，必要时用宽胶布固定胸廓，以降低胸廓活动度，减轻疼痛。疼痛剧烈者，遵医嘱应用镇痛、止咳药，缓解疼痛和改善肺通气，如口服可待因。此外可用物理止痛和中药止痛擦剂。物理止痛，如按摩、针灸、经皮肤电刺激止痛穴位或局部冷敷等，可降低疼痛的敏感性。中药止痛擦剂具有操作简便、安全，不良反应小，无药物依赖现象等优点。中药经皮肤吸收，无创伤，且发挥药效快，对轻度疼痛效果好。

4. 其他　鼓励患者经常漱口，做好口腔护理。口唇疱疹者局部涂液状石蜡或抗病毒软膏，防止继发感染。烦躁不安、谵妄、失眠者酌情使用地西泮或水合氯醛，禁用抑制呼吸的镇静药。

（四）感染性休克的护理

1. 观察休克的征象　密切观察生命体征和病情的变化。发现患者神志模糊、烦躁、发绀、四肢湿冷、脉搏细数、脉压变小、呼吸浅快、面色苍白、尿量减少（每小时少于 30mL）等休克早期症状时，及时报告医师，采取救治措施。

2. 环境与体位　应将感染性休克的患者安置在重症监护室，注意保暖和安全。取仰卧中凹位，抬高胸部 20°，抬高下肢 30°，以利于呼吸和静脉回流，增加心排出量。尽量减少搬动。

3. 吸氧　有发绀或 $PaO_2 < 60mmHg$ 应给高流量吸氧，维持动脉氧分压在 60mmHg 以上，改善缺氧状况。

4. 补充血容量　尽快建立两条静脉通路，遵医嘱补充液体，维持有效血容量，减低血液的黏稠度，防止弥散性血管内凝血。补液不宜过多过快，以免引起心力衰竭和肺水肿。随时观察患者全身情况、血压、尿量、尿比重、血细胞比容等，监测中心静脉压，作为调整补液速度的指标，以中心静脉压不超过 $10cmH_2O$、尿量每小时在 30mL 以上为宜。若血容量已补足而 24h 尿量仍 <400mL、尿比重 <1.018 时，应及时报告医师，注意是否并发急性肾衰竭。

5. 纠正酸中毒　有酸中毒者，静脉滴注 5% 的碳酸氢钠时，因其配伍禁忌较多，宜单独输入。监测和纠正电解质和酸碱失衡等。

6. 应用血管活性药物的护理　在应用血管活性药物，如多巴胺、间羟胺（阿拉明）时，应注意防止液体溢出血管外，引起局部组织坏死和影响疗效。可应用输液泵单独静脉输入血管活性药物，根据血压随时调整滴速，维持收缩压在 90~100mmHg，保证重要脏器的血液供应，改善微循环。

7. 对因治疗　应联合、足量应用强有力的广谱抗生素控制感染。

8. 病情转归观察　随时监测和评估患者意识、血压、脉搏、呼吸、体温、皮肤、黏膜、尿量的变化，判断病情转归。如患者神志逐渐清醒、皮肤及肢体变暖、脉搏有力、呼吸平稳规则、血压回升、尿量增多，预示病情已好转。

（五）用药护理

遵医嘱及时使用有效抗感染药物，注意观察药物疗效及不良反应。药物治疗 48~72h 后应对病情进行评价，治疗有效表现为体温下降、症状改善、白细胞逐渐降低或恢复正常等。如用药 72h 后病情仍无改善，需及时报告医师并作相应处理。

（六）心理护理

患病前健康状态良好的患者会因突然患病而焦虑不安；病情严重或患有慢性基础疾病的患者则可能出现消极、悲观和恐慌的心理反应。应耐心给患者讲解疾病的有关知识，解释各种症状和不适的原因，说明各项诊疗、护理操作目的、操作程序和配合要点，告知患者大部分肺炎治疗、预后良好。主动询问和关心患者的需要，鼓励患者说出内心感受，与患者进行有效的沟通，帮助患者去除不良心理反应，树立治愈疾病的信心。

（七）健康指导

1. **疾病知识指导** 指导患者及家属了解肺炎的病因和诱因，有皮肤疖、痈、伤口感染、毛囊炎、蜂窝织炎时应及时治疗。避免受凉、淋雨、酗酒和过度疲劳，尤其是年老体弱和免疫功能低下者，如糖尿病、慢性肺病、慢性肝病、血液病、营养不良、艾滋病等天气变化时随时增减衣服，预防上呼吸道感染。可注射流感或肺炎免疫疫苗，使之产生免疫力。

2. **生活指导** 指导患者要注意休息，劳逸结合，生活有规律。保证摄取足够的营养物质，适当参加体育锻炼，增强机体抗病能力。对意识障碍、慢性病、长期卧床者，应指导家属注意帮助患者经常改变体位、翻身、拍背，鼓励并协助患者咳出痰液，有感染征象时及时就诊。

3. **出院指导** 出院后需继续用药者，应指导患者遵医嘱按时服药，向患者介绍所服药物的疗效、用法、疗程、不良反应，防止自行停药或减量。指导患者观察疾病复发症状，如出现发热、咳嗽、呼吸困难等不适表现时，应及时就诊。告之患者随诊的时间及需要准备的有关资料，如 X 线胸片等。

（史海平）

第二节 急性呼吸道感染

急性呼吸道感染（acute respiratory tract infection）通常包括急性上呼吸道感染和急性气管－支气管炎。急性上呼吸道感染是鼻腔、咽或喉部急性炎症的总称。一般病情较轻，病程较短，预后良好。但由于发病率高，具有一定的传染性，应积极防治。急性气管－支气管炎是由生物、物理、化学刺激或过敏等因素引起的气管－支气管黏膜的急性炎症。可由急性上呼吸道感染蔓延而来。本病全年皆可发病，但寒冷季节或气候突变时多发。

一、病因及发病机制

1. **急性上呼吸道感染** 约有70%～80%由病毒引起。常见病毒有流感病毒、副流感病毒、鼻病毒、腺病毒、呼吸道合胞病毒等。由于感染病毒类型较多，又无交叉免疫，人体产生的免疫力较弱且短暂，同时在健康人群中有病毒携带者，故一个人可有多次发病。细菌感染可伴发或继病毒感染之后发生，常见溶血性链球菌，其次为流感嗜血杆菌、肺炎球菌和葡萄球菌等。偶见革兰阴性杆菌。当全身或呼吸道局部防御功能降低时，尤其是老幼体弱或有慢性呼吸道疾病者更易患病，原已存在于上呼吸道或从外入侵的病毒或细菌迅速繁殖，通过含有病毒的飞沫或被污染的用具传播，引起发病。

2. **急性气管－支气管炎** ①感染：导致急性气管－支气管炎的主要原因为上呼吸道感染的蔓延，感染可由病毒或细菌引起，亦可为衣原体和支原体感染。②物理、化学性刺激：如过冷空气、粉尘、刺激性气体或烟雾的吸入使气管－支气管黏膜受到急性刺激和损伤，引起炎症反应。③过敏反应：吸入花粉、有机粉尘、真菌孢子等致敏原，或对细菌蛋白质过敏，均可引起气管－支气管炎症反应。

二、临床表现

（一）急性上呼吸道感染

1. **普通感冒** 以鼻咽部卡他症状为主要表现，俗称"伤风"，又称急性鼻炎或上呼吸道卡他。起病较急，早期有咽干、咽痒或烧灼感，同时或数小时后有打喷嚏、鼻塞、流清水样鼻涕，2～3d 后分泌物变稠，伴咽痛、耳咽管炎、流泪、味觉迟钝、声嘶、少量咳嗽、低热不适、轻度畏寒和头痛。检查可见鼻腔黏膜充血、水肿、有分泌物，咽部轻度充血。本病常能自限，一般经 5～7d 痊愈。

2. **病毒性咽炎和喉炎** 临床特征为咽部发痒和灼热感、声嘶、讲话困难、咳嗽时胸骨下疼痛，咳嗽、无痰或痰呈黏液性，有发热和乏力，可闻及干性或湿性啰音。伴有咽下疼痛时，常提示。有链球菌感染，体检发现咽部明显充血和水肿、局部淋巴结肿大且触痛，提示流感病毒和腺病毒感染，腺病毒咽炎可伴有眼结合膜炎。

3. 疱疹性咽峡炎　常为柯萨奇病毒 A 引起，夏季好发。临床表现有明显咽痛、发热，病程约一周。可见咽充血，软腭、腭垂、咽及扁桃体表面可见灰白色疱疹和浅表溃疡，周围有红晕。多见儿童，偶见于成人。

4. 咽结合膜热　主要由柯萨奇病毒、腺病毒等引起。常发生于夏季，多与游泳有关，儿童多见。表现为发热、咽痛、畏光、流泪、咽及结合膜明显充血。病程约 4~6d。

5. 细菌性咽-扁桃体炎　常见为溶血性链球菌感染所致，其次为流感嗜血杆菌、肺炎球菌、葡萄球菌等引起。起病迅速、咽痛明显、畏寒发热，体温可高达 39℃ 以上。检查可见咽部明显充血，扁桃体充血肿大，其表面有黄色点状渗出物，颌下淋巴结肿大、压痛，肺部无异常体征。

本病可并发急性鼻窦炎、中耳炎、急性气管-支气管炎。部分患者可继发心肌炎、肾炎、风湿性关节炎等。

（二）急性气管-支气管炎

起病急，常先有上呼吸道感染的表现，全身症状一般较轻，可有发热，38℃ 左右，多于 3~5d 降至正常。咳嗽、咳痰为最常见的症状，常为阵发性咳嗽，先为干咳或少量黏液性痰，随后可转为黏液脓性或脓性痰液，痰量增多，咳嗽加剧，偶可痰中带血。咳嗽、咳痰可延续 2~3 周才消失，如迁延不愈，则可演变为慢性支气管炎。呼吸音常正常，两肺可听到散在干、湿性啰音。

三、辅助检查

1. 血常规　病毒感染者白细胞正常或偏低，淋巴细胞比例升高；细菌感染者白细胞计数和中性粒细胞增高，可有核左移现象。

2. 病原学检查　可做病毒分离和病毒抗原的血清学检查，确定病毒类型，以区别病毒和细菌感染。做细菌培养及药物敏感试验，可判断细菌类型，并可指导临床用药。

3. X 线检查　胸部 X 线多无异常改变。

四、处理要点

1. 对症治疗　选用抗感冒复合剂或中成药减轻发热、头痛，减少鼻、咽充血和分泌物，如对乙酰氨基酚（扑热息痛）、银翘解毒片等。干咳者可选用右美沙芬、喷托维林（咳必清）等；咳嗽有痰可选用复方氯化铵合剂、溴己新（必嗽平），或雾化祛痰。咽痛者可含服喉片或草珊瑚片等。气喘者可用平喘药，如特布他林、氨茶碱等。

2. 抗病毒药物　早期应用抗病毒药有一定疗效，可选用利巴韦林、奥司他韦、金刚烷胺、吗啉胍和抗病毒中成药等。

3. 抗菌药物　如有细菌感染，最好根据药物敏感试验选用有效抗菌药物治疗，常可选用大环内酯类、青霉素类、氟喹诺酮类及头孢菌素类。

五、常见护理诊断及医护合作性问题

1. 舒适的改变：鼻塞、流涕、咽痛、头痛　与病毒和（或）细菌感染有关。
2. 体温过高　与病毒和（或）细菌感染有关。
3. 清理呼吸道无效　与呼吸道感染、痰液黏稠有关。
4. 睡眠形态紊乱　与剧烈咳嗽、咳痰影响休息有关。
5. 潜在并发症　鼻窦炎、中耳炎、心肌炎、肾炎、风湿性关节炎。

六、护理措施

（一）一般护理

注意呼吸道患者的隔离，减少探视，防止交叉感染，患者咳嗽或打喷嚏时应避免对着他人。多饮水，补充足够的热量，给予清淡易消化、富含营养的食物。嘱患者适当卧床休息，特别是在发热期间。部分患者往往因剧烈咳嗽而影响正常的睡眠，可给患者提供容易入睡的休息环境，保持病室空气流通、适当的温度和湿度，周围环境安静，关闭门窗。指导患者运用促进睡眠的方式，如睡前泡脚、听音乐等。必要时可遵医嘱给予镇咳、祛痰或镇静药物。

（二）病情观察

注意疾病流行情况、鼻咽部发生的症状、体征及血常规和 X 线胸片改变。警惕并发症，如耳痛、耳鸣、听力减退、外耳道流脓等提示中耳炎；如发热、头痛剧烈、伴脓涕、鼻窦有压痛等提示鼻窦炎；如恢复期出现胸闷、心悸、眼睑水肿、腰酸和关节痛等提示心肌炎、肾炎或风湿性关节炎，应及时就诊。

（三）对症护理

1. 高热护理　密切监测体温，体温超过 37.5℃，应每 4h 测体温 1 次，注意观察体温过高的早期症状和体征，体温突然升高或骤降时，应随时测量和记录，并及时报告医师。体温 >39℃时，应采取物理降温，如在额头上冷敷湿毛巾、温水擦浴、酒精擦拭、冰水灌肠等。如降温效果不好可遵医嘱选用适当的解热剂进行降温。患者出汗后应及时更换衣服和被褥，保持皮肤的清洁和干燥，并注意保暖。鼓励多饮水。

2. 保持呼吸道通畅　保持呼吸道通畅，清除气管、支气管内分泌物，减少痰液在气管、支气管内的聚积。应指导患者采取舒适的体位，运用深呼吸进行有效咳嗽。注意咳痰情况，如痰的颜色、性状、量、气味及咳嗽的频率及程度。如痰液较多且黏稠，可嘱患者多饮水，或遵医嘱给予雾化吸入治疗，以湿润气道、利于痰液排出。

（四）用药护理

应根据医嘱选用药物，并告知患者药物的作用、可能发生的不良反应和服药的注意事项，如按时服药；应用抗生素者，注意观察有无迟发过敏反应发生；对于应用解热镇痛药者注意避免大量出汗引起虚脱等。发现异常及时就诊等。

（五）心理护理

急性呼吸道感染预后良好，多数患者于一周内康复，仅少数患者可因咳嗽迁延不愈而发展为慢性支气管炎，患者一般无明显心理负担。但如果咳嗽较剧烈，加之伴有发热，可能会影响患者的休息、睡眠，进而影响工作和学习，使患者产生急于缓解咳嗽等症状的焦虑情绪。护理人员应与患者进行耐心、细致的沟通，通过对病情的客观评价，解除患者的心理顾虑，去除不良心理反应，树立治疗疾病的信心。

（六）健康指导

1. 疾病知识指导　指导患者和家属了解引起疾病的诱发因素及本病的有关知识。机体抵抗力低，易咳嗽、咳痰的患者，寒冷季节或气候骤然变化时，应注意保暖，外出时可戴口罩，避免寒冷空气对气管、支气管的刺激。积极预防和治疗上呼吸道感染，症状改变或加重时应及时就诊。

2. 生活指导　平时应加强耐寒锻炼，增强体质，提高机体免疫力。生活要有规律，避免过度劳累。保持室内空气新鲜、阳光充足。少去人群密集的公共场所。戒烟、酒。

（史海平）

第三节　支气管哮喘

支气管哮喘（bronchial asthma，简称哮喘）是由嗜酸性粒细胞、肥大细胞、T 淋巴细胞等多种炎性细胞和细胞组分参与的气道慢性炎症性疾病。这种慢性炎症导致气道高反应性和广泛多变的可逆性气流受限，并引起反复发作性的喘息、气急、胸闷或咳嗽等症状，常在夜间和（或）清晨发作和加重，多数患者可自行缓解或治疗后缓解。支气管哮喘如贻误诊治，随病程的延长可产生气道不可逆性狭窄和气道重塑。因此，合理的防治至关重要。

哮喘是全球性疾病，全球约有 1.6 亿患者，我国患病率为 1% ~4%，其中儿童患病率高于青壮年，城市高于农村，老年人群的患病率有增高趋势。成人男女患病率相近，约 40% 的患者有家族史。

一、病因和发病机制

（一）病因

本病的确切病因不清。目前认为哮喘是多基因遗传病，受遗传因素和环境因素双重影响。

1. 遗传因素　哮喘发病具有明显的家族集聚现象，临床家系调查发现，哮喘患者亲属患病率高于群体患病率，且亲缘关系越近患病率越高；病情越严重，其亲属患病率也越高。

2. 环境因素　主要包括：①吸入性变应原：如尘螨、花粉、真菌、动物毛屑、二氧化硫、氨气等各种特异和非特异性吸入物。②感染：如细菌、病毒、原虫、寄生虫等。③食物：如鱼、虾、蟹、蛋类、牛奶等。④药物：如普萘洛尔（心得安）、阿司匹林等。⑤其他：气候改变、运动、妊娠等都可能是哮喘的激发因素。

（二）发病机制

哮喘的发病机制非常复杂（图 3 –1），变态反应、气道炎症、气道反应性增高及神经等因素及其相互作用被认为与哮喘的发病关系密切。其中气道炎症是哮喘发病的本质，而气道高反应性是哮喘的重要特征。根据变应原吸入后哮喘发生的时间，可分为速发性哮喘反应（IAR）、迟发性哮喘反应（LAR）和双相型哮喘反应（DAR）。IAR 在吸入变应原的同时立即发生反应，15 ~30min 达高峰，2h 逐渐恢复正常。LAR 约在吸入变应原 6h 左右发作，持续时间长，症状重，常呈持续性哮喘表现，为气道慢性炎症反应的结果。

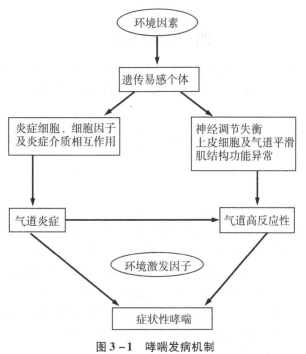

图 3 –1　哮喘发病机制

二、病理

疾病早期，无明显器质性改变，随疾病进展，肉眼可见肺膨胀及肺气肿，支气管及细支气管内含有黏稠痰液及黏液栓，黏液栓塞局部可出现肺不张。支气管壁平滑肌增厚、黏膜及黏膜下血管增生、黏膜水肿，气道上皮下有肥大细胞、嗜酸性粒细胞、淋巴细胞等多种炎性细胞浸润。

三、临床表现

（一）症状

哮喘发作前常有干咳、呼吸紧迫感、连打喷嚏、流泪等先兆表现；典型表现为发作性呼气性呼吸困难或发作性胸闷和咳嗽。严重者呈强迫坐位或端坐呼吸，甚至出现发绀等；干咳或咳大量泡沫样痰，有时仅以咳嗽为唯一的症状（咳嗽变异性哮喘）。哮喘症状可在数分钟内发作，经数小时至数日，用支气管舒张药或自行缓解。在夜间及凌晨发作和加重常是哮喘的特征之一。有些青少年，在运动时出现胸闷、咳嗽和呼吸困难（运动性哮喘）。

（二）体征

发作时胸部呈过度充气征象，双肺可闻及广泛的哮鸣音，以呼气相为主，呼气音延长。严重者可有辅助呼吸肌收缩加强，心率加快、奇脉、胸腹反常运动和发绀。严重哮喘发作时，哮鸣音可不出现，称之为寂静胸。非发作期可无阳性体征。

（三）分期及病情评价

根据临床表现哮喘分为急性发作期、慢性持续期和缓解期。缓解期系指经过或未经治疗症状、体征消失，肺功能恢复到急性发作前水平，并维持 4 周以上。以下介绍急性发作期和慢性持续期。

1. 急性发作期　是指气促、咳嗽、胸闷等症状突然发生，常有呼吸困难，以呼气流量降低为其特征，常因接触变应原等或治疗不当所致。

2. 慢性持续期　在哮喘非急性发作期，哮喘患者仍有不同程度的哮喘症状或 PEF 降低。

（四）并发症

发作时可并发气胸、纵隔气肿、肺不张；反复发作和感染可并发慢性支气管炎、肺气肿和肺源性心脏病。

四、处理要点

目前尚无根治的方法。治疗的目的为控制症状，防止病情恶化，尽可能保持肺功能正常，维持正常活动能力（包括运动），避免治疗不良反应，防止不可逆气道阻塞，避免死亡。

（一）脱离变应原

找到引起哮喘发作的变应原或其他非特异刺激因素，并使患者迅速脱离，这是防治哮喘最有效的方法。

（二）药物治疗

1. 缓解哮喘发作　如下所述。

（1）β_2 肾上腺素受体激动剂（简称 β_2 受体激动剂）：是控制哮喘急性发作症状的首选药物，短效 β_2 受体激动剂起效较快，但药效持续时间较短，一般仅维持 4~6h，常用药物有沙丁胺醇（又名舒喘宁、全特宁）、特布他林（博利康尼，喘康速）等。长效 β_2 受体激动剂作用时间均在 10~12h 以上，且有一定抗炎作用，如福莫特罗（奥克斯都宝）、沙美特罗（施立稳）及丙卡特罗（美普清）等，用药方法可采用定量气雾剂（MDI）吸入、干粉吸入、持续雾化吸入等，也可用口服或静脉注射。首选吸入法，因药物直接作用于呼吸道，局部浓度高且作用迅速，所用剂量较小，全身性不良反应少。常用沙丁胺醇或特布他林，每日 3~4 次，每次 1~2 喷。干粉吸入方便较易掌握。持续雾化吸入多用于重症和儿童患者，方法简单易于配合。β₂ 激动剂的缓（控）释型口服制剂，用于防治反复发作性哮喘和夜间哮喘。注射用药，用于严重哮喘，一般每次用量为沙丁胺醇 0.5mg，只在其他疗法无效时使用。

（2）茶碱类：是目前治疗哮喘的有效药物，通过抑制磷酸二酯酶，提高平滑肌细胞内的 cAMP 浓度，拮抗腺苷受体，刺激肾上腺分泌肾上腺素，增强呼吸肌的收缩；同时具有气道纤毛清除功能和抗炎作用。口服氨茶碱一般剂量每日 6~10mg/kg，控（缓）释茶碱制剂，可用于夜间哮喘。静脉给药主要应用于重、危症哮喘，静脉注射首次剂量 4~6mg/kg，注射速度不超过 0.25mg/（kg·min），静脉滴注维持量为 0.6~0.8mg/（kg·h），日注射量一般不超过 1.0g。

（3）抗胆碱药：胆碱能受体（M 受体）拮抗剂，有舒张支气管及减少痰液的作用。常用异丙托溴铵吸入或雾化吸入，约 10min 起效，维持 4~6h；长效抗胆碱药噻托溴铵作用维持时间可达 24h。

2. 控制哮喘发作　如下所述。

（1）糖皮质激素：是当前控制哮喘发作最有效的药物。可分为吸入、口服和静脉用药。吸入治疗是目前推荐长期抗感染治疗哮喘的最常用的方法。常用吸入药物有倍氯米松、氟替卡松、莫米松等，起效慢，通常需规律用药一周以上方能起效。口服药物用于吸入糖皮质激素无效或需要短期加强的患者。有泼尼松、泼尼松龙，起始 30~60mg/d，症状缓解后逐渐减量至 ≤10mg/d。然后停用，或改用吸入剂。在重度或严重哮喘发作时，提倡及早静脉给药。

（2）白三烯（LT）拮抗剂：具有抗炎和舒张支气管平滑肌的作用。常用药物如扎鲁斯特 20mg，每日 2 次，或孟鲁司特 10mg，每日 1 次口服。

（3）其他：色甘酸钠是非糖皮质激素抗炎药物。对预防运动或过敏源诱发的哮喘最为有效。色甘酸钠雾化吸入 3.5~7mg 或干粉吸入 20mg，每日 3~4 次。酮替酚和新一代组胺 H_1 受体拮抗剂阿司咪唑、曲尼斯特等对轻症哮喘和季节性哮喘有效，也可与 β₂ 受体激动剂联合用药。

（三）急性发作期的治疗

急性发作的治疗目的是纠正低氧血症，尽快缓解气道阻塞，恢复肺功能，预防进一步恶化或再次发作，防止并发症。一般根据哮喘的分度进行综合性治疗。

1. 轻度　每日定时吸入糖皮质激素（200~500ug 倍氯米松）。出现症状时可间断吸入短效 β₂ 受体激动剂。效果不佳时可加服 β₂ 受体激动剂控释片或小量茶碱控释片（200mg/d），或加用抗胆碱药如异丙托溴铵气雾剂吸入。

2. 中度　每日增加糖皮质激素吸入剂量（500~1 000ug 倍氯米松）；规则吸入 β₂ 受体激动剂或口服其长效药，或联用抗胆碱药，也可加服白三烯拮抗剂，若不能缓解，可持续雾化吸入 β₂ 受体激动剂（或联用抗胆碱药吸入），或口服糖皮质激素（<60mg/d），必要时可静脉注射氨茶碱。

3. 重度至危重度　持续雾化吸入 β₂ 受体激动剂，或合用抗胆碱药；或静脉滴注氨茶碱或沙丁胺醇，加服白三烯拮抗剂。静脉滴注糖皮质激素，常用有琥珀酸氢化可的松（4~6h 起效，100~400mg/d）、甲泼尼松（2~4h 起效，80~160mg/d）。地塞米松因在体内半衰期较长、不良反应较多，宜慎用。待病情控制和缓解后，改为口服给药。注意维持水、电解质及酸碱平衡，纠正缺氧，如病情恶化缺氧状态不能改善时，进行机械通气。

（四）哮喘的长期治疗

哮喘经过急性期治疗后，其症状一般都能得到控制，但哮喘的慢性炎症病理生理改变仍然存在，因此，必须根据哮喘的不同病情程度制定合适的长期治疗方案。

1. 间歇至轻度持续　根据个体差异吸入 β₂ 受体激动剂或口服 β₂ 受体激动剂以控制症状。小剂量茶碱口服也能达到疗效。亦可考虑每日定量吸入小剂量糖皮质激素（≤500ug/d）。在运动或对环境中已知抗原接触前吸入 β₂ 受体激动剂、色甘酸钠或口服 LT 拮抗剂。

2. 中度持续　每日定量吸入糖皮质激素（500~1 000ug/d）。除按需吸入 β₂ 受体激动剂，效果不佳时合用吸入型长效 β₂ 受体激动剂，口服 β₂ 受体激动剂控释片、口服小剂量控释茶碱或 LT 拮抗剂等，亦可同时吸入抗胆碱药。

3. 重度持续　每日吸入糖皮质激素量>1 000ug/d。应规律吸入 β₂ 受体激动剂或口服 β₂ 受体激动剂、茶碱控释片，或 β₂ 受体激动剂联用抗胆碱药，或合用 LT 拮抗剂口服，若仍有症状，需规律口服泼尼松或泼尼松龙，长期服用者，尽可能将剂量维持于≤10mg/d。

（五）免疫疗法

分为特异性和非特异性两种，前者又称脱敏疗法（或称减敏疗法）。通常采用特异性变应原（如螨、花粉、猫毛等）作定期反复皮下注射，剂量由低至高，以产生免疫耐受性，使患者脱敏。非特异性免疫疗法，如注射卡介苗、转移因子、疫苗等生物制品抑制变应原反应的过程。目前采用基因工程制备的人重组抗 IgE 单克隆抗体治疗中重度变应性哮喘，已取得较好效果。

五、护理评估

询问患者发病原因，是否与接触变应原、受凉、气候变化、精神紧张、妊娠、运动有关；评估患者的临床表现如喘息、呼吸困难、胸闷，或咳嗽的程度、咳痰能力、持续时间、诱发或缓解因素；询问有无哮喘家族史；既往治疗经过，是否进行长期规律的治疗；是否掌握药物吸入技术等。在身体评估方面，注意患者的生命体征、意识状态，有无发绀、大汗淋漓。观察有无辅助呼吸肌参与呼吸，听诊肺部呼吸音，有无哮鸣音；同时，注意对患者呼吸功能试验、动脉血气分析、痰液及胸部 X 线检查等结果的评估。此外，还应注意评估患者的心理状态，有无焦虑、恐惧情绪，有无家庭角色或地位的改变，评估家属对疾病的认知程度及对患者的支持程度、经济状况和社区保健情况。

六、常见护理诊断及医护合作性问题

1. 低效性呼吸形态　与支气管痉挛、气道炎症、黏液分泌增加、气道阻力增加有关。
2. 清理呼吸道无效　与支气管痉挛、痰液黏稠及气道黏液栓形成有关。
3. 知识缺乏　缺乏正确使用吸入器的相关知识。
4. 潜在并发症　自发性气胸、纵隔气肿、肺不张。

七、护理目标

患者呼吸困难缓解，能进行有效呼吸；痰液能排出；能正确使用雾化吸入器；无并发症发生。

八、护理措施

（一）一般护理

1. 环境与体位　提供安静、舒适、温湿度适宜的环境，保持室内清洁、空气流通。病室不宜布置花草，避免使用羽绒或蚕丝织物。发作时，协助患者采取舒适的半卧位或坐位，或用过床桌使患者伏桌休息，以减轻体力消耗。

2. 饮食护理　大约20%的成年人和50%的哮喘患儿可因不适当饮食而诱发或加重哮喘。护理人员应帮助患者找出与哮喘发作的有关食物。哮喘患者的饮食以清淡、易消化、高蛋白、富含维生素 A、维生素 C、钙食物为主，如哮喘发作与进食某些异体蛋白如鱼、虾、蟹、蛋类、牛奶等有关，应忌食；某些食物添加剂如酒石黄、亚硝酸盐（制作糖果、糕点用于漂白、防腐）也可诱发哮喘发作，应当引起注意。慎用或忌用某些引起哮喘的药物，如阿司匹林或阿司匹林的复方制剂。戒酒、戒烟。哮喘发作时，患者呼吸增快、出汗，极易形成痰栓阻塞小支气管，若无心、肾功能不全时，应鼓励患者饮水2 000～3 000mL/d，必要时，遵医嘱静脉补液，注意输液速度。

3. 保持身体清洁舒适　哮喘患者常会大量出汗，应每日以温水擦浴，勤换衣服和床单，保持皮肤的清洁、干燥和舒适。协助并鼓励患者咳嗽后用温水漱口，保持口腔清洁。

4. 氧疗护理　重症哮喘患者常伴有不同程度的低氧血症存在，应遵医嘱给予吸氧，吸氧流量为每分钟1～3L，吸氧浓度一般不超过40%。为避免气道干燥和寒冷气流的刺激而导致气道痉挛，吸入的氧气应尽量温暖湿润。

（二）病情观察

观察哮喘发作的前驱症状，如鼻咽痒、喷嚏、流涕、眼痒等黏膜过敏症状；哮喘发作时，观察患者意识状态、呼吸频率、节律、深度及辅助呼吸肌是否参与呼吸运动等，监测呼吸音、哮鸣音变化，监测动脉血气分析和肺功能情况，了解病情和治疗效果。呼吸困难时遵医嘱给予吸氧，注意氧疗效果；哮喘发作严重时，如经治疗病情无缓解，做好机械通气准备工作；加强对急性期患者的监护，尤其在夜间和凌晨易发生哮喘的时间段内，严密观察有无病情变化。

（三）用药护理

1. β₂受体激动剂 指导患者按医嘱用药，不宜长期规律、单一、大量使用，否则会引起气道 β_2 受体功能下调，药物减效；由于本类药物（特别是短效制剂）无明显抗炎作用，故宜与吸入激素等抗炎药配伍使用。口服沙丁胺醇或特布他林时，观察有无心悸、骨骼肌震颤等不良反应。静脉点滴沙丁胺醇注意滴速 2~4ug/min，并注意有无心悸等不良反应。

2. 糖皮质激素 吸入治疗药物全身性不良反应少，少数患者可出现口腔念珠菌感染、声音嘶哑或呼吸道不适，指导患者吸药后必须立即用清水充分漱口以减轻局部反应和胃肠吸收。全身用药应注意肥胖、糖尿病、高血压、骨质疏松、消化性溃疡等不良反应，口服用药宜在饭后服用，以减少对胃肠道黏膜的刺激。气雾吸入糖皮质激素可减少其口服量，当用吸入剂替代口服剂时，通常需同时使用两周后逐步减少口服量，指导患者不得自行减量或停药。

3. 茶碱类 其主要不良反应为胃肠道、心脏和中枢神经系统的毒性反应。氨茶碱用量过大或静脉注射（滴注）速度过快可引起恶心、呕吐、头痛、失眠、心律失常，严重者引起室性心动过速，抽搐乃至死亡。静脉注射时浓度不宜过高，速度不宜过快，注射时间宜在 10min 以上，以防中毒症状发生，观察用药后疗效和不良反应，最好在用药中监测血药浓度，其安全有效浓度为 6~15ug/mL。发热、妊娠、小儿或老年有心、肝、肾功能障碍及甲状腺功能亢进者慎用。合用西咪替丁（甲氰米胍）、喹诺酮类、大环内酯类药物等可影响茶碱代谢而使其排泄减慢，应减少用量。茶碱缓释片或茶碱控释片由于药片有控释材料，不能嚼服，必须整片吞服。

4. 其他 色甘酸钠及尼多酸钠，少数病例可有咽喉不适、胸闷、偶见皮疹，孕妇慎用。抗胆碱药吸入后，少数患者可有口苦或口干感。白三烯调节剂的主要不良反应是较轻微的胃肠道症状，少数有皮疹、血管性水肿、转氨酶升高，停药后可恢复正常。

（四）吸入器的正确使用

1. 定量雾化吸入器（MDI） MDI 的使用需要患者协调呼吸动作，正确使用是保证吸入治疗成功的关键。①介绍雾化吸入的器具：根据患者文化层次、学习能力，提供雾化吸入器的学习资料。②MDI 使用方法：打开盖子，摇匀药液，深呼气至不能再呼时，张口，将 MDI 喷嘴置于口中，双唇包住咬口，以慢而深的方式经口吸气，同时以手指按压喷药，至吸气末屏气 10s，使较小的雾粒沉降在气道远端，然后缓慢呼气，休息 3min 后可再重复使用一次。指导患者反复练习，医护人员演示，直至患者完全掌握。③特殊 MDI 的使用：对不易掌握 MDI 吸入方法的儿童或重症患者，可在 MDI 上加储物罐（spacer），可以简化操作，增加吸入到下呼吸道和肺部的药物量，减少雾滴在口咽部沉积引起刺激，增加雾化吸入疗效。

2. 干粉吸入器 较常用的有蝶式吸入器、都宝装置和准纳器。

（1）蝶式吸入器：指导患者正确将药物转盘装进吸入器中，打开上盖至垂直部位（刺破胶囊），用口唇含住吸嘴用力深吸气，屏气数秒钟。重复上述动作 3~5 次，直至药粉吸尽为止。完全拉出滑盘，再推回原位（此时旋转转盘至一个新囊泡备用）。

（2）都宝装置：使用时移去瓶盖，一手垂直握住瓶体，另一手握住底盖，先右转再向左旋转至听到"喀"的一声。吸入前先呼气，然后含住吸嘴，仰头，用力深吸气，屏气5~10s。

（3）准纳器：使用时一手握住外壳，另一手的大拇指放在拇指柄上向外推动至完全打开，推动滑竿直至听到"咔哒"声，将吸嘴放入口中，经口深吸气，屏气10s。

（五）心理护理

研究证明，精神因素在哮喘的发生发展过程中起重要作用，培养良好的情绪和战胜疾病的信心是哮喘治疗和护理的重要内容。哮喘患者的心理表现类型多种多样，可有抑郁、焦虑、恐惧、性格的改变（如悲观、失望、孤独、脆弱、躁动、敌对、易于冲动、神经质、自卑等）、社会工作能力的下降（如自信心及适应能力下降、交际减少等）或自主神经紊乱的表现，如多汗、头晕、眼花、食欲减退、手颤、胸闷、气短、心悸等。针对哮喘患者心理障碍的情况，护理人员应体谅和同情患者的痛苦，尤其对于慢性哮喘治疗效果不佳的患者更应关心，给予心理疏导和教育，向患者解释避免不良情绪的重要性，多用鼓励性语言，减轻患者的心理压力，提高治疗的信心和依从性。

（六）健康指导

1. 疾病知识指导　通过教育使患者能懂得哮喘虽不能彻底治愈，但只要坚持充分的正规治疗，完全可以有效地控制哮喘的发作，即患者可达到没有或仅有轻度症状，能坚持日常工作和学习。

2. 识别和避免触发因素　针对个体情况，指导患者有效控制可诱发哮喘发作的各种因素，如避免摄入引起过敏的食物；室内布局力求简洁，避免使用地毯、种植花草、不养宠物；经常打扫房间，清洗床上用品；避免接触刺激性气体及预防呼吸道感染；避免进食易引起哮喘的食物；避免强烈的精神刺激和剧烈的运动；避免大笑、大哭、大喊等过度换气动作；在缓解期应加强体育锻炼、耐寒锻炼及耐力训练，以增强体质。

3. 自我监测病情　识别哮喘加重的早期情况，学会哮喘发作时进行简单的紧急自我处理方法，学会利用峰流速仪来监测最大呼气峰流速（PEFR），做好哮喘日记，为疾病预防和治疗提供参考资料。峰流速仪是一种可随身携带，能测量PEFR的一种小型仪器。使用方法是，取站立位，尽可能深吸一口气，然后用唇齿部分包住口含器后，以最快的速度，用一次最有力的呼气吹动游标滑动，游标最终停止的刻度，就是此次峰流速值。峰流速测定是发现早期哮喘发作最简便易行的方法，在没有出现症状之前，PEFR下降，提示早期哮喘的发生。

临床实验观察证实，每日测量的PEFR与标准的PEFR进行比较，不仅能早期发现哮喘发作，还能判断哮喘控制的程度和选择治疗措施。如果PEFR经常地、有规律地保持在80%～100%，为安全区，说明哮喘控制理想；如果PEFR 50%～80%，为警告区，说明哮喘加重，需及时调整治疗方案；如果PEFR<50%，为危险区，说明哮喘严重，需要立即到医院就诊。

4. 用药指导　哮喘患者应了解自己所用的每种药的药名、用法及使用时的注意事项，了解药物的主要不良反应及如何采取相应的措施来避免。指导患者或家属掌握正确的药物吸入技术。一般先用 β_2 受体激动剂，后用糖皮质激素吸入剂。与患者共同制定长期管理、防止复发的计划。坚持定期随访保健，指导正确用药，使药物不良反应减至最少，β_2 受体激动剂使用量减至最小，甚至不用也能控制症状。

5. 心理－社会指导　保持有规律的生活和乐观情绪，积极参加体育锻炼，最大程度恢复劳动能力，特别向患者说明发病与精神因素和生活压力的关系。动员与患者关系密切的力量，如家人或朋友参与对哮喘患者的管理；为其身心健康提供各方面的支持，并充分利用社会支持系统。

九、护理评价

患者呼吸平稳，肺部听诊呼吸音正常，哮鸣音消失。动脉血气检测结果维持在正常范围；患者能摄入足够的液体，痰液稀薄，容易咳出；患者能描述使用吸入器的目的、注意事项、正确掌握使用方法。

（史海平）

第四节　支气管扩张症

支气管扩张症（bronchiectasis）是由于急、慢性呼吸道感染和支气管阻塞后，反复发生支气管炎症，致使支气管壁结构破坏，引起的支气管异常和持久性扩张。主要症状为慢性咳嗽，咳大量脓性痰和（或）反复咯血。

一、病因与发病机制

1. 支气管－肺组织感染和支气管阻塞　①支气管－肺组织感染：包括细菌、真菌、分枝杆菌、病毒感染等。②支气管阻塞：包括外源性压迫、肿瘤、异物、黏液阻塞等，可导致肺不张。两者相互影响，促使支气管扩张的发生和发展。

继发于肺结核的多见于上肺叶；继发于支气管肺组织感染病变的支气管扩张常见于下肺，尤以左下肺多见。

2. 先天性发育障碍和遗传因素　原发性免疫缺陷病或继发性免疫缺陷病、先天性疾病（α_1－抗胰蛋白酶缺乏、纤毛缺陷、囊性纤维化）、先天性结构缺损（黄甲综合征、软骨缺陷）、移植术后等会损伤宿主气道清除机制和防御功能，使其清除分泌物的能力下降，易发生感染和炎症。

3. 支气管外部的牵拉作用　肺组织的慢性感染或结核病灶愈合后的纤维组织牵拉，也可导致支气管扩张。

二、临床表现

1. 症状　持续或反复的咳嗽、咳痰或咳脓痰（痰量估计：轻度，少于10mL/d；中度，10～150mL/d；重度，多于150mL/d），反复咯血，如有反复肺部感染，可出现发热、乏力、食欲缺乏等慢性感染中毒症状。感染时痰液静置后分层：上层为泡沫，下悬脓性成分，中层为混浊黏液，下层为坏死组织沉淀物。如患者仅以反复咯血为唯一症状则为干性支气管扩张。

2. 体征　早期或干性支气管扩张肺部体征可无异常，病变重或继发感染时，在下胸部、背部可闻及固定而持久的局限性粗湿啰音，有时可闻及哮鸣音，部分患者伴有杵状指（趾）。出现肺气肿、肺源性心脏病等并发症时有相应体征。

三、辅助检查

1. 实验室检查　痰液检查显示含有丰富的中性粒细胞、多种微生物，痰涂片及细菌培养结果可指导抗生素治疗。

2. 影像学检查　胸部X线检查示囊状支气管扩张的气道表现为显著的囊腔，纵切面可显示"双轨征"，横切面显示"环形阴影"，并可见气道壁增厚。胸部CT检查横断显示扩张的支气管。

3. 其他检查　纤维支气管镜检查有助于发现患者的出血、扩张或阻塞部位。肺功能检查可以证实有弥漫性支气管扩张或相关的阻塞性肺病导致的气流受限。

四、治疗要点

支气管扩张症的治疗原则是保持呼吸道通畅，控制感染，改善气流受限，处理咯血，积极治疗基础疾病，必要时手术治疗。

五、护理措施

1. 一般护理　如下所述。

（1）环境：尽量避免搬动患者，减少肺活动度。小量咯血者以静卧休息为主，大量咯血患者绝对卧床休息。取患侧卧位，头偏一侧。痰量多或咯血的患者应保持口腔清洁、舒适，及时清理咳出物及污染的衣物、被褥。

（2）饮食护理：①提供高热量、高蛋白、高维生素饮食，避免冰冷食物诱发咳嗽，少量多餐。②鼓励多饮水，每日1 500mL以上，以保证呼吸道黏膜的湿润与黏膜病变的修复，有利于痰液的排出。③大量咯血者应禁食；少量咯血者宜进少量温、凉流食，因过冷或过热食物均易诱发或加重咯血。④多吃富含纤维素的食物，以保持大便通畅，避免排便腹压增加而引起再度咯血。

2. 病情观察　①详细观察咳嗽和咳痰、咯血的情况，准确记录痰液的颜色、量、性状，痰液静置后是否有分层现象。②观察咯血频次、量、性质及出血的速度，生命体征及意识状态的变化。记录24h咯血量。③观察患者有无胸闷、气促、呼吸困难、发绀、面色苍白、出冷汗、烦躁不安等窒息征象。

3. 对症护理　如下所述。

（1）咳嗽、咳痰的护理：指导患者有效咳嗽、更换卧位、叩背、正确的体位引流进行排痰（图3 - 2）。

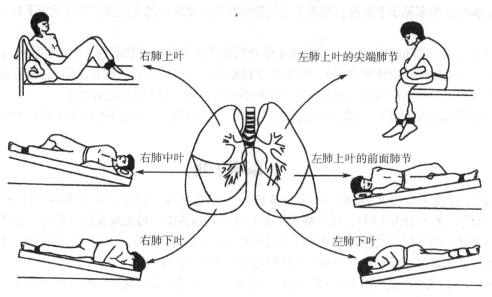

图3 - 2　体位引流

体位引流：①引流前准备：向患者解释体位引流的目的、过程和注意事项，监测生命体征，肺部听诊以明确病变部位；引流前15min遵医嘱给予支气管扩张剂或进行雾化吸入稀释痰液。②引流体位：引流的体位取决于分泌物潴留的部位和患者的耐受程度；首先引流上叶，然后引流下叶后基底段，如果有两个以上需引流的部位，应引流痰液较多的部位。头外伤、胸部创伤、咯血、严重心血管疾病和病情不稳定者，不宜采取头低位进行体位引流。③引流时间：一般于晨起或饭前、饭后1~2h进行；每天1~3次，每次15~20min。④引流中护理：引流时应有护士或家人协助，观察患者有无出汗、脉搏细弱、头晕、疲劳、面色苍白等，如患者出现心率超过120次/分、心律失常、高血压、低血压、眩晕或发绀，应立即停止引流并通知医生。在体位引流过程中，协助患者在保持引流体位时进行咳嗽，鼓励并指导患者做腹式深呼吸，辅以胸部叩击或震荡等措施，提高引流效果。⑤引流后护理：帮助患者取舒适体位，处理污物，协助漱口，保持口腔清洁，观察患者咳痰的情况，听诊肺部呼吸音的改变，评价体位引流的效果。

（2）咯血的护理：①鼓励患者将气管内痰液和积血轻轻咳出，保持呼吸道通畅。咯血时协助轻轻拍击健侧背部，嘱患者不要屏气，以免诱发喉头痉挛，使血液引流不畅形成血块，导致窒息。②对大咯血及意识不清的患者，应在病床边备好急救的物品，一旦缓和出现窒息的征象，应立即取头低脚高位，头偏向一侧，轻拍背部，迅速清除口咽部的血块，或直接刺激咽部以咳出血块，必要时用吸痰管进行机械吸引，并给予高流量吸氧。③做好气管插管或气管切开的准备和配合工作，以解除呼吸道阻塞。

4. 用药的护理　①抗生素、支气管扩张药物等按照相应的内容进行护理。②垂体后叶素可收缩小动脉，减少肺血流量，从而减轻咯血，但也能引起子宫、肠道平滑肌收缩和冠状动脉收缩，故冠心病、高血压患者及孕妇忌用。静脉输液速度不宜过快，以免引起恶心、便意、心悸、面色苍白等不良反应。③年老体弱、肺功能不全者在应用镇静药和镇咳药后，应注意观察呼吸中枢和咳嗽反射受抑制情况，以早期发现因呼吸抑制导致的呼吸衰竭和不能咯出血块而发生窒息。

5. 心理护理　注意患者有无焦虑、忧郁等不良情绪。评估家属对疾病的认识程度和态度，以及家庭、社会的支持情况。痰量多或咯血的患者应安排专人护理并安慰患者。咯血后嘱患者漱口，擦净血迹，防止因口咽部异味刺激引起剧烈咳嗽而诱发再度咯血。及时清理患者咯出的血块及污染的衣物、被褥，有助于稳定情绪，增加安全感，避免因精神过度紧张而加重病情。对精神极度紧张、咳嗽剧烈的患者，可遵医嘱给予小剂量镇静药或镇咳剂。

6. 健康指导　教会患者清除痰液的方法。积极预防呼吸道感染，避免受凉、酗酒以及吸烟，减少刺激性气体吸入等。

（刘小娟）

第五节　呼吸衰竭

呼吸衰竭（respiratory failure）简称呼衰，是指各种原因引起的肺通气和（或）换气功能严重障碍，以致在静息状态下亦不能维持足够的气体交换，导致低氧血症伴（或不伴）高碳酸血症，从而引起一系列病理生理改变和相应临床表现的综合征。

一、病因与发病机制

1. 常见的病因　①气道阻塞性病变；②肺组织病变；③肺血管疾病；④胸廓与胸膜病变；⑤神经肌肉病变等导致低氧血症和高碳酸血症。

2. 呼吸衰竭对机体的影响　呼吸衰竭时发生的低氧血症和高碳酸血症，通常先引起各系统器官的功能和代谢发生一系列代偿适应反应，以改善组织的供氧，调节酸碱平衡和适应已经发生改变的内环境。当呼吸衰竭进入严重阶段时，则出现代偿不全，表现为各系统器官严重的功能和代谢紊乱直至衰竭。

（1）对中枢神经系统的影响

1）缺氧对中枢神经系统的影响：①通常完全停止供氧 4 ~ 5min 可引起不可逆的脑损害。②PaO_2 降至 60mmHg，可引起注意力不集中、视力下降和智力减退。③降至 40 ~ 50mmHg 可致头痛、烦躁不安、定向力和记忆力障碍、精神错乱、嗜睡、谵妄等。④低于 30mmHg 可引起意识丧失，甚至昏迷。⑤低于 20mmHg 数分钟可致神经细胞不可逆性损伤。

2）二氧化碳增加对中枢神经系统的影响：①轻度二氧化碳增加，对皮质下层刺激加强，间接引起皮质兴奋；②二氧化碳潴留可影响脑细胞代谢，降低脑细胞兴奋性，抑制大脑皮质活动，使中枢神经处于麻醉状态（又称二氧化碳麻醉）。

3）肺性脑病：由于缺氧和二氧化碳潴留导致的神经精神障碍综合征。

（2）对呼吸系统的影响：①缺氧对呼吸中枢产生的直接作用是抑制作用，$PaO_2 < 30mmHg$，抑制作用占优势；$PaO_2 < 60mmHg$，主要通过颈动脉窦和主动脉体化学感受器，反射性兴奋呼吸中枢，但若缺氧缓慢加重，反射作用会较迟钝。②二氧化碳是强有力的呼吸中枢兴奋剂，$PaCO_2$ 轻度增加时，通气量可明显增加，但 $PaCO_2 > 80mmHg$，会对呼吸中枢产生抑制和麻醉作用。

（3）对循环系统的影响：缺氧和二氧化碳潴留均可引起反射性心率加快、心肌收缩力增强、心排血量增加，最终致肺源性心脏病，严重心律失常或心脏骤停。长期慢性缺氧可导致心肌纤维化、心肌硬化。$PaCO_2$ 轻、中度升高，皮下浅表毛细血管和小静脉扩张。

（4）对消化系统和肾功能的影响：缺氧可直接或间接损害肝细胞，使丙氨酸氨基转移酶升高；也使肾血管痉挛、肾血流量减少，导致肾功能不全；严重缺氧可出现胃肠黏膜糜烂、坏死、溃疡和出血。

（5）对酸碱平衡和电解质的影响：严重缺氧造成高钾血症和细胞内酸中毒。急性二氧化碳潴留使血 pH 迅速下降，加重酸中毒；慢性二氧化碳潴留时，造成低氯血症。

二、分类

1. 按照动脉血气分析结果分类　①Ⅰ型呼衰：$PaO_2 < 60mmHg$，$PaCO_2$ 降低或正常，见于换气功能障碍的疾病；②Ⅱ型呼衰：$PaO_2 < 60mmHg$，伴 $PaCO_2 > 50mmHg$，系肺泡通气不足所致，若还伴有换气功能障碍，则缺氧更为严重。

2. 按照起病急缓分类　①急性呼衰：某些突发致病因素使通气和（或）换气功能迅速出现严重障碍，在短时间内发展为呼衰，如不及时抢救将危及生命。②慢性呼衰：由于呼吸和神经肌肉系统的慢性疾病，导致呼吸功能损害逐渐加重，经较长时间发展为呼衰。

3. 按照发病机制分类　①泵衰竭：由呼吸泵（驱动或制约呼吸运动的神经、肌肉及胸廓）功能障碍引起，主要表现为Ⅱ型呼衰。②肺衰竭：由肺组织、气道阻塞和肺血管病变引起，主要表现为Ⅰ型呼衰。

三、临床表现

除呼吸衰竭原发病的症状和体征外，主要是缺氧和二氧化碳潴留引起的呼吸困难和多脏器功能障碍。

1. 呼吸困难　急性呼吸衰竭早期表现为呼吸频率加快，重者出现"三凹征"；中枢性呼吸衰竭表现为潮式呼吸或间歇呼吸等；慢性呼吸衰竭轻者表现为呼吸费力伴呼气延长，重者呼吸浅快；并发二氧化碳麻醉时转为浅慢呼吸或潮式呼吸。

2. 发绀　$SaO_2 < 90\%$ 时，在口唇、甲床等处出现发绀。发绀程度与还原血红蛋白含量相关，红细胞增多者发绀更明显，贫血者不明显。

3. 精神神经症状　急性呼吸衰竭可迅速出现精神错乱、狂躁、昏迷、抽搐等症状。慢性呼吸衰竭随二氧化碳潴留表现为先兴奋后抑制现象，兴奋可表现为烦躁不安、失眠、昼夜颠倒，抑制表现为神志淡漠、肌肉震颤、间歇抽搐、昏睡、昏迷、腱反射减弱或消失等。

4. 循环系统表现　早期出现心率增快、血压升高、心排血量增多致洪脉，后期可并发肺源性心脏病，出现右心衰的表现，可出现少尿以及二氧化碳潴留而导致的外周浅表静脉充盈、皮肤充血、温暖多汗、搏动性头痛。

5. 消化和泌尿系统表现　严重呼吸衰竭可损害肝、肾功能，出现应激性溃疡、上消化道出血。

四、辅助检查

1. 实验室检查　在海平面、标准大气压、静息状态、呼吸空气条件下，动脉血气分析 $PaO_2 < 60mmHg$，或伴 $PaCO_2 > 50mmHg$。

2. 影像学检查　胸部 X 线、CT 和放射性核素肺通气/灌注扫描、肺血管造影等有助于分析呼吸衰竭的原因。

3. 其他　肺功能检测有助于判断原发病的种类和严重程度，纤维支气管镜检查可以明确大气道情况、取得病理学证据。

五、治疗要点

治疗原则为在保持呼吸道通畅的前提下，迅速纠正缺氧、二氧化碳潴留和酸碱失衡所致的代谢紊乱，积极治疗原发病，消除诱因及防治多器官功能损害。

（1）保持呼吸道通畅：包括清除呼吸道分泌物及异物，缓解支气管痉挛，建立人工气道。

（2）氧疗：急性呼吸衰竭氧疗的原则是保证 PaO_2 迅速提高到 60mmHg 或脉搏容积血氧饱和度（SpO_2）>90% 的前提下，尽量减低吸氧浓度。Ⅰ型呼衰可给予较高浓度（$FiO_2 > 35\%$）吸氧；Ⅱ型呼衰应给予低浓度（$FiO_2 < 35\%$）持续吸氧。

（3）增加通气量、改善二氧化碳潴留：原则是保持气道通畅，适当提高 FiO_2，可应用呼吸兴奋剂，常用药有尼可刹米、洛贝林。必要时给予机械通气。

（4）积极纠正酸碱平衡失调。

（5）其他：包括积极的病因治疗，重症患者抢救和监测，预防和治疗并发症。

六、护理措施

1. 一般护理　患者需卧床休息以降低氧耗量，取半卧位或坐位，趴伏在床桌上，以利于增加肺泡通气量；机械通气患者可采取俯卧位辅助通气，以改善氧合。

2. 病情观察　密切观察生命体征，注意呼吸状况、循环状况、意识状况以及消化系统、泌尿系统及精神神经症状，监测体液平衡状况、血气分析及电解质和酸碱平衡情况，及时发现肺性脑病及休克；注意尿量及粪便颜色，及时发现上消化道出血。病情严重者应转至 ICU 及时发现病情变化。

3. 对症护理　如下所述。

（1）低氧的护理：①根据其基础疾病、呼衰的类型和缺氧的严重程度选择适当的给氧方法和 FiO_2。②常用鼻导管、鼻塞、面罩给氧或配合机械通气行气管内给氧。鼻导管和鼻塞法用于轻度和 II 型呼衰的患者；简单面罩用于缺氧较严重的 I 型呼衰和急性呼吸窘迫综合征（acute respiratory distress syndrome，ARDS）患者；无重复呼吸面罩用于有严重低氧血症、呼吸状态极不稳定的 I 型呼衰和 ARDS 患者；文丘里面罩尤适用于 COPD 所致的呼衰，且能按需调节 FiO_2。③若呼吸困难缓解、神志转清、发绀减轻、心率减慢、尿量增多、皮肤转暖，提示氧疗有效。④若患者神志清楚、呼吸频率正常、发绀消失、精神好转、$PaO_2 > 60mmHg$、$PaCO_2 < 50mmHg$，可终止氧疗，停止吸氧前需由间断吸氧逐渐过渡到完全终止吸氧。

（2）呼吸困难的护理：①及时清除痰液：鼓励清醒患者用力咳痰，对于痰液黏稠患者，要加强雾化吸入，稀释痰液，定时协助咳嗽无力者翻身、拍背，以促进排痰；对昏迷患者可采取机械吸痰，保持呼吸道通畅；②遵医嘱应用支气管扩张剂，如氨茶碱等；③对病情重或昏迷患者气管插管或气管切开，使用机械通气治疗。

4. 用药的护理　及时准确用药，并观察疗效和不良反应。①对烦躁不安、夜间失眠患者，慎用镇静药，以防引起呼吸抑制。②在纠酸的同时给予盐酸精氨酸和氯化钾以防产生代谢性碱中毒。③呼吸兴奋剂主要用于以中枢抑制为主、通气量不足所致的呼吸衰竭。使用中必须保持呼吸道通畅；静脉滴注速度不宜过快，注意患者神志、呼吸频率、节律、幅度及血气分析结果的变化；不可突然停药；若出现恶心、呕吐、烦躁、面色潮红、皮肤瘙痒、肌肉颤动等现象，提示药物过量，应及时减量或停药。

5. 心理护理　患者由于呼吸困难致用力呼吸仍不能满足机体需要，表现出烦躁不安和焦虑或恐惧；特别是当由于通气障碍导致出现"二氧化碳麻醉"而采用机械通气，必须依赖他人提供帮助和照顾时，易出现情绪低落，甚至拒绝配合治疗及护理，部分患者因昏迷而对外界环境全无反应。注意家属对患者的支持情况及家庭经济情况等。

（刘小娟）

第六节　肺血栓栓塞

肺血栓栓塞症（pulmonary thromboembolism，PTE）是指来自静脉系统或右心的血栓阻塞肺动脉或其分支所致的疾病，以肺循环和呼吸功能障碍为主要临床表现和病理生理特征。肺栓塞（pulmonary embolism，PE）是以各种栓子阻塞肺动脉系统为其发病原因的一组疾病或临床综合征的总称，包括 PTE、脂肪栓塞综合征、羊水栓塞、空气栓塞等。肺动脉发生栓塞后，若其支配区的肺组织因血流受阻或中断而发生坏死，称为肺梗死（pulmonary infarction，PI）。引起 PTE 的血栓主要来源于深静脉血栓形成（deep venous thrombosis，DVT）。PTE 常为 DVT 的并发症。PTE 与 DVT 共属于静脉血栓栓塞症，是一种疾病过程在不同部位、不同阶段的表现，两者合称为静脉血栓栓塞症（venous thromboembolism，VTE）。

一、病因与发病机制

PTE 的血栓由来源于上、下腔静脉径路或右心腔，其中大部分来源于下肢深静脉。近年来，由于颈内和锁骨下静脉留置导管和静脉内化疗的增加，使来源于上腔静脉径路的血栓较以前有所增多。

1. 危险因素 ①任何可以导致静脉血液淤滞、静脉系统内皮损伤和血液高凝状态的因素都可使 DVT 和 PTE 发生的危险性增加。原发性危险因素由遗传变异引起；继发性危险因素是指后天获得的易发生 DVT 和 PTE 的多种病理和病理生理改变。②年龄可作为独立的危险因素，随着年龄的增长，DVT 和 PTE 的发病率逐渐增加。

2. 发病机制 外周静脉血栓形成后，如果血栓脱落，即可随静脉血流移行至肺动脉内，形成 PTE。急性肺栓塞发生后，血栓机械性堵塞肺动脉及由此引发的神经、体液因素的作用，可导致呼吸和循环功能的改变，如出现低氧血症、代偿性过度通气（低碳酸血症）或相对性低肺泡通气等。

二、临床表现

1. 症状 如下所述。

(1) 呼吸困难：不明原因的呼吸困难和气促，活动后明显，为 PTE 最常见的症状。

(2) 其他表现：胸痛、突发的一过性晕厥、咳嗽、咯血，也可有心悸、腹痛、烦躁不安、惊恐甚至濒死感。

2. 体征 患者可有发热以及呼吸系统和循环系统相关体征。

3. 深静脉血栓形成的表现 若存在 DVT，则主要表现为患肢肿胀、周径增粗、疼痛或压痛、皮肤色素沉着，行走后患肢易疲劳或肿胀加重，但约半数以上的下肢 DVT 患者无自觉症状和明显体征。

4. 临床分型 可按发病缓急分为急性肺血栓栓塞症和慢性肺血栓栓塞症，急性肺血栓栓塞症主要表现为循环系统功能衰竭，慢性肺血栓栓塞症主要表现为肺动脉高压相关临床表现。

三、辅助检查

1. 实验室检查 若血浆 D－二聚体（D－dimer）低于 $500\mu g/L$，对 PTE 有重要的鉴别诊断价值。动脉血气分析表现为低氧血症、低碳酸血症。

2. 影像学检查 首选多排 CT 肺血管造影，造影剂过敏者可选用放射性核素肺通气/灌注扫描、磁共振成像（MRI）。X 线胸片、超声心动图、下肢血管超声等检查也有辅助作用。不明原因的 PTE 患者，应进行隐源性肿瘤筛查。

四、治疗要点

急症给予对症处理、呼吸循环支持治疗，如无禁忌证给予抗凝治疗，大面积 PTE 病例给予溶栓治疗。常用抗凝药物为肝素和华法林；常用的溶栓药物有尿激酶（UK）、链激酶（SK）、重组组织型纤溶酶原激活剂（rt－PA）等。还可使用肺动脉血栓摘除术、肺动脉导管碎解和抽吸血栓、放置腔静脉滤器等。

五、护理措施

（一）一般护理

1. 休息 指导患者绝对卧床休息，协助患者翻身、饮水、进食以及大小便等；指导患者采用深慢呼吸和放松等方法减轻恐惧心理，保证患者休息，以降低患者氧耗量。

2. 卧位 呼吸困难的患者，可给予床头抬高30°，使膈肌下降，增加通气。高度疑诊或确诊 PTE 患者注意不要过度屈曲下肢。急性肺栓塞溶栓后，下肢深静脉血栓松动，极易脱落，要绝对卧床2周，不能做双下肢用力的动作及双下肢按摩。

（二）病情观察

对高度疑诊或确诊 PTE 患者，可收入重症监护病房进行严密监测，包括：①意识状态；②呼吸状态；③心电活动：肺动脉栓塞时可导致心电图的改变，持续、动态的心电监测，有利于肺栓塞的诊断，以及溶栓治疗效果的观察；④循环状态：并注意保持 24h 出入液量的平衡。

（三）对症护理

1. 低氧的护理 有低氧血症的患者，保持氧气供需平衡可经鼻导管或面罩吸氧。

2. 疼痛的护理 胸痛严重者可以适当使用镇痛药物，但如果存在循环障碍，应避免使用具有血管扩张作用的阿片类制剂，如吗啡。

3. 消除再栓塞的危险因素 ①急性期：除绝对卧床外，患者还需避免下肢过度屈曲。一般在充分抗凝的前提下卧床时间为 2~3 周，患者大小便也需在床上解决，外出检查时要用平车运送。保持大便通畅，避免便秘、咳嗽等，以免增加腹腔压力，影响下肢静脉血液回流。指导患者及家属严禁挤压、按摩、热敷患肢，以防止下肢血管压力突然升高，使血栓再次脱落，形成新的危及生命的栓塞。②恢复期：溶栓后为避免栓子脱落，造成再栓塞，患者仍需卧床休息。护士可指导患者进行适当的下肢运动或被动关节活动，穿抗血栓袜，避免加重下肢循环障碍的因素。③观察下肢深静脉血栓形成的征象：局部皮肤有无颜色改变，每天测量和记录双侧下肢周径，以观察溶栓和抗凝治疗的效果。④检查是否存在 Homan 征阳性（轻轻按压膝关节并取屈膝、踝关节急速背曲时出现腘窝部、腓肠肌疼痛），及早发现血栓性静脉炎。

（四）用药护理

1. 溶栓制剂 如下所述。

（1）溶栓治疗的主要并发症是出血，最常见的出血部位为血管穿刺处，严重的出血包括腹膜后出血和颅内出血，一旦发生，预后差，近半数死亡。故应注意：①用药前应充分评估出血的危险性，必要时应抽血交叉备血，做好输血准备，备好急救药品和器材；溶栓前留置外周静脉套管针，以方便溶栓中取血监测，避免反复穿刺血管；溶栓开始前加压包扎已经进行血管穿刺的部位；静脉穿刺部位压迫止血应加大力量并延长按压时间。②在溶栓治疗过程中和治疗结束后均应严密观察患者的意识状态、血氧饱和度的变化，血压过高或偏低都应及时报告医生给予适当处理。③观察皮肤及黏膜、尿液等是否有出血征象；血管穿刺的部位是否有血肿形成；患者有无头痛、腹部或背部的疼痛等。④溶栓结束后，应每 2~4h 测定 1 次 PT 或 APTT，当其水平降至正常值的 2 倍时，应开始肝素抗凝治疗。

（2）过敏反应及抗体形成：SK 对人体具有抗原性，应用后可发生过敏反应，用药之前应预防性的应用糖皮质激素。

（3）再栓塞：治疗期间绝对卧床，保持大便通畅，防止栓子再次脱落形成再栓塞。

2. 抗凝药物 如下所述。

（1）肝素或低分子肝素：肝素的并发症主要为：①出血：为抗凝治疗最重要的并发症，可表现为皮肤紫斑、咯血、血尿或穿刺部位、胃肠道、阴道出血等，故用药前应评估出血的危险性。抗凝过程中 APTT 宜维持在正常值的 1.5~2.5 倍。②肝素诱导的血小板减少症（heparin - induced thrombocytopenia，HIT）：治疗第 1 周应每 1~2d、第 2 周起每 3~4d 监测血小板计数，若出现血小板迅速或持续降低达 30% 以上，或血小板计数 < 100×10^9/L，应停用肝素。低分子肝素与普通肝素的抗凝作用相仿，但低分子肝素引起出血和 HIT 的发生率低，只需根据体重给药，无须监测 APTT 和调整剂量。③肝素为糖类制品，偶有过敏反应，早期大量使用时有出现骨质疏松的报道。

（2）华法林：华法林的疗效主要通过监测国际标准化比率（INR），INR 未达到治疗水平时每天监测，达到治疗水平时每周监测 2~3 次，共监测 2 周，以后每周监测 1 次或更少。华法林的主要不良反应是出血，发生出血时可用维生素 K 拮抗。在用华法林治疗的前几周还可能引起血管性紫癜，导致皮肤坏死，需注意观察。

（五）心理护理

PTE 急性发病，症状的出现较突然，并迅速达到较严重的程度，加之要绝对卧床休息和反复抽血化验，患者会出现紧张、焦虑、恐惧等心理反应，应对患者进行心理护理。

（六）健康指导

1. 住院指导 ①指导患者严格按病情需要进行卧床休息；抬高下肢、避免下肢弯曲，使用加压弹力袜、下肢间歇序贯加压充气泵和腔静脉滤器增进下肢静脉的血液回流；要避免腹压增加的因素，以免造成血栓脱落。②鼓励患者适当增加液体摄入，防止血液浓缩。③若突然出现胸痛、呼吸困难、一侧肢体疼痛、肿胀等，或出现皮肤瘀斑、牙龈出血、眼结膜出血、血尿等，应及时通知医护人员。

2. 出院指导 ①指导患者遵医嘱严格按剂量服用抗凝治疗药物；并指导患者学会自我观察出血征象，如皮肤瘀斑、牙龈出血、眼结膜出血、血尿等。②养成良好的生活习惯，平时生活中注意下肢的活动，有下肢静脉曲张者可穿弹力袜等，避免下肢深静脉血液滞留，血栓复发；如长时间垂腿静坐如乘长途车、乘飞机也应经常活动下肢，或适当走动，以减轻下肢血液淤滞，促进回流；卧床时应抬高患肢至心脏以上水平可促进下肢静脉血液回流。

（刘小娟）

第七节　慢性阻塞性肺疾病

慢性阻塞性肺疾病（chronic obstructive pulmonary disease，COPD）是一种具有气流受限特征的肺部疾病，气流受限不完全可逆，呈进行性发展，但是可以预防和治疗，主要累及肺部，也可以引起肺外各器官的损害。

一、病因与发病机制

1. 个体因素 遗传因素（如 α_1 - 抗胰蛋白酶缺乏等）、哮喘和气道高反应性是慢性阻塞性肺疾病的危险因素。

2. 环境因素 吸烟、职业性粉尘和化学物质、空气污染、生物燃料烟雾、感染。

二、临床表现

1. 症状 本病起病缓慢、病程较长。主要症状是：①呼吸困难；②慢性咳嗽；③咳痰；④喘息和胸闷；⑤其他，如体重下降、食欲缺乏等。

2. 体征 早期体征可无异常，随着疾病进展出现桶状胸、呼吸浅快，严重者可有缩唇呼吸、胸腹矛盾运动、前倾坐位等；叩诊呈过清音、心浊音界缩小、肺下界和肝浊音界下降；听诊两肺呼吸音减弱，呼气延长，部分患者可闻及干性啰音和（或）湿性啰音。

3. 并发症 COPD 可并发慢性呼吸衰竭、自发性气胸、慢性肺源性心脏病。

三、分级与分期

1. COPD 的严重程度分级 根据第一秒用力呼气容积占用力肺活量的百分比（FEV_1/FVC）、第一秒用力呼气容积占预计值百分比（$FEV_1\%$ 预计值）将 COPD 的严重程度分为 I 级（轻度）、II 级（中度）、III 级（重度）和 IV 级（极重度）。

2. COPD 病程分期 ①急性加重期：指在短期内咳嗽、咳痰、气短和（或）喘息加重、脓痰量增多，可伴发热等症状。②稳定期：指咳嗽、咳痰、气短等症状稳定或轻微。

四、辅助检查

1. 实验室检查 动脉血气分析早期无异常，随病情进展可出现低氧血症、高碳酸血症、酸碱平衡失调等，用于判断呼吸衰竭的类型。COPD 并发细菌感染时，血白细胞升高，核左移。痰培养可能检出病原菌。

2. 影像学检查   早期胸片可无变化，可逐渐出现肺纹理增粗、紊乱等非特异性改变。可出现肺气肿改变，其对 COPD 诊断特异性不高，可作为确定肺部并发症及鉴别其他肺部疾病的检查。

3. 肺功能检查   是判断气流受限的主要客观指标。吸入支气管扩张剂后 $FEV_1/FVC < 70\%$，可确定为持续气流受限。肺总量（TLC）、功能残气量（FRC）、残气量（RV）升高，肺活量（VC）减低，表明肺过度充气。

五、治疗要点

1. 稳定期治疗   如下所述。

（1）教育与劝导吸烟的患者戒烟，脱离粉尘环境。

（2）药物治疗：①支气管舒张药：短期应用可以缓解症状，长期规律应用可预防和减轻症状，常选用沙丁胺醇、沙美特罗、异丙托溴铵等定量吸入剂，茶碱缓（控）释片。②祛痰药：盐酸氨溴索或羧甲司坦。③对 $FEV_1 < 50\%$ 预计值并有并发症或反复加重的 COPD 患者可规律性吸入糖皮质激素。

（3）长期家庭氧疗（long term oxygen therapy，LTOT）：对 COPD 慢性呼吸衰竭者可提高生活质量和生存率。目标是在海平面水平、静息状态下、患者 $PaO_2 > 60mmHg$ 和（或）SaO_2 升至 90%。LTOT 的指征是：①$PaO_2 \leq 55mmHg$ 或 $SaO_2 \leq 88\%$，有或没有高碳酸血症。②PaO_2 55~70mmHg 或 $SaO_2 < 89\%$，并有肺动脉高压、心力衰竭所致的水肿或红细胞增多症，持续低流量鼻导管吸氧，1~2L/min，每天 15h 以上。

（4）康复治疗：呼吸生理治疗、肌肉训练、营养支持、精神治疗和教育等。

（5）外科治疗：肺大泡切除、肺减容术、支气管镜肺减容术、肺移植术。

2. 急性加重期治疗   根据病情严重程度决定门诊或住院治疗。给予控制性氧疗；给予抗生素、糖皮质激素、支气管舒张药、祛痰药等；对症处理，必要时可使用机械通气治疗。

六、护理措施

1. 一般护理   如下所述。

（1）运动与休息：患者采取舒适的体位，如可取半卧位或坐位，以利呼吸。视病情进行适当的活动，以不感到疲劳、不加重症状为宜；极重度患者宜采取身体前倾位，使辅助呼吸肌参与呼吸。

（2）饮食：①给予高热量、高蛋白、高维生素饮食。②正餐进食量不足时，应安排少食多餐，避免在餐前和进餐时过多饮水。③腹胀的患者应进软食，细嚼慢咽，避免进食产气食物，如汽水、啤酒、豆类、马铃薯和胡萝卜等；避免进食易引起便秘的食物，如油煎食物、坚果等。

2. 病情观察   观察咳嗽、咳痰的情况，呼吸困难的程度，监测动脉血气和水、电解质、酸碱平衡情况。

3. 对症护理   如下所述。

（1）低氧的护理：①呼吸困难伴低氧血症者，一般采用鼻导管持续低流量吸氧，氧流量 1~2L/min，应避免吸入氧气浓度过高而引起二氧化碳潴留。②提倡进行每天持续 15h 以上的长期家庭氧疗，不但能改善缺氧症状，还有助于降低肺循环阻力，减轻肺动脉高压和右心负荷。③氧疗有效的指标：患者呼吸困难减轻、呼吸频率减慢、发绀减轻、心率减慢、活动耐力增加。

（2）咳嗽、咳痰的护理：详见本章第一节肺炎的护理。

4. 用药的护理   ①观察抗生素、支气管舒张药和祛痰药物疗效及不良反应（详见本章第三节"支气管哮喘的护理"）。②可待因具有麻醉性中枢镇咳作用，不良反应包括：恶心、呕吐、便秘，有成瘾的可能，可因抑制咳嗽而加重呼吸道阻塞。③喷托维林是非麻醉性中枢镇咳药，不良反应有口干、恶心、腹胀、头痛等。

5. 呼吸无力的护理　呼吸生理治疗、肌肉训练可以改善患者活动能力，提高生活质量。

（1）缩唇呼吸：缩唇呼吸的技巧是通过缩唇形成的微弱阻力来延长呼气时间，增加气道压力，延缓气道塌陷。患者闭嘴经鼻吸气，然后通过缩唇（吹口哨样）缓慢呼气，同时收缩腹部（图3-3）。吸气与呼气时间比为1：2或1：3。缩唇大小程度与呼气流量：以能使距口唇15～20cm处，与口唇等高点水平的蜡烛火焰随气流倾斜又不至于熄灭为宜。

（2）膈式或腹式呼吸：患者可取立位、平卧位或半卧位，两手分别放于前胸部与上腹部。用鼻缓慢吸气时，膈肌最大程度下降，腹肌松弛，腹部凸出，手感到腹部向上抬起。呼气时用口呼出，腹肌收缩，膈肌松弛，膈肌随腹腔内压增加而上抬，推动肺部气体排出，手感到腹部下降（图3-4）。

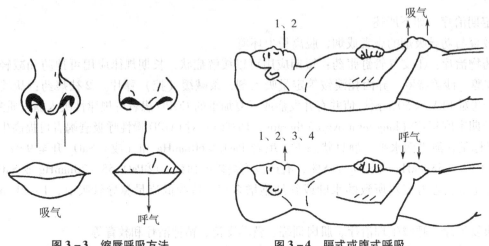

图3-3　缩唇呼吸方法　　　　　图3-4　膈式或腹式呼吸

另外，可以在腹部放置小枕头、杂志或书锻炼腹式呼吸。如果吸气时，物体上升，证明是腹式呼吸。缩唇呼吸和腹式呼吸每天训练3～4次，每次重复8～10次。腹式呼吸要增加能量消耗，因此指导患者只能在疾病恢复期如出院前进行训练。

（3）有效咳嗽：用力呼气以促进分泌物清除。

（4）全身性运动：包括步行、登楼梯、踏车等。

6. 健康指导　如下所述。

（1）住院指导：戒烟是预防COPD的重要措施，应劝导患者戒烟；避免粉尘和刺激性气体的吸入；避免和呼吸道感染患者接触。

（2）出院指导：①出院后继续用药者，应遵医嘱按疗程服药。定期随访进行肺通气功能的监测，识别使病情恶化的因素。②指导家庭氧疗患者和家属注意供氧装置周围严禁烟火，防止氧气燃烧爆炸；定期更换、清洁、消毒氧疗装置。③在呼吸道传染病流行期间，尽量避免去人群密集的公共场所，在潮湿、大风、严寒气候时，避免室外活动，根据气候变化及时增减衣物，避免受凉感冒，预防呼吸道感染。④教会患者和家属依据呼吸困难与活动之间的关系，判断呼吸困难的严重程度，学会自我控制病情的技巧，如腹式呼吸及缩唇呼吸锻炼等。

（3）接种疫苗：流行性感冒（流感）疫苗有灭活疫苗和减毒活疫苗，应根据每年预测的流感病毒种类制备，该疫苗可降低慢性阻塞性肺疾病患者的病情严重程度和病死率，可每年接种1次（秋季）或2次（秋、冬季）。

（王丽芳）

第八节　慢性支气管炎

慢性支气管炎是气管、支气管黏膜及其周围组织的慢性非特异性炎症。临床上以咳嗽、咳痰或伴有喘息及反复发作为主要症状，每年发病持续3个月，连续2年或2年以上，排除具有咳嗽、咳痰、喘息症状的其他疾病（如肺结核、肺尘埃沉着症、肺脓肿、心脏病、心功能不全、支气管扩张、支气管哮喘、慢性鼻咽炎、食管反流综合征等疾患）。

本病是常见病，多见于中老年人，随着年龄的增长，患病率递增，50 岁以上的患病率高达 15%。本病流行与吸烟、地区和环境卫生等有密切关系。吸烟者患病率远高于不吸烟者。北方气候寒冷患病率高于南方。工矿地区大气污染严重，患病率高于一般城市。

一、护理评估

1. 健康史　护士应询问患者起病的原因及诱因，有无呼吸道感染及吸烟等病史，有无变应原接触史；询问患者的工作生活环境，有无有害气体、烟雾、粉尘等的吸入史。有无受凉、感冒、过度劳累而引起急性发作或加重。

2. 身体评估　包括症状和体征的评估以及疾病的分型和分期。

（1）症状：缓慢起病，病程长，反复急性发作而病情加重。主要症状为咳嗽、咳痰，或伴有喘息。急性加重系指咳嗽、咳痰、喘息等症状突然加重。急性加重的主要原因是呼吸道感染，病原体可以是病毒、细菌、支原体和衣原体等。

1）咳嗽：一般晨间咳嗽为主，睡眠时有阵咳或排痰。

2）咳痰：一般为白色黏液和浆液泡沫痰，偶见痰中带血。清晨排痰较多，起床后或体位变动后可刺激排痰。伴有细菌感染时，则变为黏液脓性痰，痰量亦增加。

3）喘息或气急：喘息明显者称为喘息性支气管炎，部分可能伴支气管哮喘。若伴肺气肿时可表现为劳动或活动后气急。

（2）体征：早期多无异常体征。急性发作期可在背部或双肺底听到干、湿啰音，咳嗽后可减少或消失。如并发哮喘可闻及广泛哮鸣音并伴呼气期延长。

（3）分型：分为单纯型和喘息型两型。单纯型的主要表现为咳嗽、咳痰；喘息型除有咳嗽、咳痰外尚有喘息，常伴有哮鸣音，喘鸣于睡眠时明显，阵咳时加剧。

（4）分期：按病情进展分为三期。

1）急性发作期：指一周内出现脓性或黏液脓性痰，痰量明显增加，或伴有发热等炎症表现，或指一周内"咳""喘""痰"症状中任何一项明显加剧。

2）慢性迁延期：患者有不同程度的"咳""痰""喘"症状，迁延达一个月以上。

3）临床缓解期：经治疗或临床缓解，症状基本消失或偶有轻微咳嗽，痰液量少，持续 2 个月以上者。

3. 心理 – 社会状况　慢性支气管炎患者早期由于症状不明显，尚不影响工作和生活，患者往往不重视，感染时治疗也不及时。由于病程长，反复发作，患者易出现烦躁不安、忧郁、焦虑等情绪，易产生不利于恢复呼吸功能的消极因素。

4. 辅助检查　如下所述。

（1）血液检查：细菌感染时偶可出现白细胞总数和（或）中性粒细胞增多。

（2）痰液检查：可培养出致病菌涂片可发现革兰阳性菌或革兰阴性菌，或大量破坏的白细胞和已破坏的杯状细胞。

（3）胸部 X 线检查：早期无异常。反复发作引起支气管壁增厚，细支气管或肺泡间质炎症细胞浸润或纤维化。

（4）呼吸功能检查：早期无异常，随病情发展逐渐出现阻塞性通气功能障碍，表现为：第一秒用力呼气量占用力肺活量比值（FEV_1/FVC）<60%；最大通气量（MBC）<80%预计值等。

二、治疗原则

急性发作期和慢性迁延期患者，以控制感染及对症治疗（祛痰、镇咳、平喘）为主；临床缓解期，以加强锻炼，增强体质，避免诱发因素，预防复发为主。

1. 急性加重期的治疗 如下所述。

（1）控制感染：根据病原菌类型和药物敏感情况选择药物治疗。

（2）镇咳、祛痰：常用药物有氯化铵、溴己新、喷托维林等。

（3）平喘：有气喘者可加用解痉平喘药，如氨茶碱和茶碱缓释剂，或长效 β_2 激动剂加糖皮质激素吸入。

2. 缓解期治疗 如下所述。

（1）戒烟，避免有害气体和其他有害颗粒的吸入。

（2）增强体质，预防感冒。

（3）反复呼吸道感染者，可试用免疫调节剂或中医中药。

三、护理措施

1. 环境 保持室内空气流通、新鲜，避免感冒受凉。

2. 饮食 合理安排食谱，给予高蛋白、高热量、高维生素、易消化的食物，多吃新鲜蔬菜、水果，避免过冷过热及产气食物，以防腹胀影响膈肌运动。注意食物的色、香、味。水肿及心力衰竭患者要限制钠盐的摄入，痰液较多者忌用牛奶类饮料，以防引起痰液黏稠不易排出。

3. 用药护理 遵医嘱使用抗炎、祛痰、镇咳药物，观察药物的疗效和不良反应。对痰液较多或年老体弱者以抗炎、祛痰为主，避免使用中枢镇咳药，如可待因，以免抑制咳嗽中枢，加重呼吸道阻塞，导致病情恶化。可待因有麻醉性中枢镇咳作用，适用于剧烈干咳者，有恶心、呕吐、便秘等不良反应，应用不当可能成瘾；喷托维林是非麻醉性中枢镇咳药，用于轻咳或少量痰液者，无成瘾性，有口干、恶心、头痛等不良反应；溴己新使痰液中黏多糖纤维断裂，痰液黏度降低，偶见恶心、转氨酶升高等不良反应，胃溃疡者慎用。

4. 保持呼吸道通畅 要教会患者排痰技巧，指导患者有效咳嗽的方法。每日定时给予胸部叩击或胸壁震颤，协助排痰。并鼓励患者多饮水，根据机体每日需要量、体温、痰液黏稠度，估计每日水分补充量，每日至少饮水 1 500mL，使痰液稀释，易于排出。痰多黏稠时可予雾化吸入，湿化呼吸道以促使痰液顺利咳出。

5. 改善呼吸状况 缩唇腹式呼吸；肺气肿患者可通过腹式呼吸以增强膈肌活动来提高肺活量，缩唇呼吸可减慢呼气，延缓小气道陷闭而改善呼吸功能，因而缩唇腹式呼吸可有效地提高患者的呼吸功能。患者取立位，亦可取坐位或卧位，一只手放在前胸，另一只手放在腹部，先缩唇，腹内收，胸前倾，由口徐徐呼气，此时切勿用力，然后用鼻吸气，并尽量挺腹，胸部不动。呼、吸时间之比为 2：1 或 3：1，7~8 次/min，每天锻炼 2 次，10~20min/次。

6. 心理护理 对年老患者应加强心理护理，帮助其克服年老体弱的悲观情绪。患者病程长加上家人对患者的支持也常随病情进展而显得无力，患者多有焦虑、抑郁等心理障碍。护士应聆听患者的倾诉，做好患者与家属的沟通、心理疏导，让患者进行适当的文体活动。引导其进行循序渐进的锻炼，如气功、太极拳、户外散步等，将有助于增强老年人的机体免疫能力。为患者创造有利于治疗、康复的最佳心理状态。

四、健康教育

1. 指导患者和家属 患者应了解疾病的相关知识，积极配合康复治疗。

2. 加强管理 如下所述。

（1）环境因素：消除及避免烟雾、粉尘和刺激性气体的吸入，避免接触过敏源或去空气污染、人多的公共场所；生活在空气清新、适宜温湿度、阳光充足的环境中，注意防寒避暑。

（2）个人因素：制定有效的戒烟计划；保持口腔清洁；被褥轻软、衣服宽大合身，沐浴时间不宜过长，防止晕厥等。

（3）饮食营养：足够的热量、蛋白质、维生素和水分，增强食欲。

3. 加强体育锻炼，增强体质，提高免疫能力　锻炼应量力而行、循序渐进，以患者不感到疲劳为宜；可进行散步、慢跑、太极拳、体操、有效的呼吸运动等。

4. 防止感染　室内用食醋 $2 \sim 10 \mathrm{mL/m^2}$，加水 $1 \sim 2$ 倍稀释后加热蒸熏，$1 \mathrm{h/次}$，每天或隔天 1 次，有一定的防止感冒作用。劝告患者在发病季节前应用气管炎疫苗、核酸等，从而增强免疫功能，以减少患者感冒和慢性支气管炎的急性发作。

5. 帮助患者加强身体的耐寒锻炼　耐寒锻炼需从夏季开始，先用手按摩面部，后用冷水浸毛巾拧干后擦头面部，渐及四肢。体质好、耐受力强者，可全身大面积冷水摩擦，持续到 9 月份，以后继续用冷水按摩面颈部，最低限度冬季也要用冷水洗鼻部，以提高耐寒能力，预防和减少本病发作。

（王丽芳）

第九节　肺脓肿

肺脓肿是由多种病原菌引起肺实质坏死的肺部化脓性感染。早期为肺组织的化脓性炎症，继而坏死、液化，由肉芽组织包绕形成脓肿。临床特征为高热、咳嗽和咳大量脓臭痰。胸部 X 线显示 1 个或多发的含气液平的空洞，如多个直径小于 2cm 的空洞则称为坏死性肺炎。本病可见于任何年龄，青壮年男性及年老体弱有基础疾病者多见。自抗生素广泛应用以来，肺脓肿发病率明显降低。

病原体常为上呼吸道、口腔的定植菌，包括需氧、厌氧和兼性厌氧菌。90% 肺脓肿患者并发厌氧菌感染。常见的其他病原体包括金黄葡萄球菌、化脓性链球菌、肺炎克雷白杆菌和铜绿假单胞菌。根据感染途径，肺脓肿可分为三种类型：吸入性肺脓肿、继发性肺脓肿和血源性肺脓肿。

一、护理评估

（一）健康史

了解患者有无意识障碍、肺部感染，及齿、口、鼻咽部感染等相关病史；询问有无手术、劳累、醉酒、受凉和脑血管病等病史，及身体其他部位的感染病史；了解细菌的来源和脓肿的发生方式。

（二）身体评估

1. 症状　急性起病，畏寒、高热，体温达 $39 \sim 40℃$，伴有咳嗽、咳黏痰或黏液脓性痰。炎症累及壁层胸膜可引起胸痛，且与呼吸有关。病变范围大时可出现气促。此外还有精神不振、全身乏力、食欲减退等全身中毒症状。如感染控制不及时，可于发病的 $10 \sim 14d$，突然咳出大量脓臭痰及坏死组织，每日可达 $300 \sim 500 \mathrm{mL}$，静置后可分为 3 层。偶有 1/3 患者有不同程度的咯血，偶有中、大量咯血而突然窒息致死。一般在咳出大量脓痰后，体温明显下降，全身中毒症状随之减轻，数周内一般情况逐渐恢复正常。肺脓肿破溃到胸膜腔，可出现突发性胸痛、气急，出现脓气胸。部分患者缓慢发病，仅有一般的呼吸道感染症状。血源性肺脓肿多先有原发病灶引起的畏寒、高热等全身脓毒症的表现。经数日或数周后才出现咳嗽、咳痰，痰量不多，极少咯血。慢性肺脓肿患者常有咳嗽、咳脓痰、反复发热和咯血，持续数周到数日。可有贫血、消瘦等慢性中毒症状。

2. 体征　与肺脓肿的大小和部位有关。初起时肺部可无阳性体征，或患侧可闻及湿啰音；病变继续发展，可出现肺实变体征，可闻及支气管呼吸音；肺脓腔增大时，可出现空瓮音；病变累及胸膜可闻及胸膜摩擦音或呈现胸腔积液体征。血源性肺脓肿多无阳性体征。慢性肺脓肿常有杵状指（趾）。

（三）心理 – 社会状况

急性肺脓肿起病急，症状明显，患者易产生紧张不安的情绪；慢性肺脓肿病程长，破坏了正常的工作、生活秩序，咳出大量脓性臭痰，无论对本人还是其他人都是一种不良刺激，患者常出现情绪抑郁，表现为悲观、失望、焦虑等。

（四）辅助检查

1. 血常规检查　急性肺脓肿血白细胞总数可达 $(2 \sim 3) \times 10^{10}/\mathrm{L}$，中性粒细胞在 90% 以上，核明显左移，常有中毒颗粒。慢性患者的白细胞可稍有升高或正常，红细胞和血红蛋白减少。

2. 痰细菌学检查　气管深部痰标本细菌培养可有厌氧菌和（或）需氧菌存在。

3. 胸部 X 线检查　X 线胸片早期可见大片浓密模糊浸润阴影，边缘不清或团片状浓密阴影。脓肿形成，脓液排出后，可见圆形透亮区及液平面。经脓液引流和抗生素治疗后，周围炎症先吸收，最后可仅残留纤维条索状阴影。血源性肺脓肿典型表现为两肺外侧有多发球形致密阴影，大小不一，中央有小脓腔和气液平面。

4. 纤维支气管镜检查　有助于明确病因、病原学诊断及治疗。

二、治疗原则

本病的治疗原则是抗菌药物治疗和脓液引流。

1. 抗菌药物治疗　一般选用青霉素。对青霉素过敏或不敏感者，可用林可霉素、克林霉素或甲硝唑等药物。若疗效不佳，要注意根据细菌培养和药物敏感试验结果选用有效抗菌药物。

2. 脓液引流　是提高疗效的有效措施。痰液黏稠不易咳出者可用祛痰药或雾化吸入生理盐水、祛痰药或支气管舒张剂以利痰液引流。身体状况较好者可采取体位引流排痰。

3. 支气管肺泡灌洗术（bronchoalveolar lavage，BAL）　是一种介入性操作，在纤维支气管镜直视下操作，能有效清除肺脓肿腔内的脓性分泌物，并可直接注入抗生素。

4. 手术治疗　略。

三、护理措施

1. 环境　肺脓肿患者咳痰量大，常有厌氧菌感染，痰有臭味，应保持室内空气流通，同时注意保暖，如有条件最好住单间。

2. 饮食护理　由于脓肿的肺组织在全身消耗严重的情况下修复困难，机体需要较强的支持疗法，应加强营养，给予高蛋白、高维生素、高热量、易消化饮食，食欲欠佳者应少量多餐。

3. 咳嗽、咳痰的护理　肺脓肿患者通过咳嗽排出大量脓痰。应鼓励患者进行有效的咳嗽，经常活动和变换体位，以利痰液排出。鼓励患者增加液体摄入量，以促进体内的水化作用，使脓痰稀释而易于咳出。要注意观察痰的颜色、性质、气味和静置后是否分层。准确记录 24h 痰液排出量。当发现血痰时，应及时报告医生，若痰中血量较多，要严密观察病情变化，并准备好抢救药品和用品，嘱患者头偏向一侧，最好取患侧卧位，注意大咯血或窒息的发生。

4. 体位引流的护理　体位引流有利于大量脓痰排出体外，根据病变部位采用肺段、支气管引流的体位，使支气管内痰液借重力作用，经支气管、气管排出体外。对脓痰甚多，且体质虚弱的患者应做监护，以免大量脓痰涌出但无力咳出而窒息。年老体弱、呼吸困难明显者或在高热、咯血期间不宜行体位引流。必要时，应用负压吸引器给予经口吸痰或支气管镜抽吸排痰。痰量不多，中毒症状严重，提示引流不畅，应积极进行体位引流。发绀、呼吸困难、胸痛明显者，应警惕脓气胸。

5. 口腔护理　肺脓肿患者高热时间较长，唾液分泌减少，口腔黏膜干燥；又因咳大量脓臭痰，利于细菌繁殖，易引起口腔炎及黏膜溃疡；而大量抗生素的应用，易诱发真菌感染。因此要在晨起、饭后、体位引流后、临睡前协助患者漱口，做好口腔护理。

6. 用药护理　遵医嘱给予抗生素、祛痰药、支气管扩张剂，或给予雾化吸入。以利痰液稀释、排出。

7. 心理护理　本病患者常有焦虑、抑郁、内疚等不良心理状态。护理人员应富有同情心和责任感，向患者解释肺脓肿的有关知识，多进行安慰，对患者提出的问题耐心解答，建立良好的护患关系，使患者能积极主动配合治疗，以缩短疗程，争取早日彻底康复。

四、健康教育

1. 疾病预防指导　让患者了解肺脓肿的感染途径，彻底治疗口腔、上呼吸道慢性感染病灶如龋齿、化脓性扁桃体炎、鼻窦炎、牙周溢脓等，以防止病灶分泌物吸入肺内，诱发感染。重视口腔清洁，经常漱口，多饮水，预防口腔炎的发生。积极治疗皮肤外伤感染、痈、疖等化脓性病灶，不挤压痈、疖，防止血源性肺脓肿的发生。不酗酒。

2. 疾病知识指导　如下所述。

（1）教会患者有效咳嗽、体位引流的方法，及时排出呼吸道异物，防止吸入性感染，保持呼吸道通畅，促进病变的愈合。

（2）指导慢性病、年老体弱患者家属经常为患者翻身、叩背，促进痰液排出，疑有异物吸入时要及时清除。

（3）肺脓肿患者的抗生素治疗需时较长，才能治愈，防止病情反复。患者及家属应了解其重要性，遵从治疗计划。

（王丽芳）

第十节　肺结核

肺结核是由结核分枝杆菌引起的肺部慢性传染性疾病。结核分枝杆菌可侵及全身多个脏器，以肺结核最常见。临床常有低热、盗汗、消瘦、乏力及咳嗽、咯血等表现。

肺结核在当今仍然是严重危害人类健康的主要传染病，是全球关注的公共卫生和社会问题，也是我国重点控制的主要疾病之一。20世纪60年代起，化学治疗成为控制结核病的有效方法，使新发结核病治愈率达95%以上。但20世纪80年代中期以来，结核病出现全球恶化趋势，WHO于1993年宣布结核病处于"全球紧急状态"，动员和要求各国政府大力加强结核病的控制工作。在我国，结核病总的疫情虽有明显下降，但流行形势仍十分严峻。中国是世界上结核病疫情负担最重的22个国家之一，疫情呈"三高一低"，即患病率高、死亡率高、耐药率高、年递减率低，全国有近半的人口曾受结核分枝杆菌感染，2000年统计结果显示，活动性肺结核患者约500万，占世界结核患者总数的1/4，每年因结核病死亡的人数约13万，是全国十大死亡病因之一。因此结核病的防治仍然是一个严重的、需要高度重视的公共卫生和社会问题。

一、护理评估

（一）健康史

护士应注意询问患者家族史、个人健康史等情况，有无与结核患者亲密接触史，家族中有无结核患者，是否有同室生活、共同进餐的情况；有无麻疹、糖尿病、艾滋病、慢性疾病、营养不良或使用糖皮质激素、免疫抑制剂等状况；了解病程经过、以往诊断和治疗情况。

（二）身体评估

1. 症状　包括呼吸系统症状和全身症状。

（1）呼吸系统症状

1）咳嗽咳痰：是肺结核最常见症状。咳嗽较轻，干咳或少量黏液痰。有空洞形成时，痰量增多，若合并其他细菌感染，痰可呈脓性。

2）咯血：1/3~1/2的患者有咯血。咯血量多少不定，多数患者为少量咯血，少数为大咯血。

3）胸痛：结核累及胸膜时可表现为胸痛，为胸膜性胸痛，且随呼吸运动和咳嗽加重。

4）呼吸困难：多见于干酪样肺炎和大量胸腔积液患者，也可见于纤维空洞性肺结核的患者。

（2）全身症状：发热为最常见症状，多为长期午后潮热，即下午或傍晚体温开始升高，翌晨降至正常。部分患者有乏力、盗汗、食欲减退和体重减轻等全身性症状。育龄妇女可有月经不调或闭经。

2. 体征　取决于病变性质和范围。病变范围小或位置深者，可以没有任何体征；渗出性病变范围较大或干酪样坏死时，则可以有肺实变体征，如触觉语颤增强、叩诊浊音、听诊闻及支气管呼吸音和细湿啰音。当有较大范围的纤维条索形成时，气管向患侧移位，患侧胸廓塌陷、叩诊浊音、听诊呼吸音减弱并可闻及湿啰音。结核性胸膜炎时有胸腔积液体征：气管向健侧移位，患侧胸廓望诊饱满、触觉语颤减弱、叩诊实音，听诊呼吸音消失。支气管结核可有局限性哮鸣音。

（三）心理－社会状况

了解患者及家属对结核病知识了解的程度，评估患者因患病及隔离治疗是否表现有焦虑、忧郁、恐惧、悲观、自卑、孤独、退缩等心理变化，评估患者的社会支持系统；家庭成员对患者的态度、关心程度，照顾的方式，经济状况等。

（四）辅助检查

1. 痰结核分枝杆菌检查　是确诊肺结核、制定化学治疗方案和考核治疗效果的主要依据。痰涂片抗酸染色镜检快速简便，若抗酸杆菌阳性，肺结核诊断基本可成立。痰培养更为精确，常作为结核病诊断的金标准。

2. 影像学检查　胸部 X 线检查是诊断肺结核的重要方法，可以发现早期轻微的结核病变，确定病变范围、部位、形态、密度与周围组织的关系。CT 检查易发现隐蔽的病变，而减少微小病变的漏诊。

3. 结核菌素试验　用于检出结核分枝杆菌感染，而不能检出结核病。WHO 和国际防痨和肺病联合会推荐使用的结核菌素为纯蛋白衍化物（purified protein derivative，PPD）以便于国际结核感染率的比较。通常在左前臂屈侧中部皮内注射 0.1mL（5U），试验后 48～72h 观察和记录结果，测量皮肤硬结的横径和纵径，得出平均直径 =（横径 + 纵径）/2，而不是红晕的直径，硬结直径≤4mm 为阴性，5～9mm 为弱阳性，10～19mm 为阳性，≥20mm 或局部出现水疱、坏死和淋巴管炎为强阳性反应。

结核菌素实验阳性仅表示有结核分枝杆菌感染，并不一定现在患病，若呈强阳性，常提示活动性结核病。结核菌素实验对婴幼儿的诊断价值大于成人，3 岁以下强阳性反应者，应视为有新近感染的活动性肺结核，如果 2 年内结核菌素反应从 <10mm 增加至 10mm 以上，并增加 6mm 以上时可认为有新近感染。

结核菌素试验阴性除见于机体未感染结核分枝杆菌，还见于结核感染后 4～8 周以内，处于变态反应前期；免疫力下降或免疫受抑制，如应用糖皮质激素、淋巴细胞免疫系统缺陷、麻疹、百日咳、严重结核病和危重患者。

二、治疗原则

1. 抗结核化学药物治疗（简称化疗）　化学治疗的主要作用在于迅速杀死病灶中大量繁殖的结核分枝杆菌，使患者由传染性转为非传染性。防止获得性耐药变异菌的产生。彻底杀灭结核病变中静止或代谢缓慢的结核分枝杆菌，使患者达到临床治愈和生物学治愈的目的。

（1）化学治疗的原则：早期、规律、全程、适量和联合治疗是化学治疗的原则。整个化疗方案分强化和巩固两个阶段。

（2）常用抗结核药物：常用抗结核药的剂量和主要不良反应见表 3－1。

表 3－1　常用抗结核药的剂量和主要不良反应

药名（缩写）	每日剂量（g）	间歇疗法一日量（g）	主要不良反应	注意事项
异烟肼（H，INH）	0.3	0.6～0.8	周围神经炎，偶有肝损害	避免与抗酸药同时服用，注意消化道反应，肢体远端感觉及精神状态
利福平（R，RFP）	0.45～0.6*	0.6～0.9	肝损害，变态反应	体液及分泌物会呈橘黄色，使接触镜（隐形眼镜）永久变色；监测肝脏毒性及变态反应；加速口服避孕药、降糖药、茶碱、抗凝血剂等药物的排泄，使药效降低或失败
链霉素（S，SM）	0.75～1.0（老年人每次 0.75）	0.75～1.0	听力障碍、眩晕、肾损害，口周麻木，过敏性皮疹等	注意听力变化及有无平衡失调，用药前和用药后 1～2 个月进行听力检查

药名 （缩写）	每日剂量 （g）	间歇疗法 一日量（g）	主要不良反应	注意事项
吡嗪酰胺 （Z，PZA）	1.5～2.0	2～3	胃肠不适、肝损害、高尿酸血症、关节痛	警惕肝脏毒性反应，监测肝功能，定期监测 ALT；注意关节疼痛、皮疹等反应，监测血清尿酸
乙胺丁醇 （E，EMB）	0.75～1.0**	1.5～2.0	视神经炎	检查视觉灵敏度和颜色的鉴别力（用药前、用药后每1～2个月1次）
对氨基水杨酸钠 （P，PAS）	8～12***	10～12	胃肠反应、变态反应、肝损害	监测不良反应的症状、体征、定期复查肝功能

注：＊体重＜50kg用0.45g，≥50kg用0.6g；S、Z用量亦按体重调节；

＊＊前2个月25mg/kg，其后减至15mg/kg；

＊＊＊每日分2次服用（其他药均为每天1次）。

（3）统一标准化学治疗方案

1）初治涂阳肺结核治疗方案（含初治涂阴有空洞形成或粟粒型肺结核）

a. 每日用药方案：强化期：异烟肼、利福平、吡嗪酰胺和乙胺丁醇，顿服，2个月；巩固期：异烟肼、利福平，顿服，4个月。简写为：2HRZE/4HR。

b. 间歇用药方案：强化期：异烟肼、利福平、吡嗪酰胺和乙胺丁醇，隔日1次或每周3次，2个月；巩固期：异烟肼、利福平，隔日1次或每周3次，4个月。简写为：2HRZE/4HR。

2）复治涂阳肺结核治疗方案

a. 每日用药方案：强化期：异烟肼、利福平、吡嗪酰胺、链霉素和乙胺丁醇，每日1次，2个月；巩固期：异烟肼、利福平和乙胺丁醇，每日1次，4～6个月。巩固期治疗4个月时，痰菌未转阴，可继续延长治疗期2个月。简写为：2HRZSE/4～6HRE。

b. 间歇用药方案：强化期：异烟肼、利福平、吡嗪酰胺、链霉素和乙胺丁醇，隔日1次或每周3次，2个月；巩固期：异烟肼、利福平和乙胺丁醇，隔日1次或每周3次，6个月。简写为：2HRZSE/6HRE。

3）初治涂阴肺结核治疗方案

a. 每日用药方案：强化期：异烟肼、利福平、吡嗪酰胺，每日1次，2个月；巩固期：异烟肼、利福平，每日1次，4个月。简写为：2HRZ/4HR。

b. 间歇用药方案：强化期：异烟肼、利福平、吡嗪酰胺，隔日1次或每周3次，2个月；巩固期：异烟肼、利福平，隔日1次或每周3次，4个月。简写为：2HRZ/4HR。

上述间歇方案为我国结核病规划所采用，但必须采用全程督导化疗管理，以保证患者不间断地规律用药。

2. 对症治疗　如下所述。

（1）毒性症状：有效抗结核治疗1～2周，毒性症状可消失，无须特殊处理。高热或大量胸腔积液者可在使用有效抗结核药物同时，加用糖皮质激素，可能减轻炎症和变态反应引起的症状。

（2）咯血：若仅痰中带血或小量咯血，以卧床休息、止咳、镇静等对症治疗为主。可用氨基己酸、氨甲苯酸、酚磺乙胺等药物止血。中等或大量咯血时应严格卧床休息，应用垂体后叶素止血，必要时可经支气管镜局部止血，或插入球囊导管，压迫止血。若咯血量过多，可酌情适量输血。

3. 手术治疗　当前肺结核外科手术治疗主要的适应证是经合理化学治疗无效、多重耐药的厚壁空洞、大块干酪灶、结核性脓胸、支气管胸膜瘘和大咯血保守治疗无效者。

三、护理措施

1. 休息与活动 如下所述。

（1）肺结核患者症状明显，有咯血、高热等严重结核病毒性症状，或结核性胸膜炎伴大量胸腔积液者，应当卧床休息。

（2）恢复期患者可适当增加户外活动，如散步、打太极、做保健操等，充分调动人体内在的自身康复能力，增进机体免疫功能，提高机体的抗病能力。

（3）轻症患者在坚持化学治疗的同时，可进行正常工作，但应避免劳累和重体力劳动，保证充足的睡眠和休息，做到劳逸结合。

（4）痰涂阴性和经有效抗结核治疗4周以上的患者，没有传染性或只有极低的传染性，应鼓励患者过正常的家庭和社会生活，有助于减轻肺结核患者的社会隔离感和因患病引起的焦虑情绪。

2. 饮食 为患者制定全面的饮食营养计划，提供高热量、高蛋白、富含维生素的饮食，如鱼、肉、蛋、牛奶豆制品、蔬菜和水果等；增进食欲，增加饮食的品种，采用患者喜欢的烹调方法；创造一个整洁、安静、舒适的进餐环境，消除疼痛、焦虑等干扰因素，去除不良因素，使患者在轻松、愉快的气氛中享受进食的乐趣；必要时遵医嘱给予静脉补充足够的营养；监测患者体重，判断患者营养状况是否改善。

3. 用药护理 如下所述。

（1）抗结核用药时间至少半年，长的达一年半之久，患者往往难以坚持，应有计划、有目的地向患者及家属逐步介绍有关药物治疗的知识，如借助科普读物帮助患者加深理解。

（2）向患者和家属宣传讲解早期、联合、适量、规律、全程化学治疗的重要性，使患者树立治愈疾病的信心，积极配合治疗，督促患者按医嘱服药、建立按时服药的习惯。

（3）解释药物不良反应时，重视强调药物的治疗效果，让患者认识到发生不良反应的可能性较小，以激励患者坚持全程化学治疗，防止治疗失败而产生耐药结核分枝杆菌，增加治疗的困难和经济负担。如出现巩膜黄染、肝区疼痛、胃肠不适、眩晕、耳鸣等不良反应要及时与医生联系，不要自行停药，大部分不良反应经相应处理可以完全消失。

4. 病情观察 注意咳嗽、咳痰的颜色、性质、量的变化，观察咯血的程度，及发热、盗汗、消瘦、贫血等全身症状，出现高热、气促、发绀，提示病情严重。

5. 对症处理 发热的患者卧床休息，多饮水，必要时给予物理降温或小剂量解热镇痛药；盗汗的患者注意室内通风，衣被勿太厚，及时用毛巾擦干身体和更换湿衣服、被单等；咳嗽、咳痰的患者适当给予止咳祛痰剂，如复方甘草合剂等；胸痛患者宜取患侧卧位，减少患侧胸廓活动而减轻疼痛。

6. 心理护理 建立良好的护患关系，取得患者及家属的信任和配合；加强对患者及家属的心理咨询和卫生宣传，介绍有关结核病的知识，使之了解只有坚持合理、全程化疗，患者才能完全康复。帮助患者提高机体免疫功能，树立信心，尽快适应环境，消除焦虑、紧张心理；鼓励患者倾诉患病的身心感受，充分调动人体内在的自身康复能力，使患者积极配合治疗，处于接受治疗的最佳心理状态。指导患者和家属学会寻求社会支持。

四、健康教育

（一）结核病预防控制

1. 控制传染源 早期发现患者并登记管理，及时给予合理化学治疗和良好护理，是预防结核病疫情的关键。肺结核病程长、易复发和具有传染性，必须长期随访。掌握患者从发病、治疗到治愈的全过程。

2. 切断传播途径 ①有条件的患者应单居一室；涂阳肺结核患者住院治疗时需进行呼吸道隔离，室内保持良好通风，每天用紫外线消毒。②注意个人卫生，严禁随地吐痰，不可面对他人打喷嚏或咳嗽，以防飞沫传播。在咳嗽或打喷嚏时，用双层纸巾遮住口鼻，纸巾焚烧处理，留置于容器中的痰液必须经灭菌处理再弃去。接触痰液后用流水清洗双手。③餐具煮沸消毒或用消毒液浸泡消毒,同桌共餐时使用公筷,以预防传染。④被褥、书籍在烈日下暴晒6h以上。⑤患者外出时戴口罩。

3. 保护易感人群 ①给未受过结核分枝杆菌感染的新生儿、儿童及青少年接种卡介苗(活的无毒力牛型结核分枝杆菌疫苗),使人体产生对结核分枝杆菌的获得性免疫力。卡介苗不能预防感染,但可减轻感染后发病与病情。②密切接触者应定期到医院进行有关检查,必要时给予预防性治疗。③对受结核分枝杆菌感染易发病的高危人群,如HIV感染者、硅沉着病、糖尿病等,可应用预防性化学治疗。

(二)患者指导

1. 休息与活动指导 肺结核患者应注意休息。嘱患者戒烟、限酒;保证营养的补充;合理安排休息,避免劳累;避免情绪波动及呼吸道感染;住处应尽可能保持通风、干燥,有条件者可选择空气新鲜、气候温和处疗养,以促进身体的康复,增加抵抗疾病的能力。

2. 用药指导 抗结核用药时间较长,患者往往难以坚持,只有加强访视宣传,督促用药,取得患者合作,才能保证治疗计划的顺利完成。过早停药或不规则服药是治疗失败的主要原因。向患者介绍结核病的常用治疗方法及持续用药时间,说明用药过程中可能出现的不良反应及用药注意事项、临床表现。一旦出现严重不良反应须随时就医。

3. 指导患者定期随诊 指导患者定期随诊、接受X线胸片检查和肝、肾功能检查,了解治疗效果和病情变化,有利于治疗方案的调整,直至疾病痊愈。

(张珊珊)

第四章

心内科疾病护理

第一节 心力衰竭

在致病因素作用下，心功能必将受到不同程度的影响，即为心功能不全（heart insufficiency）。在疾病的早期，机体能够通过心脏本身的代偿机制以及心外的代偿措施，可使机体的生命活动处于相对恒定状态，患者无明显的临床症状和体征，此为心功能不全的代偿阶段。心力衰竭（heart failure），简称心衰，又称充血性心力衰竭，一般是指心功能不全的晚期，属于失代偿阶段，是指在多种致病因素作用下，心脏泵功能发生异常变化，导致心排血量绝对减少或相对不足，以致不能满足机体组织细胞代谢需要，患者有明显的临床症状和体征的病理过程。常见心力衰竭分类见图4－1。

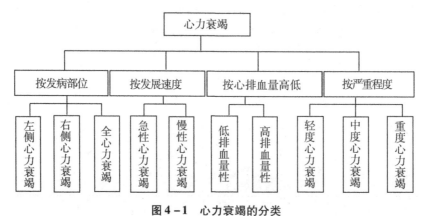

图4－1 心力衰竭的分类

近年来，很多学者将心力衰竭按危险因素和终末等级进行了分类，并指出新的治疗方式可以改善患者的生活质量。

A和B阶段指患者缺乏心力衰竭早期征象或症状，但存在有风险因素或心脏的异常，这些可能包括心脏形态和结构上的改变。

C阶段指患者目前或既往有过心力衰竭的症状，如气短等。

D阶段指患者目前有难治性心力衰竭，并适于进行特殊的进阶治疗，包括心脏移植。

一、病因与发病机制

（一）病因

1. 基本病因　心力衰竭的关键环节是心排血量的绝对减少或相对不足，而心排血量的多少与心肌收缩性的强弱、前负荷和后负荷的高低以及心率的快慢密切相关。因此，凡是能够减弱心肌收缩性、使心脏负荷过度和引起心率显著加快的因素均可导致心力衰竭的发生。

2. 诱因　如下所述。

（1）感染：呼吸道感染为最多，其次是风湿热。女性患者中泌尿道感染亦常见。亚急性感染性心内膜炎也常诱发心力衰竭。

（2）过重的体力劳动或情绪激动。

（3）钠盐摄入过多。

（4）心律失常：尤其是快速性心律失常，如阵发性心动过速、心房颤动等。

（5）妊娠分娩。

（6）输液（特别是含钠盐的液体）或输血过快或过量。

（7）洋地黄过量或不足。

（8）药物作用：如利舍平类、胍乙啶、维拉帕米、奎尼丁、肾上腺皮质激素等。

（9）其他：出血和贫血、肺栓塞、室壁膨胀瘤、心肌收缩不协调，乳头肌功能不全等。

（二）发病机制

心脏有规律的协调的收缩与舒张是保障心排血量的重要前提，其中收缩性是决定心排血量的最关键因素，也是血液循环动力的来源。因此，心力衰竭发病的中心环节，主要是收缩性减弱，但也可见于舒张功能障碍，或二者兼而有之。心肌收缩性减弱的基本机制包括：①心肌结构破坏，导致收缩蛋白和调节蛋白减少。②心肌能量代谢障碍。③心肌兴奋 - 收缩耦联障碍。④肥大心肌的不平衡生长。

二、临床表现与诊断

（一）临床表现

1. 症状和体征　心力衰竭的临床表现与左右心室或心房受累有密切关系。左侧心力衰竭的临床特点主要是由于左心房和（或）左心室衰竭引起肺瘀血、肺水肿；右侧心力衰竭的临床特点是由于右心房和（或）右心室衰竭引起体循环静脉瘀血和钠水潴留。发生左侧心力衰竭后，右心也常相继发生功能损害，最终导致全心心力衰竭。出现右侧心力衰竭后，左心衰竭的症状可有所减轻。

2. 辅助检查　如下所述。

（1）X 线：左侧心力衰竭可显示心影扩大，上叶肺野内血管纹理增粗，下叶血管纹理细，有肺静脉内血液重新分布的表现，肺门阴影增大，肺间质水肿引起肺野模糊，在两肺野外侧可见水平位的 Kerley B 线。

（2）心脏超声：利用心脏超声可以评价瓣膜、心腔结构、心室肥厚以及收缩和舒张功能等心脏完整功能参数。其对心室容积的测定、收缩功能和局部室壁运动异常的检出结果可靠。可检测射血分数，心脏舒张功能。

（3）血流动力学监测：除二尖瓣狭窄外，肺毛细血管楔嵌压的测定能间接反应左房压或左室充盈压，肺毛细血管楔嵌压的平均压，正常值为 <1.6kPa（12mmHg）。

（4）心脏核素检查：心血池核素扫描为评价左和右室整体收缩功能以及心肌灌注提供了简单方法。利用核素技术可以评价左室舒张充盈早期相。

（5）吸氧运动试验：运动耐量有助于评价其病情的严重性并监测其进展。运动时最大氧摄入量和无氧代谢阈（AT）。

（二）诊断

1. 急性心力衰竭（AHF）　AHF 的诊断主要依靠症状和体征，辅以适当的检查，如心电图、胸部 X 线、生化标志物和超声心动图。

2. 慢性心力衰竭　诊断如下。

（1）收缩性心力衰竭（SHF）：多指左侧心力衰竭，主要判定标准为心力衰竭的症状、左心腔增大、左心室收缩末容量增加和左室射血分数（LVEF）≤40%。近年研究发现 BNP 在心力衰竭诊断中具有较高的临床价值，其诊断心力衰竭的敏感性为 94%，特异性为 95%，为心力衰竭的现代诊断提供重要的方法。

（2）舒张性心力衰竭（DHF）：是指以心肌松弛性、顺应性下降为特征的慢性充血性心力衰竭，往往发生于收缩性心力衰竭前，约占心力衰竭总数的1/3，欧洲心脏病协会于1998年制定了原发性DHF的诊断标准，即必须具有以下3点：①有充血性心力衰竭的症状和体征。②LVEF≥45%。③有左心室松弛、充盈、舒张期扩张度降低或僵硬度异常的证据。这个诊断原则在临床上往往难以做到，因此Zile等经过研究认为只要患者满足以下2项就可以诊断为DHF：①有心力衰竭的症状和体征。②LVEF>50%。

三、治疗原则

（一）急性心力衰竭

治疗即刻目标是改善症状和稳定血流动力学状态。

（二）慢性心力衰竭

慢性心力衰竭治疗原则：去除病因；减轻心脏负荷；增强心肌收缩力；改善心脏舒张功能；支持疗法与对症处理。治疗目的：纠正血流动力学异常，缓解症状；提高运动耐量，改善生活质量；防治心肌损害进一步加重；降低病死率。

1. 防治病因及诱因　如能应用药物和手术治疗基本病因，则心力衰竭可获改善。如高血压心脏病的降压治疗，心脏瓣膜病及先天性心脏病的外科手术矫治等。避免或控制心力衰竭的诱发因素，如感染，心律失常，操劳过度及甲状腺功能亢进纠正甲状腺功能。

2. 休息　限制其体力活动，以保证有充足的睡眠和休息。较严重的心力衰竭者应卧床休息。

3. 控制钠盐摄入　减少钠盐的摄入，可减少体内水潴留，减轻心脏的前负荷，是治疗心力衰竭的重要措施。在大量利尿的患者，可不必严格限制食盐。

4. 利尿药的应用　可作为基础用药。控制心力衰竭体液潴留的唯一可靠方法。应该用于所有伴有体液潴留的、有症状的心力衰竭患者。但对远期存活率、死亡率的影响尚无大宗试验验证；多与一种ACEI类或β受体阻滞药合用。旨在减轻症状和体液潴留的表现。

5. 血管扩张药的应用　是通过减轻前负荷和（或）后负荷来改善心脏功能。应用小动脉扩张药如肼屈嗪等，可以降低动脉压力，减少左心室射血阻力，增加心排血量。

6. 洋地黄类药物的应用　洋地黄可致心肌收缩力加强，可直接或间接通过兴奋迷走神经减慢房室传导。能改善血流动力学，提高左室射血分数，提高运动耐量，缓解症状；降低交感神经及肾素-血管紧张素-醛固酮（R-A-A）活性，增加压力感受器敏感性。地高辛为迄今唯一被证明既能改善症状又不增加死亡危险的强心药，地高辛对病死率呈中性作用。

7. 非洋地黄类正性肌力药物　虽有短期改善心力衰竭症状作用，但对远期病死率并无有益的作用。研究结果表明不但不能使长期病死率下降，其与安慰剂相比反而有较高的病死率。

8. 血管紧张素转换酶抑制药（ACEI类）　其作为神经内分泌拮抗药之一已广泛用于临床。可改善血流动力学，直接扩张血管；降低肾素、血管紧张素Ⅱ（AngⅡ）及醛固酮水平，间接抑制交感神经活性；纠正低血钾、低血镁，降低室性心律失常危险，减少心脏猝死（SCD）。

9. β受体阻滞药　其作为神经内分泌阻断药的治疗地位日显重要。21世纪慢性心力衰竭的主要药物是β受体阻滞药。可拮抗交感神经及R-A-A活性，阻断神经内分泌激活；减缓心肌增生、肥厚及过度氧化，延缓心肌坏死与凋亡；上调β₁受体密度，介导信号传递至心肌细胞；通过减缓心率而提高心肌收缩力；改善心肌松弛，增强心室充盈；提高心电稳定性，降低室性心律失常及猝死率。

四、常见护理问题

（一）有急性左侧心力衰竭发作的可能

1. 相关因素　左心房和（或）左心室衰竭引起肺瘀血、肺水肿。

2. 临床表现　突发呼吸困难，尤其是夜间阵发性呼吸困难明显，患者不能平卧，只能端坐呼吸。

呼吸急促、频繁，可达 30～40 次/min，同时患者有窒息感、面色灰白、口唇发绀、烦躁不安、大汗淋漓、皮肤湿冷、咳嗽，咳出浆液性泡沫痰，严重时咳出大量红色泡沫痰，甚至出现呼吸抑制、窒息、神志障碍、休克、猝死等。

3. 护理措施　急性左侧心力衰竭发生后的急救口诀：坐位下垂降前荷，酒精高氧吗啡静，利尿扩管两并用，强心解痉激素添。

（二）心排血量下降

1. 相关因素　与心肌收缩力降低、心脏前后负荷的改变、缺氧有关。

2. 临床表现　左、右侧心力衰竭常见的症状和体征均可出现。

3. 护理措施　如下所述。

（1）遵医嘱给予强心、利尿、扩血管药物，注意药效和观察副作用以及毒性反应。

（2）保持最佳体液平衡状态：遵医嘱补液，密切观察效果；限制液体和钠的摄入量；根据病情控制输液速度，一般每分钟 20～30 滴。

（3）根据病情选择适当的体位。

（4）根据患者缺氧程度予（适当）氧气吸入。

（5）保持患者身体和心理上得到良好的休息：限制活动减少氧耗量；为患者提供安静舒适的环境，限制探视。

（6）必要时每日测体重，记录 24h 尿量。

（三）气体交换受损

1. 相关因素　与肺循环瘀血，肺部感染，及不能有效排痰与咳嗽相关。

2. 临床表现　如下所述。

（1）劳力性呼吸困难、端坐呼吸、发绀（是指毛细血管血液内还原血红蛋白浓度超过 50g/L，是指皮肤、黏膜出现青紫的颜色，以口唇、舌、口腔黏膜、鼻尖、颊部、耳垂和指、趾末端最为明显）。

（2）咳嗽、咳痰、咯血。

（3）呼吸频率、深度异常。

3. 护理措施　如下所述。

（1）休息：为患者提供安静、舒适的环境，保持病房空气新鲜，定时通风换气。

（2）体位：协助患者取有利于呼吸的卧位，如高枕卧位、半坐卧位、端坐卧位。

（3）根据患者缺氧程度给予（适当）氧气吸入。

（4）咳嗽与排痰方法：协助患者翻身、拍背，利于痰液排出，保持呼吸道通畅。

（5）教会患者正确咳嗽、深呼吸与排痰方法：屏气 3～5s，用力地将痰咳出来，连续 2 次短而有力地咳嗽。

1）深呼吸：首先，患者应舒服地斜靠在躺椅或床上，两个膝盖微微弯曲，垫几个枕头在头和肩部后作为支撑，这样的深呼吸练习，也可以让患者坐在椅子上，以患者的手臂做支撑。其次，护理者将双手展开抵住患者最下面的肋骨，轻轻地挤压，挤压的同时，要求患者尽可能地用力呼吸，使肋骨突起，来对抗护理者手的挤压力。

2）年龄较大的心力衰竭患者排痰姿势：年龄较大、排痰困难的心衰患者，俯卧向下的姿势可能不适合他们，因为这样可能会压迫横膈膜，使得呼吸发生困难。可采取把枕头垫得很高，患者身体侧过来倚靠在枕头上，呈半躺半卧的姿势，这样将有助于患者排痰。

（6）病情允许时，鼓励患者下床活动，以增加肺活量。

（7）呼吸状况监测：呼吸频率、深度改变，有无呼吸困难、发绀。血气分析、血氧饱和度改变。

（8）向患者或家属解释预防肺部感染方法：如避免受凉、避免潮湿、戒烟等。

（四）体液过多

1. 相关因素　与静脉系统瘀血致毛细血管压增高，R－A－A 系统活性和血管加压素水平，升高使水、钠潴留，饮食不当相关。

2. 临床表现　具体如下。

（1）水肿：表现为下垂部位如双下肢水肿，为凹陷性，起床活动者以足、踝内侧和胫前部较明显。仰卧者则表现为骶部、腰背部、腿部水肿，严重者可发展为全身水肿，皮肤绷紧而光亮。

（2）胸腔积液：全心心力衰竭者多数存在，右侧多见，主要与体静脉压增高及胸膜毛细血管通透性增加有关。

（3）腹水：多发生在心力衰竭晚期，常合并有心源性肝硬化，由于腹腔内体静脉压及门静脉压增高引起。

（4）尿量减少，体重增加。

（5）精神差，乏力，焦虑不安。

（6）呼吸短促，端坐呼吸。

3. 护理措施　如下所述。

（1）水肿程度的评估：每日称体重，一般在清晨起床后排空大小便而未进食前穿同样的衣服、用同样的磅秤测量。如 1~2d 内体重快速增加，应考虑是否有水潴留，可增加利尿药的用量，应用利尿药后尿量明显增加，水肿消退。体重下降至正常时，体重又称干体重。同时为患者记出入水量。在急性期出量大于入量，出入量的基本平衡，有利于防止或控制心力衰竭。出量为每日全部尿量、大便量、引流量，同时加入呼吸及皮肤蒸发量 600~800mL。入量为饮食、饮水量、水果、输液等，每日总入量为 1 500~2 000mL。

（2）体位：尽量抬高水肿的双下肢，以利于下肢静脉回流，减轻水肿的程度。

（3）饮食护理：予低盐、高蛋白饮食，少食多餐。按病情限制钠盐及水分摄入，重度水肿盐摄入量为 1g/d、中度水肿 3g/d、轻度水肿 5g/d；还要控制含钠高的食物摄入，如腊制品、发酵的点心、味精、酱油、皮蛋、方便面、啤酒、汽水等。每日的饮水量通常一半量在用餐时摄取，另一半量在两餐之间摄入，必要时可给患者行口腔护理，以减轻口渴感。

（4）用药护理：应用强心苷和利尿药期间，监测水、电解质平衡情况，及时补钾。控制输液量和速度。

（5）保持皮肤清洁干燥，保持衣着宽松舒适，床单、衣服干净平整。观察患者皮肤水肿消退情况，定时更换体位，避免水肿部位长时间受压，避免在水肿明显的下肢行静脉输液，防止皮肤破损和压疮形成。

（五）活动无耐力

1. 相关因素　与心排血量减少，组织缺血、缺氧及胃肠道瘀血引起食欲缺乏、进食减少有关。

2. 临床表现　具体如下。

（1）生活不能自理。

（2）活动持续时间短。

（3）主诉疲乏、无力。

3. 护理措施　如下所述。

（1）评估心功能状态。

（2）设计活动目标与计划，以调节其心理状况，促进活动的动机和兴趣。让患者了解活动无耐力原因及限制活动的必要性，根据心功能决定活动量。

（3）循序渐进为原则，逐渐增加患者的活动量，避免使心脏负荷突然增加。

（4）注意监测活动时患者心率、呼吸、面色，发现异常立即停止活动。

（5）在患者活动量允许范围内，让患者尽可能自理，为患者自理活动提供方便条件。①将患者的常用物品放置在患者容易拿到的地方。②及时巡视病房，询问患者有无生活需要，及时满足其需求。③教会患者使用节力技巧。

（6）教会患者使用环境中的辅助设施，如床栏，病区走廊内、厕所内的扶手等，以增加患者的活动耐力。

（7）根据病情和活动耐力限制探视人次和时间。

（8）间断或持续鼻导管吸氧，氧流量 $2 \sim 3L/min$，严重缺氧时 $4 \sim 6L/min$ 为宜。

（六）潜在并发症——电解质紊乱

1. 相关因素　如下所述。

（1）全身血流动力学、肾功能及体内内分泌的改变。

（2）交感神经张力增高与 R－A－A 系统活性增高的代偿机制对电解质的影响。

（3）心力衰竭使 $Na^+ - K^+ - ATP$ 酶受抑制，使离子交换发生异常改变。

（4）药物治疗可影响电解质：①袢利尿药及噻嗪类利尿药可导致低钾血症、低钠血症和低镁血症。②保钾利尿药如螺内酯可导致高钾血症。③血管紧张素转换酶抑制药（ACEI）可引起高钾血症，尤其肾功能不全的患者。

2. 临床表现　具体如下。

（1）低钾血症：轻度乏力至严重的麻痹性肠梗阻、肌肉麻痹、心电图的改变（T 波低平、U 波）、心律失常，并增加地高辛的致心律失常作用。

（2）低钠血症：轻度缺钠的患者可有疲乏、无力、头晕等症状，严重者可出现休克、昏迷，甚至死亡。

（3）低镁血症：恶心，呕吐，乏力，头晕，震颤，痉挛，麻痹，严重低镁可导致房性或室性心律失常。

（4）高钾血症：乏力及心律失常。高钾血症会引起致死性心律失常，出现以下 ECG 改变：T 波高尖；P－R 间期延长；QRS 波增宽。

3. 护理措施　如下所述。

（1）密切监测患者的电解质，及时了解患者的电解质变化，尤其是血钾、血钠和血镁。

（2）在服用利尿药、ACEI 等药物期间，密切观察患者的尿量和生命体征变化，观察患者有无因电解质紊乱引起的胃肠道反应、神志变化、心电图改变。

（3）一旦出现电解质紊乱，应立即报告医生，给予相应的处理

1）低钾血症：停用排钾利尿药及洋地黄制剂；补充钾剂，通常应用 10% 枸橼酸钾口服与氯化钾静脉应用均可有效吸收。传统观念认为严重低钾者可静脉补钾，静滴浓度不宜超过 40mmol/L，速度最大为 20mmol/h（1.5g/h），严禁用氯化钾溶液直接静脉推注。但新的观点认为在做好患者生命体征监护的情况下，高浓度补钾也是安全的。

高浓度静脉补钾有如下优点：能快速、有效地提高血钾的水平，防止低钾引起的心肌应激性及血管张力的影响；高浓度静脉补钾避免了传统的需输注大量液体，从而减轻了心脏负荷，尤其适合于心力衰竭等低钾血症患者。

高浓度补钾时的护理：①高浓度静脉补钾必须在严密的监测血清钾水平的情况下和心电监护下进行，需每 $1 \sim 2h$ 监测 1 次血气分析，了解血清钾水平并根据血钾提高的程度来调整补钾速度，一般心力衰竭患者血钾要求控制在 4.0mmol/L 以上，>45mmol/L 需停止补钾。②严格控制补钾速度，最好用微泵调节，速度控制在 20mmol/h 以内，补钾的通道严禁推注其他药物，避免因瞬间通过心脏的血钾浓度过高而致心律失常。③高浓度静脉补钾应在中心静脉管道内输注，严禁在外周血管注射，因易刺激血管的血管壁引起剧痛或静脉炎。④补钾期间应监测尿量 >30mL/h，若尿量不足可结合中心静脉压（CVP）判断血容量，如为血容量不足应及时扩容使尿量恢复。⑤严密观察心电图改变，了解血钾情况，如 T 波低平，ST 段压低，出现 U 波，提示低钾可能，反之 T 波高耸则表示有高钾血症的可能。⑥补钾的同时也应补镁，因为细胞内缺钾的同时多数也缺镁，且缺镁也易诱发心律失常，甚至有人认为即使血镁正常也应适当补镁，建议监测血钾的同时也监测血镁的情况。

2）低钠血症：稀释性低钠血症患者对利尿药的反应很差，血浆渗透压低，因此选用渗透性利尿药甘露醇利尿效果要优于其他利尿药，联合应用强心药和袢利尿药。甘露醇 $100 \sim 250mL$ 需缓慢静滴，一

般控制在 2~3h 内静滴,并在输注到一半时应用强心药(毛花苷 C),10~20min 后根据患者情况静脉注射呋塞米 100~200mg。

真性低钠血症利尿药的效果很差。应当采用联合应用大剂量袢利尿药和输注小剂量高渗盐水的治疗方法。补钠的量可以参照补钠公式计算。

补钠量(g)=(142mmol/L - 实测血清钠)×0.55×体重(kg)/17

根据临床情况,一般第 1d 输入补充钠盐量的 1/4~1/3,根据患者的耐受程度及血清钠的水平决定下次补盐量。具体方案 1.4%~3.0% 的高渗盐水 150mL,30min 内快速输入,如果尿量增多,应注意静脉给予 10% KCl 20~40mL/d,以预防低钾血症。入液量为1 000mL,每天测定患者体重、24h 尿量、血电解质和尿的实验室指标。严密观察心肺功能等病情变化,以调节剂量和滴速,一般以分次补给为宜。

3)低镁血症:有症状的低镁血症:口服 2~4mmol/kg 体重,每 8~24h 服 1 次。补镁的过程中应注意不要太快,如过快会超过肾阈值,导致镁从尿液排出。无症状者亦应口服补充。不能口服时,也可用 50% 硫酸镁 20mL 溶于 50% 葡萄糖 1 000mL 静滴,缓慢滴注。通常需连续应用 3~5d 才能纠正低镁血症。

4)高钾血症:出现高钾血症时,应立即停用保钾利尿药,纠正酸中毒;静注葡萄糖酸钙剂对抗高钾对心肌传导的作用,这种作用是快速而短暂的,一般数分钟起作用,但只维持不足 1h。如 ECG 改变持续存在,5min 后再次应用。为了增加钾向细胞内的转移,应用胰岛素 10U 加入 50% 葡萄糖 50mL 静滴可在 10~20min 内降低血钾,此作用可持续 4~6h;应用袢利尿药以增加钾的肾排出;肾功能不全的严重高血钾(>7mmol/L)患者应当立即给予透析治疗。

(七)潜在的并发症——洋地黄中毒

1. 相关因素　与洋地黄类药物使用过量、低血钾等因素有关。

2. 临床表现　具体如下。

(1)胃肠道反应:一般较轻,常见食欲缺乏、恶心、呕吐、腹泻、腹痛。

(2)心律失常:服用洋地黄过程中,心律突然转变,是诊断洋地黄中毒的重要依据。如心率突然显著减慢或加速,由不规则转为规则,或由规则转为有特殊规律的不规则。洋地黄中毒的特征性心律失常有:多源性室性期前收缩呈二联律,特别是发生在心房颤动基础上;心房颤动伴完全性房室传导阻滞与房室结性心律;心房颤动伴加速的交接性自主心律呈干扰性房室分离;心房颤动频发交界性逸搏或短阵交界性心律;室上性心动过速伴房室传导阻滞;双向性交界性或室性心动过速和双重性心动过速。洋地黄引起的不同程度的窦房和房室传导阻滞也颇常见。应用洋地黄过程中出现室上性心动过速伴房室传导阻滞是洋地黄中毒的特征性表现。

(3)神经系统表现:可有头痛、失眠、忧郁、眩晕,甚至神志错乱。

(4)视觉改变:可出现黄视或绿视以及复视。

(5)血清地高辛浓度 >2.0ng/mL。

3. 护理措施　如下所述。

(1)遵医嘱正确给予洋地黄类药物。

(2)熟悉洋地黄药物使用的适应证、禁忌证和中毒反应,若用药前心率 <60 次/min,禁止给药。

用药适应证:心功能 II 级以上各种心衰,除非有禁忌证,心功能 III、IV 级收缩性心力衰竭,窦性心律的心力衰竭。

用药禁忌证:预激综合征并心房颤动,二度或三度房室传导阻滞,病态窦房结综合征无起搏器保护者,低血钾。

洋地黄中毒敏感人群:老年人;急性心肌梗死心肌炎、肺心病、重度心力衰竭;肝、肾功能不全;低钾血症、贫血、甲状腺功能减退症。

使地高辛浓度升高的药物:奎尼丁、胺碘酮、维拉帕米。

(3)了解静脉使用毛花苷 C 的注意事项:需稀释后才能使用,成人静脉注射毛花苷 C 洋地黄化负荷剂量为 0.8mg,首次给药 0.2mg 或 0.4mg 稀释后静脉推注,每隔 2~4h 可追加 0.2mg,24h 内总剂量不宜超过 0.8～1.2mg。对于易于发生洋地黄中毒者及 24h 内用过洋地黄类药物者应根据情况酌情减量或减半量给药。推注时间一般 15～20min，推注过程中密切观察患者心律和心率的变化，一旦心律出现房室传导阻滞、长间歇，心率 <60 次/min，均应立即停止给药，并通知医生。

（4）注意观察患者有无洋地黄中毒反应的发生。

（5）一旦发生洋地黄中毒，及时处理洋地黄制剂的毒性反应：①临床中毒患者立即停药，同时停用排钾性利尿药，重者内服不久时立即用温水、浓茶或 1：2 000 高锰酸钾溶液洗胃，用硫酸镁导泻。②内服通用解毒药或鞣酸蛋白 3～5g。③发生少量期前收缩或短阵二联律时可口服 10% 氯化钾液 10～20mL，每日 3～4 次，片剂有发生小肠炎、出血或肠梗阻的可能，故不宜用。如中毒较重，出现频发的异位搏动，伴心动过速、室性心律失常时，可静脉滴注氯化钾，注意用钾安全。④如有重度房室传导阻滞、窦性心动过缓、窦房阻滞、窦性停搏、心室率缓慢的心房颤动及交界性逸搏心律等，根据病情轻重酌情采用硫酸阿托品静脉滴注、静脉注射或皮下注射。⑤当出现洋地黄引起的各种快速心律失常时如伴有房室传导阻滞的房性心动过速和室性期前收缩等患者，苯妥英钠可称为安全有效的良好药物，可用 250mg 稀释于 20mL 的注射用水或生理盐水中（因为强碱性，不宜用葡萄糖液稀释），于 5～15min 内注射完，待转为窦性心律后，用口服法维持，每次 0.1g，每日 3～4 次。⑥出现急性快速型室性心律失常，如频发室性期前收缩、室性心动过速、心室扑动及心室颤动等，可用利多卡因 50～100mg 溶于 10% 葡萄糖溶液 20mL，在 5min 内缓慢静脉注入，若无效可取低限剂量重复数次，间隔 20min，总量不超过 300mg，心律失常控制后，继以 1～3mg/min 静脉滴注维持。

除上述方法外，电起搏对洋地黄中毒诱发的室上性心动过速和引起的完全性房室传导阻滞且伴有阿-斯综合征者是有效而适宜的方法。前者利用人工心脏起搏器发出的电脉冲频率，超过或接近心脏的异位频率，通过超速抑制而控制异位心律；后者是采用按需型人工心脏起搏器进行暂时性右室起搏。为避免起搏电极刺激诱发严重心律失常，应同时合用苯妥英钠或利多卡因。

（八）焦虑

1. 相关因素　与疾病的影响、对治疗及预后缺乏信心、对死亡的恐惧有关。
2. 临床表现　精神萎靡、消沉、失望；容易激动；夜间难以入睡；治疗、护理欠合作。
3. 护理措施　如下所述。

（1）患者出现呼吸困难、胸闷等不适时，守候患者身旁，给患者以安全感。

（2）耐心解答患者提出的问题，给予健康指导。

（3）与患者和家属建立融洽关系，避免精神应激，护理操作要细致、耐心。

（4）尽量减少外界压力刺激，创造轻松和谐的气氛。

（5）提供有关治疗信息，介绍治疗成功的病例，注意正面效果，使患者树立信心。

（6）必要时寻找合适的支持系统，如单位领导和家属对患者进行安慰和关心。

五、健康教育

（一）心理指导

急性心力衰竭发作时，患者因不适而烦躁。护士要以亲切语言安慰患者，告知患者尽量做缓慢深呼吸，采取放松疗法，稳定情绪，配合治疗及护理，才能很快缓解症状。长期反复发病患者，需保持情绪稳定，避免焦虑、抑郁、紧张及过度兴奋，以免诱发心力衰竭。

（二）饮食指导

（1）提供令人愉快、舒畅的进餐环境，避免进餐时间进行治疗。饮食宜少食多餐、不宜过饱，在食欲最佳的时间进食，宜进食易消化、营养丰富的食物。控制钠盐的摄入，每日摄入食盐 5g 以下。对使用利尿药患者，由于在使用利尿药的同时，常伴有体内电解质的排出，容易出现低血钾、低血钠等电解质紊乱，并容易诱发心律失常、洋地黄中毒等，可指导患者多食香蕉、菠菜、苹果、橙子等含钾高的食物。

（2）适当控制主食和含糖零食，多吃粗粮、杂粮，如玉米、小米、荞麦等；禽肉、鱼类，以及核桃仁、花生、葵花子等坚果类含不饱和脂肪酸较多，可多用；多食蔬菜和水果，不限量，尤其是超体重者，更应多选用带色蔬菜，如菠菜、油菜、番茄、茄子和带酸味的新鲜水果，如苹果、橘子、山楂，提倡吃新鲜蔬菜；多用豆油、花生油、菜油及香油等植物油；蛋白质按 2g/kg 供给，蛋白尽量多用黄豆及其制品，如豆腐、豆干、百叶等，其他如绿豆、赤豆。

（3）禁忌食物：限制精制糖，包括蔗糖、果糖、蜂蜜等单糖类；最好忌烟酒，忌刺激性食物及调味品，忌油煎、油炸等烹调方法；少用猪油、黄油等动物油烹调；禁用动物脂肪高的食物，如猪肉、牛肉、羊肉及含胆固醇高的动物内脏、动物脂肪、蛋黄等；食盐不宜多用，每天 2～4g；含钠味精也应适量限用。

（三）作息指导

减少干扰，为患者提供休息的环境，保证睡眠时间。有呼吸困难者，协助患者采取适当的体位。教会患者放松疗法如局部按摩、缓慢有节奏的呼吸或深呼吸等。根据不同的心功能采取不同的活动量。在患者活动耐力许可范围内，鼓励患者尽可能生活自理。教会患者保存体力，减少氧耗的技巧，在较长时间活动中穿插休息，日常用品放在易取放位置。部分自理活动可坐着进行，如刷牙、洗脸等。心力衰竭症状改善后增加活动量时，首先是增加活动时间和频率，然后才考虑增加运动强度。运动方式可采取半坐卧、坐起、床边摆动肢体、床边站立、室内活动、短距离步行。

（四）出院指导

（1）避免诱发因素，气候转凉时及时添加衣服，预防感冒。
（2）合理休息，体力劳动不要过重，适当的体育锻炼以提高活动耐力。
（3）进食富含维生素、粗纤维食物，保持大便通畅。少量多餐，避免过饱。
（4）强调正确按医嘱服药，不随意减药或撤换药的重要性。
（5）定期门诊随访，防止病情发展。

（张珊珊）

第二节　高血压

高血压是一种以动脉压升高为主要特征，同时伴有心、脑、肾、血管等靶器官功能性或器质性损害以及代谢改变的全身性疾病。我国目前采用的高血压诊断标准是《2005 年中国高血压诊治指南》，是在未用抗高血压药情况下，收缩压≥140mmHg 和（或）舒张压≥90mmHg，按血压水平将高血压分为 3 级。收缩压≥140mmHg 和舒张压 <90mmHg 单列为单纯性收缩期高血压。患者既往有高血压史，目前正在用抗高血压药，血压虽然低于 140/90mmHg，亦应该诊断为高血压见表 4-1。

表 4-1　高血压诊断标准

类别	收缩压（mmHg）	舒张压（mmHg）
正常血压	<120	<80
正常高值	120～139	80～89
高血压	≥140	≥90
1 级高血压（轻度）	140～159	90～99
2 级高血压（中度）	160～179	100～109
3 级高血压（重度）	≥180	≥110
单纯收缩期高血压	≥140	<90

注：若患者的收缩压与舒张压分属不同的级别时，则以较高的分级为准。单纯收缩期高血压也可按照收缩压水平分为 1、2、3 级。

临床上高血压见于两类疾病，第一类为原发性高血压，又称高血压病，是一种以血压升高为主要临床表现而病因尚不明确的独立疾病（占所有高血压病患者的90%以上）。第二类为继发性高血压，又称症状性高血压，在这类疾病中病因明确，高血压是该种疾病的临床表现之一，血压可暂时性或持续性升高，如继发于急慢性肾小球肾炎、肾动脉狭窄等肾疾病之后的肾性高血压；继发于嗜铬细胞瘤等内分泌疾病之后的内分泌性高血压；继发于脑瘤等疾病之后的神经源性高血压等。下面主要介绍原发性高血压。

一、病因和发病机制

（一）病因

高血压的病因尚未完全明了，可能与下列因素有关。

（1）遗传因素：调查表明，60%左右的高血压病患者均有家族史，但遗传的方式未明。某些学者认为属单基因常染色体显性遗传，但也有学者认为属多基因遗传。

（2）环境因素：包括饮食习惯（如饮食中热能过高以至肥胖或超重，高盐饮食等）、职业、噪声、吸烟、气候改变、微量元素摄入不足和水质硬度等。

（3）神经精神因素：缺少运动或体力活动，精神紧张或情绪创伤与本病的发生有一定的关系。

（二）发病机制

有关高血压的发病原理的学说较多，包括精神神经源学说、内分泌学说、肾源学说、遗传学说以及钠盐摄入过多学说等。各种学说各有其根据，综合起来认为高级神经中枢功能失调在发病中占主导地位，体液、内分泌因素、肾脏以及钠盐摄入过多也参与本病的发病过程。

外界环境的不良刺激以及某些不利的内在因素，引起剧烈、反复、长时间的精神紧张和情绪波动，导致大脑皮质功能障碍和下丘脑神经内分泌中枢功能失调。由此可通过下列几条途径促使周围小动脉痉挛，进而形成高血压：①皮质下血管舒缩中枢形成了以血管收缩神经冲动占优势的兴奋灶，引起细小动脉痉挛，外周血管阻力增加，血压增高。②大脑皮质功能失调可引起神经垂体释放更多的血管升压素，后者可直接引起小动脉痉挛，也可通过肾素－醛固酮系统，引起钠潴留，进一步促使小动脉痉挛。③大脑皮质功能失调也可引起垂体前叶促肾上腺皮质激素（ACTH）和肾上腺皮质激素分泌增加，促使钠潴留。④大脑皮质功能失调还可引起肾上腺髓质激素分泌增多，后者可直接引起小动脉痉挛，也可通过增加心排血量进一步加重高血压。

二、临床表现

（一）一般表现

大多数的高血压患者在血压升高早期仅有轻微的自觉症状，如头痛、头晕、失眠、耳鸣、烦躁、工作和学习精力不易集中，容易出现疲劳等。

（二）并发症

疼痛或出现颈背部肌肉酸痛紧张感。血压持久升高可导致心、脑、肾、血管等靶器官受损的表现。当出现心慌、气促、胸闷、心前区疼痛时表明心脏已受累；出现尿频、多尿、尿液清淡时表明肾脏受累；如果高血压患者突然出现神志不清、呼吸深沉不规则、大小便失禁等提示可能发生脑出血；如果是逐渐出现一侧肢体活动不利、麻木甚至麻痹应当怀疑是否有脑血栓的形成。

（三）高血压危险度分层

据心血管危险因素和靶器官受损的情况，分层如下。

（1）低危组：男性年龄＜55岁、女性年龄＜65岁，高血压1级、无其他危险因素者，属低危组。典型情况下，10年随访中患者发生主要心血管事件的危险＜15%。

（2）中危组：高血压2级或1~2级同时有1~2个危险因素，患者应否给予药物治疗，开始药物治疗前应经多长时间的观察，医生需予十分缜密的判断。典型情况下，该组患者随后10年内发生主要心血管事件的危险 15% ~20%，若患者属高血压 1 级，兼有一种危险因素，10 年内发生心血管事件危险约 15%。

（3）高危组：高血压水平属 1 级或 2 级，兼有 3 种或更多危险因素、兼患糖尿病或靶器官损害或高血压水平属 3 级但无其他危险因素患者属高危组。典型情况下，他们随后 10 年间发生主要心血管事件的危险 20% ~30%。

（4）很高危组：高血压 3 级同时有 1 种以上危险因素或兼患糖尿病或靶器官损害，或高血压 1 ~3 级并有临床相关疾病。典型情况下，随后 10 年间发生主要心血管事件的危险 ≥30%，应迅速开始最积极的治疗。

（四）几种特殊高血压类型

1. 高血压危象　在高血压疾病发展过程中，因为劳累、紧张、精神创伤、寒冷所诱发，出现烦躁不安、心慌、多汗、手足发抖、面色苍白、异常兴奋等临床表现，可伴有心绞痛、心力衰竭，也可伴有高血压脑病的临床表现。血压升高以收缩压升高为主，往往收缩压 >200mmHg。

2. 高血压脑病　在高血压疾病发展过程中，因为劳累、紧张、情绪激动等诱发，急性脑血液循环障碍，引起脑水肿和颅内压增高，出现头痛、呕吐、烦躁不安、心跳慢，视物模糊、意识障碍甚至昏迷等临床表现。血压升高以舒张压升高为主，往往舒张压 >120mmHg。

3. 恶性高血压　又称急进性高血压，是指舒张压和收缩压均显著增高，病情进展迅速，常伴有视网膜病变，多见于青年人，常常出现头晕、头痛、视物模糊、心慌、气短、体重减轻等临床表现，舒张压常 >130mmHg，易并发心、脑、肾等重要脏器的严重并发症，短时间内可因肾衰竭而死亡。

三、治疗

（一）药物治疗

临床上常用的降压药物主要有六大类：利尿药、α 受体阻断药、钙通道阻滞药（CCBs）、血管紧张素转换酶抑制药（ACEI）、β 受体阻断药以及血管紧张素 Ⅱ 受体拮抗药（ARBs）。临床试验结果证实几种降血压药物，均能减少高血压并发症。

1. 治疗目标　抗高血压治疗的最终目标是减少心血管和肾脏疾病的发病率和病死率。多数高血压患者，特别是 50 岁以上者 SBP 达标时，DBP 也会达标，治疗重点应放在 SBP 达标上。普通高血压患者降至 140/90mmHg 以下，糖尿病、肾病等高危患者降压目标是 <130/80mmHg 以下，老年高血压患者的收缩压降至 150mmHg 以下。

需要说明的是，降压目标是 140/90mmHg 以下，而不仅仅是达到 140/90mmHg。如患者耐受，还可进一步降低，如对年轻高血压患者可降至 130/80mmHg 或 120/80mmHg。

2. 治疗原则　高血压的治疗应全面考虑患者的血压升高水平、并存的危险因素、临床情况，以及靶器官损害，确定合理的治疗方案。对不同危险等级的高血压患者应采用不同的治疗原则。选择抗高血压药物时应考虑对其他伴随疾病存在有利和不利的影响。

（1）潜在的有利影响：噻嗪类利尿药有助于延缓骨质疏松患者的矿物质脱失。β 受体阻断药可治疗心房快速房性心律失常或心房颤动，偏头痛，甲亢（短期应用），特发性震颤或手术期高血压。CCBs 治疗雷诺综合征和某些心律失常。α 受体阻断药可治疗前列腺疾病。

（2）潜在的不利影响：噻嗪类利尿药慎用于痛风或有明显低钠血症史的患者。β 受体阻断药禁用于哮喘、反应性气道疾病、二度或三度心脏传导阻滞。ACEI 和 ARBs 不适于准备怀孕的妇女，禁用于孕妇。ACEI 不适于有血管性水肿病史的患者。醛固酮拮抗药和保钾利尿药会导致高钾血症，应避免用于服药前血清钾超过 5.0mEq/L 的患者。

3. 治疗的有效措施　包括以下几点：

（1）降低高血压患者的血压水平是预防脑卒中及冠心病的根本，只要降低高血压患者的血压水平，就对患者有益处。

（2）由于大多数高血压患者需要两种或以上药物联合应用才能达到目标血压，故提倡小剂量降压药的联合应用或固定剂量复方制剂的应用。

（3）利尿药、β受体阻断药、ACE抑制药、钙通道阻滞药、血管紧张素受体拮抗药及小剂量复方制剂均可作为初始或维持治疗高血压的药物。

（4）推荐应用每日口服1次，降压效果维持24h的降压药，强调长期有规律的抗高血压治疗，达到有效、平稳、长期控制的要求。

（二）非药物治疗

非药物治疗是高血压的基础治疗，主要通过改善不合理的生活方式，减低危险因素水平，进而使血压水平下降。对1级高血压患者，仅通过非药物治疗就有可能使血压降至正常水平。对于必须接受药物治疗的2、3级高血压患者，非药物治疗可以提高药物疗效，减少药物用量，从而降低药物的副作用，减少治疗费用（表4-2）。

表4-2 防治高血压的非药物措施

措施	目标	收缩压下降范围
减重	减少热量，膳食平衡，增加运动，BMI保持20~24kg/m²	5~20mmHg/减重10kg
膳食限盐	北方首先将每人每日平均食盐量降至8g，以后再降至6g，南方可控制在6g以下	2~8mmHg
减少膳食脂肪	总脂肪<总热量的30%，饱和脂肪<10%，增加新鲜蔬菜每日400~500g，水果100g，肉类50~100g，鱼虾类50g蛋类每周3~4枚，奶类每日250g，每日食油20~25g，少吃糖类和甜食	-
增加及保持适当体力活动	一般每周运动3~5次，每次持续20~60min。如运动后自我感觉良好，且保持理想体重，则表明运动量和运动方式会话	4~9mmHg
保持乐观心态，提高应激能力	通过宣教和咨询，提高人群自我防病能力。提倡选择适合个体的体育，绘画等文化活动，增加老年人社交机会，提高生活质量	-
戒烟、限酒	不吸烟；不提倡饮酒，如饮酒，男性每日饮酒精量不超过25g，即葡萄酒小于100~150mL（相当于2~3两），或啤酒小于250~500mL（相当于0.5~1斤），或白酒小于25~50mL（相当于0.5~1两）；女性则减半量，孕妇不饮酒。不提倡饮高度烈性酒。高血压及心脑血管病患者应尽量戒酒	2~4mmHg

注：BMI：体重指数=体重/身高²（kg/m²）。

（三）特殊人群高血压治疗方案

1. 老年高血压 65岁以上的老年人中2/3以上有高血压，老年人降压治疗强调平缓降压，应给予长效制剂，对可耐受者应尽可能降至140/90mmHg以下，但舒张压不宜低于60mmHg，否则是预后不佳的危险因素。

2. 糖尿病 常合并血脂异常、直立性低血压、肾功能不全、冠心病，选择降压药应兼顾或至少不加重这些异常。

3. 冠心病 高血压合并冠心病的患者发生再次梗死或猝死的机会要高于不合并高血压的冠心病患者，它们均与高血压有直接关系，应积极治疗。研究显示，伴有冠心病的高血压患者，不论选用β-受体阻断药还是钙通道阻滞药，作为控制血压的一线药物，最后结果是一样的。

4. 脑血管病 对于病情稳定的非急性期脑血管病患者，血压水平应控制在140/90mmHg以下。急性期脑血管病患者另作别论。

5. 肾脏损害 血肌酐<221μmol/L，首选ACEI，因其对减少蛋白尿及延缓肾病变的进展有利；血肌酐>265μmol/L应停用ACEI，可选择钙通道阻滞药、α受体阻断药、β受体阻断药。伴有肾脏损害或有蛋白尿的患者（24h蛋白尿>1g），控制血压宜更严格。

6. **妊娠高血压** 因妊娠早期的血管扩张作用，在妊娠 20 周前，轻度高血压的患者不需药物治疗，从 16 周至分娩通常使用的较为安全的药物包括：甲基多巴、β 受体阻滞药、肼屈嗪（短期），降低所有的心血管危险因素，须停止吸烟。改变生活方式产生的效果与量和时间有关，某些人的效果更好。

四、高血压病常见护理问题

（一）疼痛——头痛

1. **相关因素** 与血压升高有关。

2. **临床表现** 头部疼痛。

3. **护理措施** 如下所述。

（1）评估患者头痛的情况，如头痛程度（长海痛尺）、持续时间、是否伴有恶心、呕吐、视物模糊等伴随症状。

（2）尽量减少或避免引起或加重头痛的因素，保持病室环境安静，减少探视，护理人员做到操作轻、说话轻、走路轻、关门轻，保证患者有充足的睡眠。

（3）向患者讲解引起头痛的原因，嘱患者合理安排工作和休息，避免劳累、精神紧张、情绪激动等，戒烟、酒。

（4）指导患者放松的技巧，如听轻音乐、缓慢呼吸等。

（5）告知患者控制血压稳定和坚持长期、规律服药的重要性，加强患者的服药依从性。

（二）活动无耐力

1. **相关因素** 与并发心力衰竭有关。

2. **临床表现** 乏力，轻微活动后即感呼吸困难、无力等。

3. **护理措施** 如下所述。

（1）告知患者引起乏力的原因，尽量减少增加心脏负担的因素，如剧烈活动等。

（2）评估患者心功能状态，评估患者活动情况，根据患者心功能情况制定合理的活动计划。督促患者坚持动静结合，循序渐进增加活动量。

（3）嘱患者一旦出现心慌、呼吸困难，胸闷等情况应立即停止活动，保证休息，并一次作为最大活动量的指征。

（三）有受伤的危险

1. **相关因素** 与头晕、视物模糊有关。

2. **临床表现** 头晕、眼花、视物模糊，严重时可出现晕厥。

3. **护理措施** 如下所述。

（1）警惕急性低血压反应，避免剧烈运动、突然改变体位，改变体位时动作应缓慢，特别是夜间起床时；服药后不要站立太久，因为长时间的站立会使腿部血管扩张，血流增加，导致脑部供血不足；避免用过热的水洗澡，防止周围血管扩张导致晕厥。

（2）如出现晕厥、恶心、乏力时应立即平卧，头低足高位，促进静脉回流，增加脑部的血液供应。上厕所或外出应有人陪伴，若头晕严重应尽量卧床休息，床上大小便。

（3）避免受伤，活动场所应灯光明亮，地面防滑，厕所安装扶手，房间应减少障碍物。

（4）密切检测血压的变化，避免血压过高或过低。

（四）执行治疗方案无效

1. **相关因素** 与缺乏相应治疗知识和治疗长期性、复杂性有关。

2. **临床表现** 不能遵医嘱按时服药。

3. **护理措施** 如下所述。

（1）告知患者按时服药的重要性，不能血压正常时就自行停药。

（2）嘱患者定期门诊随访，监测血压控制情况。

（3）坚持服药的同时还要注意观察药物的副作用，如使用利尿药时应注意监测血钾水平，防止低血钾；用β受体阻断药应注意其抑制心肌收缩力、心动过缓、支气管痉挛、低血糖等副作用；使用血管紧张素转换酶（ACE）抑制应注意其头晕、咳嗽、肾功能损害等不良反应。

（五）潜在并发症——高血压危重症

1. 相关因素　与血压短时间突然升高。

2. 临床表现　在高血压病病程中，患者血压显著升高，出现头痛、烦躁、心悸、气急、恶心、呕吐、视物模糊等。

3. 护理措施　如下所述。

（1）患者应进入加强监护室，绝对卧床休息，避免一切不良刺激，保证良好的休息环境。持续监测血压和尽快应用适合的降压药。

（2）安抚患者，做好心理护理，严密观察患者病情变化。

（3）迅速减压，静脉输注降压药，1h使平均动脉血压迅速下降但不超过25%，在以后的2~6h内血压降至60（100~110）mmHg。血压过度降低可引起肾、脑或冠脉缺血。如果这样的血压水平可耐受和临床情况稳定，在以后24~48h逐步降低血压达到正常水平。

（4）急症常用降压药有硝普钠（静脉）、尼卡地平、乌拉地尔、二氮嗪、肼屈嗪、拉贝洛尔、艾司洛尔、酚妥拉明等。用药时注意效果以及有无不良反应，如静滴硝酸甘油等药物时应注意监测血压变化。

（5）向患者讲明遵医嘱按时服药，保证血压稳定的重要性，争取患者及家属的配合。

（6）告知患者如出现血压急剧升高、剧烈头痛。呕吐等不适应及时来院就诊。

（7）协助生活护理，勤巡视病房，勤询问患者的生活需要。

五、健康教育

高血压的健康教育就是根据文化、经济、环境和地理的差异，针对不同的目标人群采用多种形式进行信息的传播，公众教育应着重于宣传高血压的特点、原因和并发症的有关知识；它的可预防性和可治疗性，以及生活方式在高血压的预防和治疗中的作用。尤其应针对不同人群开展不同内容的健康教育。

（一）随访教育

1. 教育诊断　确定患者的目前行为状况、知识、技能水平和学习能力、态度和信念以及近期内患者首先要采取改变的问题。

2. 咨询指导　指导要具体化，行为改变从小量开始，多方面的参与支持，从各方面给患者持续的一致的正面的健康信息可加强患者行为的改变。要加强家庭和朋友的参与全体医务人员的参与。

3. 随访和监测　定期随访患者，及时评价和反馈，并继续设定下一步的目标，可使患者改变的行为巩固和持续下去。一旦开始应用抗高血压药物治疗，多数患者应每月随诊，调整用药直至达到目标血压。2级高血压或有复杂合并症的患者应增加随访的次数。每年至少监测1或2次血钾和肌酐。如血压已达标并保持稳定，可每隔3~6个月随访1次。如有伴随疾病如心力衰竭；或合并其他疾病如糖尿病；或实验室检查的需要均会影响随诊的频率。其他的心血管危险因素也应达到相应的治疗目标，并大力提倡戒烟。由于未控制的高血压患者服用小剂量阿司匹林脑出血的危险增加，只有在血压控制的前提下，才提倡小剂量阿司匹林治疗。

（二）饮食指导

在利尿药及其他降压药问世以前，高血压的治疗主要以饮食为主，随着药物学的发展，饮食治疗逐渐降至次要地位。然而近年来关于高血压病病因和发病机制的研究又促进人们重新评价营养在本病防治中的重要作用。其主要原因是由于：第一，高血压病作为一种常见病，其发生与环境因素，特别是与营养因素密切相关；第二，现有的各种降压药物均有一定的不良反应，而营养治疗不仅具有一定的疗效，而且合乎生理，因此更适宜于大规模人群的防治。

1. 营养因素在高血压痛防治中的作用　如下所述。

(1) 钠和钾的摄入与高血压病的发病和防治有关：首先，流行病学方面大量资料表明，高血压病的发病率与居民膳食中钠盐摄入量呈显著正相关。其次，临床观察发现，不少轻度高血压患者，只需中度限制钠盐摄入，即可使其血压降至正常范围。即使是重度或顽固性高血压病患者，低盐饮食也常可增加药物疗效，减少用药剂量。最后，动物实验表明，钠盐摄入过多可使小鸡和大鼠形成高血压，血压增高的程度与盐量成正比。进一步研究还表明，钠盐对血压的影响与遗传因素有关。通过近亲交配所产生的对盐敏感的大鼠，即使喂以钠盐不高的饲料，也可产生高血压。钠盐摄入过多引起高血压的机制尚未明了。据认为可能与细胞外液扩张，心排血量增加，组织过分灌注，以至造成周围血管阻力增加和血压增高。有人发现高血压患者小动脉中每单位干重所含钠盐较正常人为高，这可使动脉壁增厚，血管阻力增加，也可使血管的舒缩性发生改变。

钾不论动物实验或人体观察均提示其具有对抗钠所引起的不利作用。临床观察表明，氯化钾可使血压呈规律性下降，而氯化钠则可使之上升。

(2) 水质硬度和微量元素：软水地区高血压的发病率较硬水地区为高，这可能与微量元素镉有关。动物实验已证明，镉可引起大鼠的高血压，而当用镉的螯合剂时则可使其逆转。上海市高血压病研究所发现不论健康人或高血压患者的血压增高与血中镉含量的对数呈正相关。锌具有对抗镉的作用，其含量降低可使血压升高。此外，也有报道提到镁对高血压患者有扩张血管作用，能使大多数类型患者的心排血量增加。

(3) 其他因素：包括热能、蛋白质、糖类和脂肪等也与本病的发生和防治有一定的联系。

2. 防治措施　具体如下。

(1) 限制钠盐摄入：健康成人每天钠的需要量仅为200mg（相当于0.5g食盐）。WHO建议每人每日食盐量不超过6g。我国膳食中约80%的钠来自烹调或含盐高的腌制品，因此限盐首先要减少烹调用盐及含盐高的调料，少食各种咸菜及盐腌食品。根据WHO的建议，北方居民应减少日常用盐一半，南方居民减少1/3。

(2) 减少膳食脂肪，补充适量优质蛋白质：有流行病学资料显示，即使不减少膳食中的钠和不减重，如果将膳食脂肪控制在总热量25%以下，P/S比值维持在1，连续40d可使男性SBP和DBP下降12%，女性下降5%。有研究表明每周吃鱼4次以上与吃鱼最少的相比，冠心病发病率减少28%。

建议改善动物性食物结构，减少含脂肪高的猪肉，增加含蛋白质较高而脂肪较少的禽类及鱼类。蛋白质占总热量15%左右，动物蛋白占总蛋白质20%。蛋白质质量依次为：奶、蛋；鱼、虾；鸡、鸭；猪、牛、羊肉；植物蛋白，其中豆类最好。

(3) 注意补充钾和钙：研究资料表明钾与血压呈明显负相关，中国膳食低钾、低钙，因此要增加含钾多、含钙高的食物，如绿叶菜、鲜奶、豆类制品等。这一点在使用利尿药，特别是当血钾含量偏低时尤为重要。

(4) 多吃蔬菜和水果：增加蔬菜或水果摄入，减少脂肪摄入可使SBP和DBP有所下降。素食者比肉食者有较低的血压，其降压的作用可能基于水果、蔬菜、食物纤维和低脂肪的综合作用。人类饮食应以素食为主，适当肉量最理想。

(5) 限制饮酒：尽管有研究表明非常少量饮酒可能减少冠心病发病的危险，但是饮酒和血压水平及高血压患病率之间却呈线性相关，大量饮酒可诱发心脑血管事件发作。因此不提倡用少量饮酒预防冠心病，提倡高血压患者应戒酒，因饮酒可增加服用降压药物的耐药性。如饮酒，建议每日饮酒量应为少量，男性饮酒的酒精不超过25g，即葡萄酒<100~150mL，或啤酒<250~500mL，或白酒<25~50mL；女性则减半量，孕妇不饮酒。不提倡饮高度烈性酒。WHO对酒的新建议是越少越好。

（三）心理护理

1. 评估患者　通过问诊了解患者的家庭、社会、文化状况及行为，分析患者的心理，向患者解释造成高血压病最主要的原因及疾病的转归，再向患者说明高血压病可以控制，甚至可以治愈，从而以增强患者战胜疾病的信心。

2. 克服心理障碍 针对中年高血压患者存在的不良心理进行施护。麻痹大意心理：自以为年轻，身强力壮，采取无所谓的态度。针对这种心理首先要唤起患者对疾病的重视，使之认识到防治高血压病的重要性，在调养方法和注意事项上给予正确的引导，使之配合医师治疗，同时给患者制定个体化健康教育计划，并调动家属参与治疗活动，配合医护完成治疗任务，使之早日康复；焦虑、紧张、恐惧心理：一些患者，认为得了高血压病就是终身疾病，而且还会得心脑血管病，于是，久而久之产生焦虑恐惧心理。采取的措施是暗示诱导，应诱导患者使其注意力从一个客体转移到另一个客体，从而打破原来心理上存在的恶性循环，保持乐观情绪，轻松愉快地接受治疗，以达到防病治病的目的。

(四) 正确测量血压

血压测量是诊断高血压及评估其严重程度的主要手段，目前主要用以下 3 种方法：

1. 诊所血压 是目前临床诊断高血压和分级的标准方法，由医护人员在标准条件下按统一的规范进行测量。具体要求如下：

(1) 选择符合计量标准的水银柱血压计或者经国际标准（BHS 和 AAMD）检验合格的电子血压计进行测量。

(2) 使用大小合适的袖带，袖带气囊至少应包裹 80% 上臂。大多数人的臂围 25 ~ 35cm，应使用长 35cm、宽 12 ~ 13cm 规格气囊的袖带；肥胖者或臂围大者应使用大规格袖带；儿童使用小规格袖带。

(3) 被测量者至少安静休息 5min，在测量前 30min 内禁止吸烟或饮咖啡，排空膀胱。

(4) 被测量者取坐位，最好坐靠背椅，裸露右上臂，上臂与心脏处在同一水平。如果怀疑外周血管病，首次就诊时应测量左、右上臂血压。特殊情况下可以取卧位或站立位。老年人、糖尿病患者及出现直立性低血压情况者，应加测直立位血压。直立位血压应在卧位改为直立位后 1min 和 5min 时测量。

(5) 将袖带缚于被测者的上臂，袖带的下缘应在肘弯上 2.5cm，松紧适宜。将听诊器探头置于肱动脉搏动处。

(6) 测量时快速充气，使气囊内压力达到桡动脉搏动消失后再升高 30mmHg (4.0kPa)，然后以恒定的速率（2 ~ 6mmHg/s）缓慢放气。在心率缓慢者，放气速率应更慢些。获得舒张压读数后，快速放气至零。

(7) 在放气过程中仔细听取柯氏音，观察柯氏音第 I 时相（第一音）和第 V 时相（消失音）水银柱凸面的垂直高度。收缩压读数取柯氏音第 I 时相，舒张压读数取柯氏音第 V 时相。<12 岁儿童、妊娠妇女、严重贫血、甲状腺功能亢进、主动脉瓣关闭不全及柯氏音不消失者，以柯氏音第 IV 时相（变音）定为舒张压。

(8) 血压单位在临床使用时采用毫米汞柱（mmHg），在我国正式出版物中注明毫米汞柱与千帕斯卡（kPa）的换算关系，1mmHg = 0.133kPa。

(9) 应相隔 1 ~ 2min 重复测量，取 2 次读数的平均值记录。如果收缩压或舒张压的 2 次读数相差 5mmHg 以上，应再次测量，取 3 次读数的平均值记录。

2. 自测血压 具体如下。

(1) 对于评估血压水平及严重程度，评价降压效应，改善治疗依从性，增强治疗的主动参与，自测血压具有独特优点。且无白大衣效应，可重复性较好。目前，患者家庭自测血压在评价血压水平和指导降压治疗上已经成为诊所血压的重要补充。然而，对于精神焦虑或根据血压读数常自行改变治疗方案的患者，不建议自测血压。

(2) 推荐使用符合国际标准的上臂式全自动或半自动电子血压计，正常上限参考值为 135/85mmHg。应注意患者向医生报告自测血压数据时可能有主观选择性，即报告偏差，患者有意或无意选择较高或较低的血压读数向医师报告，影响医师判断病情和修改治疗。有记忆存储数据功能的电子血压计可克服报告偏差。血压读数的报告方式可采用每周或每月的平均值。家庭自测血压低于诊所血压，家庭自测血压 135/85mmHg 相当于诊所血压 140/90mmHg。对血压正常的人建议定期测量血压（20 ~ 29 岁，每 2 年测 1 次；30 岁以上每年至少 1 次）。

3. 动态血压 具体如下。

（1）动态血压监测能提供日常活动和睡眠时血压的情况：动态血压监测提供评价在无靶器官损害的情况下（白大衣效应）高血压的可靠证据，也有助于评估明显耐药的患者，抗高血压药物引起的低血压综合征，阵发性高血压以及自主神经功能失调。动态血压测值常低于诊所血压测值。通常高血压患者清醒时血压≥135/85mmHg，睡眠时≥120/75mmHg。动态血压监测值与靶器官损害的相关性优于诊所血压。动态血压监测能提供血压升高占测量总数的百分比、整体血压负荷及睡眠时血压降低的程度。大多数人在夜间血压下降10%~20%，如果不存在这种血压下降现象，则其发生心血管事件的危险会增加。

（2）动态血压测量应使用符合国际标准的监测仪：动态血压的正常值推荐以下国内参考标准：24h平均值<130/80mmHg，白昼平均值<135/85mmHg，夜间平均值<125/75mmHg。正常情况下，夜间血压均值比白昼血压值低10%~15%。

（3）动态血压监测在临床上可用于诊断白大衣性高血压、隐蔽性高血压、顽固难治性高血压、发作性高血压或低血压，评估血压升高严重程度，但是目前主要仍用于临床研究，例如评估心血管调节机制、预后意义、新药或治疗方案疗效考核等，不能取代诊所血压测量。

（4）动态血压测量时应注意以下问题：①测量时间间隔应设定一般为每30min测1次。可根据需要而设定所需的时间间隔。②指导患者日常活动，避免剧烈运动。测血压时患者上臂要保持伸展和静止状态。③若首次检查由于伪迹较多而使读数<80%的预期值，应再次测量。④可根据24h平均血压，日间血压或夜间血压进行临床决策参考，但倾向于应用24h平均血压。

（五）适量运动

1. 运动的作用 运动除了可以促进血液循环，降低胆固醇的生成外，并能增强肌肉、骨骼，减少关节僵硬的发生，还能增加食欲，促进肠胃蠕动、预防便秘、改善睡眠。

2. 运动的形式 最好养成持续运动的习惯，对中老年人应包括有氧、伸展及增强肌力练习3类，具体项目可选择步行、慢跑、太极拳、门球、气功等。

3. 运动强度的控制 每个参加运动的人特别是中老年人和高血压患者在运动前最好了解一下自己的身体状况，以决定自己的运动种类、强度、频度和持续运动时间。运动强度必须因人而异，按科学锻炼的要求，常用运动强度指标可用运动时最大心率达到180（或170）减去年龄，如50岁的人运动心率为120~130次/min，如果求精确则采用最大心率的60%~85%作为运动适宜心率，需在医师指导下进行。运动频度一般要求每周3~5次，每次持续20~60min即可，可根据运动者身体状况和所选择的运动种类以及气候条件等而定。

（六）在医生指导下正确用药

1. 减药 高血压患者一般须终身治疗。患者经确诊为高血压后若自行停药，其血压（或迟或早）终将回复到治疗前水平。但患者的血压若长期控制，可以试图小心、逐步地减少服药数或剂量。尤其是认真地进行非药物治疗，密切地观察改进生活方式进度和效果的患者。患者在试行这种"逐步减药"时，应十分仔细地监测血压。

2. 记录 一般高血压病患者的治疗时间长达数十年，治疗方案会有多次变换，包括药物的选择。最好建议患者详细记录其用过的治疗药物及疗效。医生则更应为经手治疗的患者保存充分的记录，随时备用。

3. 剂量的调整 对大多数非重症或急症高血压，要寻找其最小有效耐受剂量药物，也不宜降压太快。故开始给小剂量药物，经1个月后，如疗效不够而不良反应少或可耐受，可增加剂量；如出现不良反应不能耐受，则改用另一类药物。随访期间血压的测量应在每天的同一时间，对重症高血压，须及早控制其血压，可以较早递增剂量和合并用药。随访时除患者主观感觉外，还要做必要的化验检查，以了解靶器官状况和有无药物不良反应。对于非重症或急症高血压，经治疗血压长期稳定达1年以上，可以考虑减少剂量，目的为减少药物的可能副作用，但以不影响疗效为前提。

（1）选择针对性强的降血压药：降血压药物品种很多，个体差异很大，同一种药物不同的患者服用后的效果会因人而异。对医生开的降血压药，护理人员和患者必须了解药物的名称、作用、剂量、用法、不良反应等，并遵照医嘱按时服药。

（2）合适的剂量：一般由小剂量开始，逐渐调整到合适的剂量。晚上睡觉前的治疗剂量，尤其要偏小，因入睡后如果血压降得太低，则易出现脑动脉血栓形成。药品剂量不能忽大忽小，否则血压波动太大，会造成实质性脏器的损伤。

（3）不能急于求成：如血压降得太低，常会引起急性缺血性脑血管病和心脏缺血性疾病的发生。

（4）不要轻易中断治疗：应用降血压药过程中，症状改善后，仍需坚持长期服药，也不可随意减少剂量，必须听从医生的治疗安排。

（5）不宜频繁更换降血压药物：各种降血压药，在人体内的作用时间不尽相同，更换降血压药时，往往会引起血压的波动，换降血压药必须在医生指导下进行，不宜多种药合用，以避免药物不良反应。

（6）患痴呆症或意识不清的老人，护理人员必须协助服药，并帮助管理好药物，以免发生危险。

（7）注意观察副作用，必要时，采取相应的防范措施。若患者突然出现头痛、多汗、恶心、呕吐、烦躁、心慌等症状，家人协助患者立即平卧抬高头部，用湿毛巾敷在头部；测量血压，若血压过高，应用硝苯地平嚼碎舌下含服等，以快速降血压；如果半小时后血压仍不下降，且症状明显，应立即去医院就诊。

（张珊珊）

第三节　心绞痛

心绞痛（angina pectoris）是冠状动脉供血不足，心肌急剧的、暂时的缺血与缺氧引起的综合征。其特点为阵发性的前胸压榨性疼痛感觉，主要位于胸骨后部，可放射至左上肢，常发生于劳累或情绪激动时，持续数分钟，休息或服用硝酸酯制剂后消失。本病多见于男性，多数患者在40岁以上，劳累、情绪激动、饱食、受寒、阴雨天气、急性循环衰竭等为常见的诱因。

一、病因

1. 基本病因　对心脏予以机械性刺激并不引起疼痛，但心肌缺血、缺氧则引起疼痛。当冠状动脉的"供血"与心肌的"需氧"出现矛盾，冠状动脉血流量不能满足心肌代谢需要时，引起心肌急剧的、暂时的缺血、缺氧时，即产生心绞痛。

2. 其他病因　除冠状动脉粥样硬化外，主动脉瓣狭窄或关闭不全、梅毒性主动脉炎、肥厚性心肌病、先天性冠状动脉畸形、风湿性冠状动脉炎，都可引起冠状动脉在心室舒张期充盈障碍，引发心绞痛。

二、临床表现与诊断

（一）临床表现

1. 症状和体征　具体如下。

（1）部位：典型心绞痛主要在胸骨体上段或中段之后，可波及心前区，有手掌大小范围，可放射至左肩、左上肢前内侧，达无名指和小指；不典型心绞痛疼痛可位于胸骨下段、左心前区或上腹部，放射至颈、下颌、左肩胛部或右前胸。

（2）性质：胸痛为压迫、发闷，或紧缩性，也可有烧灼感。发作时，患者往往不自觉地停止原来的活动，直至症状缓解。

（3）诱因：典型的心绞痛常在相似的条件下发生。以体力劳累为主，其次为情绪激动。登楼、平地快步走、饱餐后步行、逆风行走，甚至用力大便或将臂举过头部的轻微动作，暴露于寒冷环境、进冷饮、身体其他部位的疼痛，以及恐怖、紧张、发怒、烦恼等情绪变化，都可诱发。晨间痛阈低，轻微劳力如刷牙、剃须、步行即可引起发作；上午及下午痛阈提高，则较重的劳力亦可不诱发。

（4）时间：疼痛出现后常逐步加重，然后在 3～5min 内逐渐消失，一般在停止原活动后缓解。一般为 1～15min，多数 3～5min，偶可达 30min 的，可数天或数星期发作 1 次，亦可 1d 内发作多次。

（5）硝酸甘油的效应：舌下含有硝酸甘油片如有效，心绞痛应于 1～2min 内缓解，对卧位型心绞痛，硝酸甘油可能无效。在评定硝酸甘油的效应时，还要注意患者所用的药物是否已经失效或接近失效。

2. 体征 平时无异常体征，心绞痛发作时常见心律增快、血压升高、表情焦虑、皮肤冷或出汗，有时出现第四或第三奔马律。可有暂时性心尖部收缩期杂音，是乳头肌缺血以致功能失调引起二尖瓣关闭不全所致。

（二）诊断

1. 冠心病诊断 具体如下。

（1）据典型的发作特点和体征，含用硝酸甘油后缓解，结合年龄和存在冠心病易患因素，除外其他原因所致的心绞痛，一般即可建立诊断。

（2）心绞痛发作时心电图：绝大多数患者 ST 段压低 0.1mV（1mm）以上，T 波平坦或倒置（变异型心绞痛者则有关导联 ST 段抬高），发作过后数分钟内逐渐恢复。

（3）心电图无改变的患者可考虑做负荷试验：发作不典型者，诊断要依靠观察硝酸甘油的疗效和发作时心电图的改变；如仍不能确诊，可多次复查心电图、心电图负荷试验或 24h 动态心电图连续监测，如心电图出现阳性变化或负荷试验诱发心绞痛发作亦可确诊。

（4）诊断有困难者可考虑行选择性冠状动脉造影或做冠状动脉 CT：考虑施行外科手术治疗者则必须行选择性冠状动脉造影。冠状动脉内超声检查可显示管壁的病变，对诊断可能更有帮助。

2. 近年对确诊心绞痛的患者主张进行仔细的分型诊断 根据世界卫生组织"缺血性心脏病的命名及诊断标准"，现将心绞痛作如下归类。

（1）劳累性心绞痛：是由运动或其他增加心肌需氧量的情况所诱发的心绞痛。包括 3 种类型。①稳定型劳累性心绞痛：简称稳定型心绞痛，亦称普通型心绞痛。是最常见的心绞痛。指由心肌缺血缺氧引起的典型心绞痛发作，其性质在 1～3 个月内并无改变。即每日和每周疼痛发作次数大致相同，诱发疼痛的劳累和情绪激动程度相同，每次发作疼痛的性质和疼痛部位无改变，用硝酸甘油后也在相同时间内发生疗效。②初发型劳累性心绞痛：简称初发型心绞痛。指患者过去未发生过心绞痛或心肌梗死，而现在发生由心肌缺血缺氧引起的心绞痛，时间尚在 1～2 个月内。有过稳定型心绞痛但已数月不发生心绞痛，再发生心绞痛未到 1 个月者也归入本型。③恶化型劳累性心绞痛：进行型心绞痛指原有稳定型心绞痛的患者，在 3 个月内疼痛的频率、程度、诱发因素经常变动，进行性恶化。可发展为心肌梗死与猝死。

（2）自发性心绞痛：心绞痛发作与心肌需氧量无明显关系，与劳累性心绞痛相比，疼痛持续时间一般较长，程度较重，且不易为硝酸甘油所缓解。包括四种类型：①卧位型心绞痛：在休息时或熟睡时发生的心绞痛，其发作时间较长，症状也较重，发作与体力活动或情绪激动无明显关系，常发生在半夜，偶尔在午睡或休息时发作。疼痛常剧烈难忍，患者烦躁不安、起床走动。硝酸甘油的疗效不明显或仅能暂时缓解。可能与夜梦、夜间血压降低或发生未被察觉的左心室衰竭，以致狭窄的冠状动脉远端心肌灌注不足；或平卧时静脉回流增加，心脏工作量增加，需氧增加等有关。②变异型心绞痛：本型患者心绞痛的性质、与卧位型心绞痛相似，也常在夜间发作，但发作时心电图表现不同，显示有关导联的 ST 段抬高而与之相对应的导联中则 ST 段压低。本型心绞痛是由于在冠状动脉狭窄的基础上，该支血管发生痉挛，引起一片心肌缺血所致。③中间综合征：亦称冠状动脉功能不全。指心肌缺血引起的心绞痛发作历时较长，达 30min 或 1h 以上，发作常在休息时或睡眠中发生，但心电图、放射性核素和血清学检查无心肌坏死的表现。本型疼痛其性质是介于心绞痛与心肌梗死之间，常是心肌梗死的前奏。④梗死后心绞痛：在急性心肌梗死后不久或数周后发生的心绞痛。由于供血的冠状动脉阻塞，发生心肌梗死，但心肌尚未完全坏死，一部分未坏死的心肌处于严重缺血状态下又发生疼痛，随时有再发生梗死的可能。

（3）混合性心绞痛：劳累性和自发性心绞痛混合出现，因冠状动脉的病变使冠状动脉血流储备固定地减少，同时又发生短暂的再减损所致，兼有劳累性和自发性心绞痛的临床表现。有人认为这种心绞痛在临床上实甚常见。

（4）不稳定型心绞痛：在临床上被广泛应用并被认为是稳定型劳累性心绞痛和心肌梗死和猝死之间的中间状态。它包括了除稳定型劳累性心绞痛外的上述所有了类型。其病理基础是在原有病变上发生冠状动脉内膜下出血、粥样硬化斑块破裂、血小板或纤维蛋白凝集、冠状动脉痉挛等除了没有诊断心肌梗死的明确的心电图和心肌酶谱变化外，目前应用的不稳定心绞痛的定义根据以下 3 个病史特征做出。①在相对稳定的劳累相关性心绞痛基础上出现逐渐增强的疼痛。②新出现的心绞痛（通常 1 个月内），由很轻度的劳力活动即可引起心绞痛。③在静息和很轻劳力时出现心绞痛。

三、治疗原则

预防：主要预防动脉粥样硬化的发生和发展。

治疗原则：改善冠状动脉的血供；减低心肌的耗氧；同时治疗动脉粥样硬化。

（一）发作时的治疗

（1）休息：发作时立刻休息，经休息后症状可缓解。

（2）药物治疗：应用作用较快硝酸酯制剂。

（3）在应用上述药物的同时，可考虑用镇静药。

（二）缓解期的治疗

系统治疗，清除诱因、注意休息、使用作用持久的抗动脉粥样硬化药物，以防心绞痛发作，可单独、交替或联合应用。宜尽量避免各种确知足以诱致发作的因素。调节饮食，特别是一次进食不应过饱；禁绝烟酒。调整日常生活与工作量；减轻精神负担；保持适当的体力活动，但以不致发生疼痛症状为度；一般不需卧床休息。

（三）其他治疗

低分子右旋糖酐或羟乙基淀粉注射液，作用为改善微循环的灌流，可用于心绞痛的频繁发作。抗凝药，如肝素；溶血栓药和抗血小板药可用于治疗不稳定型心绞痛。高压氧治疗增加全身的氧供应，可使顽固的心绞痛得到改善，但疗效不易巩固。体外反搏治疗可能增加冠状动脉的血供，也可考虑应用。兼有早期心力衰竭者，治疗心绞痛的同时宜用快速作用的洋地黄类制剂。

（四）外科手术治疗

主动脉 – 冠状动脉旁路移植手术（coronary artery bypass grafting，CABG）方法：取患者自身的大隐静脉或内乳动脉作为旁路移植材料。一端吻合在主动脉，另一端吻合在有病变的冠状动脉段的远端，引主动脉的血液以改善该冠状动脉所供血的心肌的血流量。

（五）经皮腔内冠状动脉成形术

经皮腔内冠状动脉成形术（percutaneous transluminal coronary angioplasty，PTCA）方法：冠状动脉造影后，针对相应病变，应用带球囊的心导管经周围动脉送到冠状动脉，在导引钢丝的指引下进入狭窄部位；向球囊内加压注入稀释的造影剂使之扩张，解除狭窄。

（六）其他冠状动脉介入性治疗

由于 PTCA 有较高的术后再狭窄发生率，近来采用一些其他成形方法如激光冠状动脉成形术（PT-CLA）、冠状动脉斑块旋切术、冠状动脉斑块旋磨术、冠状动脉内支架安置等，期望降低再狭窄发生率。

（七）运动锻炼疗法

谨慎安排进度适宜的运动锻炼有助于促进侧支循环的发展，提高体力活动的耐受量，改善症状。

四、常见护理问题

（一）舒适的改变——心绞痛

1. 相关因素　与心肌急剧、短暂地缺血、缺氧，冠状动脉痉挛有关。
2. 临床表现　阵发性胸骨后疼痛。
3. 护理措施　如下所述。

（1）心绞痛发作时立即停止步行或工作，休息片刻即可缓解。根据疼痛发生的特点，评估心绞痛严重程度（表4-3），制定相应活动计划。频发者或严重心绞痛者，严格限制体力活动，并绝对卧床休息。

表4-3　劳累性心绞痛分级

心绞痛分级	表现
Ⅰ级：日常活动时无症状	较日常活动重的体力活动，如平地小跑步、快速或持重物上三楼、上陡坡等时引起心绞痛
Ⅱ级：日常活动稍受限制	一般体力活动，如常速步行1.5～2km、上三楼、上坡等即引起心绞痛
Ⅲ级：日常活动明显受损	较日常活动轻的体力活动，如常速步行0.5～1km、上二楼、上小坡等即引起心绞痛
Ⅳ级：任何体力活动均引起心绞痛	轻微体力活动（如在室内缓行）即引起心绞痛，严重者休息时亦发生心绞痛

（2）遵医嘱给予患者舌下含服硝酸甘油、吸氧，记录心电图，并通知医生。心绞痛频发或严重者遵医嘱使用硝酸甘油静脉微泵推注。由于此类药物能扩张头面部血管，有些患者使用后会出现颜面潮红、头痛等症状，应向患者说明。

（3）用药后动态观察患者胸痛变化情况，同时监测ECG，必要时进行心电监测。

（4）告知患者在心绞痛发作时的应对技巧：一是立即停止活动；另一是立即含服硝酸甘油。向患者讲解含服硝酸甘油是因为舌下有丰富的静脉丛，吸收见效比口服硝酸甘油快。若疼痛持续15min以上不缓解，则有可能发生心肌梗死，需立即急诊就医。

（二）焦虑

1. 相关因素　与心绞痛反复频繁发作、疗效不理想有关。
2. 临床表现　睡眠不佳，缺乏自信心、思维混乱。
3. 护理措施　如下所述。

（1）向患者讲解心绞痛的治疗是一个长期过程，需要有毅力，鼓励其说出内心想法，针对其具体心理情况给予指导与帮助。

（2）心绞痛发作时，尽量陪伴患者，多与患者沟通，指导患者掌握心绞痛发作的有效应对措施。

（3）及时向患者分析讲解疾病好转信息，增强患者治疗信心。

（4）告知患者不良心理状况对疾病的负面影响，鼓励患者进行舒展身心的活动（如听音乐、看报纸）等活动，转移患者注意力。

（三）知识缺乏

1. 相关因素　与缺乏知识来源，认识能力有限有关。
2. 临床表现　患者不能说出心绞痛相关知识，不知如何避免相关因素。
3. 护理措施　如下所述。
（1）避免诱发心绞痛的相关因素：如情绪激动、饱食、焦虑不安等不良心理状态。
（2）告知患者心绞痛的症状为胸骨后疼痛，可放射至左臂、颈、胸，常为压迫或紧缩感。
（3）指导患者硝酸甘油使用注意事项。
（4）提供简单易懂的书面或影像资料，使患者了解自身疾病的相关知识。

五、健康教育

（一）心理指导

告知患者需保持良好心态，因精神紧张、情绪激动、饱食、焦虑不安等不良心理状态，可诱发和加重病情。患者常因不适而烦躁不安，且伴恐惧，此时鼓励患者表达感觉，告知尽量做深呼吸，放松情绪才能使疾病尽快消除。

（二）饮食指导

1. 减少饮食热能　控制体重少量多餐（每天4~5餐），晚餐尤应控制进食量，提倡饭后散步，切忌暴饮暴食，避免过饱；减少脂肪总量，限制饱和脂肪酸和胆固醇的摄入量，增加不饱和脂肪酸；限制单糖和双糖摄入量，供给适量的矿物质及维生素，戒烟戒酒。

2. 在食物选择方面，应适当控制主食和含糖零食　多吃粗粮、杂粮，如玉米、小米、荞麦等；禽肉、鱼类，以及核桃仁、花生、葵花子等坚果类含不饱和脂肪酸较多，可多食用；多食蔬菜和水果，不限量，尤其是超体重者，更应多选用带色蔬菜，如菠菜、油菜、番茄、茄子和带酸味的新鲜水果，如苹果、橘子、山楂，提倡吃新鲜泡菜；多用豆油、花生油、菜油及香油等植物油；蛋白质按劳动强度供给，冠心病患者蛋白质按2g/kg供给。尽量多食用黄豆及其制品，如豆腐、豆干、百叶等，其他如绿豆、赤豆也很好。

3. 禁忌食物　忌烟、酒、咖啡以及辛辣的刺激性食品；少用猪油、黄油等动物油烹调；禁用动物脂肪高的食物，如猪肉、牛肉、羊肉及含胆固醇高的动物内脏、动物脂肪、脑髓、贝类、乌贼鱼、蛋黄等；食盐不宜多用，每天2~4g；含钠味精也应适量限用。

（三）作息指导

制定固定的日常活动计划，避免劳累。避免突发性的劳力动作，尤其在较长时间休息以后。如凌晨起来后活动动作宜慢。心绞痛发作时，应停止所有活动，卧床休息。频发或严重心绞痛患者，严格限制体力活动，应绝对卧床休息。

（四）用药指导

1. 硝酸酯类　硝酸甘油是缓解心绞痛的首选药。

（1）心绞痛发作时可用短效制剂1片舌下含化，1~2min即开始起作用，持续半小时；勿吞服。如药物不易溶解，可轻轻嚼碎继续含化。

（2）应用硝酸酯类药物时可能出现头晕、头胀痛、头部跳动感、面红、心悸，继续用药数日后可自行消失。

（3）硝酸甘油应储存在棕褐色的密闭小玻璃瓶中，防止受热、受潮，使用时应注意有效期，每用6个月须更换药物。如果含服药物时无舌尖麻刺、烧灼感，说明药物已失效，不宜再使用。

（4）为避免直立性低血压所引起的晕厥，用药后患者应平卧片刻，必要时吸氧。长期反复应用会产生耐药性而效力降低，但停用10d以上，复用可恢复效力。

2. 长期服用β受体阻滞药者　如使用阿替洛尔（氨酰心安）、美托洛尔（倍他乐克）时，应指导患者用药。

（1）不能随意突然停药或漏服，否则会引起心绞痛加重或心肌梗死。

（2）应在饭前服用，因食物能延缓此类药物吸收。

（3）用药过程中注意监测心率、血压、心电图等。

3. 钙通道阻滞药　目前不主张使用短效制剂（如硝苯地平），以减少心肌耗氧量。

（五）特殊及行为指导

（1）寒冷刺激可诱发心绞痛发作，不宜用冷水洗脸，洗澡时注意水温及时间。外出应戴口罩或围巾。

（2）患者应随身携带心绞痛急救盒（内装硝酸甘油片）：心绞痛发作时，立即停止活动并休息，保持安静。及时使用硝酸甘油制剂，如片剂舌下含服，喷雾剂喷舌底 1～2 下，贴剂粘贴在心前区。如果自行用药后，心绞痛未缓解。应请求协助救护。

（3）有条件者可以氧气吸入，使用氧气时，避免明火。

（4）患者洗澡时应告诉家属，不宜在饱餐或饥饿时进行，水温勿过冷过热，时间不宜过长，门不要上锁，以防发生意外。

（5）与患者讨论引起心绞痛的发作诱因，确定需要的帮助，总结预防发作的方法。

（六）病情观察指导

注意观察胸痛的发作时间、部位、性质、有无放射性及伴随症状，定时监测心率、心律。若心绞痛发作次数增加，持续时间延长，疼痛程度加重，含服硝酸甘油无效者，有可能是心肌梗死先兆，应立即就诊。

（七）出院指导

（1）减轻体重，肥胖者需限制饮食热量及适当增加体力活动，避免采用剧烈运动防治各种可加重病情的疾病，如高血压、糖尿病、贫血、甲亢等。特别要控制血压，使血压维持在正常水平。

（2）慢性稳定型心绞痛患者大多数可继续正常性生活，为预防心绞痛发作，可在 1h 前含服硝酸甘油 1 片。

（3）患者应随身携带硝酸甘油片以备急用，患者及家属应熟知药物的放置地点，以备急需。

（沈婵娟）

第四节　心肌梗死

心肌梗死（myocardial infarction）是心肌缺血性坏死。为在冠状动脉病变基础上，发生冠状动脉供血急剧减少或中断，使相应的心肌严重而持久地急性缺血所致。

一、病因和发病机制

1. 病因　基本病因是冠状动脉粥样硬化（偶为冠状动脉痉挛、栓塞、炎症、先天性畸形、外伤、冠状动脉阻塞所致）。造成管腔狭窄和心肌供血不足，而侧支循环尚未建立时，下列原因加重心肌缺血即可发生心肌梗死。在此基础上，一旦冠状动脉血供进一步急剧减少或中断 20～30min，使心肌严重而持久地急性缺血达 0.5h 以上，即可发生心肌梗死。

另心肌梗死发生严重心律失常、休克、心力衰竭，均可使冠状动脉血流量进一步下降，心肌坏死范围扩大。

2. 发病机制　冠状动脉病变：血管闭塞处于相应的心肌部位坏死。

二、临床表现

临床表现与梗死面积大小、梗死部位、侧支循环情况密切相关。

1. 先兆　多数患者于发病前数日可有前驱症状，如原有心绞痛近日发作频繁，程度加重，持续时间较久，休息或硝酸甘油不能缓解，甚至在休息中或睡眠中发作。表现为突发上腹部剧痛、恶心、呕吐、急性心力衰竭，或严重律失常。心电图检查可显示 ST 段一过性抬高或降低，T 波高大或明显倒置。

2. 症状　具体如下。

（1）疼痛：最早出现症状。少数患者可无疼痛，起病即表现休克或急性肺水肿。有些患者疼痛部位在上腹部，且伴有恶心、呕吐、易与胃穿孔、急性胰腺炎等急腹症相混淆。

（2）全身症状：发热、心动过速、白细胞增高、红细胞沉降率增快，由坏死物质吸收所引起。一般在疼痛 24～48h 出现，程度与梗死范围呈正相关，体温 38℃ 左右，很少超过 39℃，持续约 1 周。

（3）胃肠道症状：疼痛可伴恶心、呕吐、上腹胀痛，与迷走神经受坏死物质刺激和胃肠道组织灌注不足等有关。

（4）心律失常：75%～95%的患者伴有心律失常，以24h内为最多见，以室性心律失常最多。

（5）休克：20%患者，数小时至1周内发生，主要原因如下。①心肌遭受严重损害，左心室排血量急剧将低（心源性休克）。②剧烈胸痛引起神经反射性周围血管扩张。③因呕吐、大汗、摄入不足所致血容量不足。

（6）心力衰竭：主要是急性左侧心力衰竭。可在最初几天内发生，或在疼痛、休克好转阶段，为梗死后心脏舒缩力减弱或不协调所致。

急性心肌梗死引起的心力衰竭称为泵衰竭。按Killip分级法可分为：Ⅰ级，尚无明显心力衰竭；Ⅱ级，有左侧心力衰竭；Ⅲ级，有急性肺水肿；Ⅳ级，右心源性休克。

3. 体征　具体如下。

（1）心脏体征：心率多增快，第一心音减弱，出现第四心音。若心尖区出现收缩期杂音，多为乳头肌功能不全所致。反应性纤维心包炎者，有心包摩擦音。

（2）血压：均有不同程度的降低，起病前有高血压者，血压可降至正常。

（3）其他：可有心力衰竭、休克体征、心律失常有关的体征。

三、治疗原则

心肌梗死的救治原则为：①挽救濒死心肌，防止梗死扩大，缩小心肌缺血范围。②保护、维持心脏功能。③及时处理严重心律失常、泵衰竭及各种并发症。

（一）监护及一般治疗（motoring and general care）

1. 休息　卧床休息1周，保持安静，必要时给予镇静药。
2. 吸氧　持续吸氧2～3d，有并发症者需延长吸氧时间。
3. 监测　在CCU进行ECG、血压、呼吸、监测5～7d。
4. 限制活动　无并发症者，根据病情制定活动计划，详见护理部分。
5. 进食易消化食物　不宜过饱，可少量多餐。保持大便通畅，必要时给予缓泻药。

（二）解除疼痛（relief of pain）

尽快止痛，可应用强力止痛药。

（1）哌替啶（度冷丁）50～100mg紧急肌内注射。

（2）吗啡5～10mg皮下注射，必要时1～2h后再注射1次以后每4～6h可重复应用，注意呼吸抑制作用。

（3）轻者：可待因0.03～0.06g口服或罂粟碱0.03～0.06g肌内注射或口服。

（4）试用硝酸甘油0.3mg，异山梨酯5～10mg舌下含用或静脉滴注，注意心率增快，BP下降等副作用。

（5）顽固者，人工冬眠疗法。

（三）再灌注心肌（myocardial reperfusion）

意义：再通疗法是目前治疗AMI的积极治疗措施，在起病3～6h内，使闭塞的冠状动脉再通，心肌得到再灌注，挽救濒死的心肌，以缩小梗死范围，改善预后。

适应证：再通疗法只适于透壁心肌梗死，所以心电图上必须要有2个或2个以上相邻导联ST段抬高＞0.1mV，方可进行再通治疗。心肌梗死发病后6h内再通疗法是最理想的；发病6～12h ST段抬高的AMI。

方法：溶栓疗法，紧急施行PTCA，随后再安置支架。

1. 溶栓疗法（thrombolysis）　具体如下。

（1）溶栓的药物：尿激酶、链激酶、重组组织型纤维蛋白溶酶原激活药（rt-PA）等。

（2）注意事项：①溶栓期间进行严密心电监护：及时发现并处理再灌注心律失常。溶栓3h内心律失常发生率最高，84%心律失常发生在溶栓4h之内。前壁心肌梗死时，心律失常多为室性心律失常，如频发室性期前收缩，加速室性自主心律、室性心动过速、心室颤动等；下壁梗死时，心律失常多发生窦性心动过缓、房室传导阻滞。②血压监测：低血压是急性心梗的常见症状，可由于心肌大面积梗死、心肌收缩力明显降低、心排血量减少所至，但也可能与血容量不足、再灌注性损伤、血管扩张药及合并出血等有关。一般低血压在急性心肌梗死后4h最明显。对单纯的低血压状态，应加强对血压的监测。在溶栓进行的30min内，10min测量1次血压；溶栓结束后3h内，30min测量1次；之后1h测量1次；血压平稳后根据病情延长测量时间。③用药期间注意出血倾向：在溶栓期间应严密观察患者有无皮肤黏膜出血、尿血、便血及颅内出血（观察瞳孔意识），输液穿刺部位有无瘀点、瘀斑、牙龈出血等。溶栓后3d内每天检查1次尿常规、大便隐血和出凝血时间，溶栓次日复查血小板，应尽早发现出血性并发症，早期采取有效的治疗措施。

（3）不宜溶栓的情况：①年龄大于70岁。②ST段抬高，时间 >24h。③就诊时严重高血压（ >180/110mmHg）。④仅有ST段压低（如非Q心梗，心内膜下心梗）及不稳定性心绞痛。⑤有出血倾向、外伤、活动性溃疡病、糖尿病视网膜病变，脑出血史及6个月内缺血性脑卒中史，夹层动脉瘤，半个月内手术等。

（4）判断再通指标

1）冠状动脉造影直接判断。

2）临床间接判断血栓溶解（再通）指标：①ECG抬高的ST段于2h内回降 >50%。②胸痛2h内基本消失。③2h内出现再灌注性心律失常。④血清CK-MB酶峰值提前出现（14h内）。

2. 经皮冠状动脉腔内成形术　如下所述。

（1）补救性PTCA：经溶栓治疗，冠状动脉再通后又再堵塞，或再通后仍有重度狭窄者，如无出血禁忌，可紧急施行PTCA，随后再安置支架。预防再梗和再发心绞痛。

（2）直接PTCA：不进行溶栓治疗，直接进行PTCA作为冠状动脉再通的手段，其目的在于挽救心肌。

适应证：①对有溶栓禁忌或不适宜溶栓治疗的患者，以及对升压药无反应的心源性休克患者应首选直接PTCA。②对有溶栓禁忌证的高危患者，如年龄 >70岁、既往有AMI史、广泛前壁心肌梗死以及收缩压 <100mmHg、心率 >100次/min或Killip分级 > I级的患者若有条件最好选择直接PTCA。

（四）控制休克

最好根据血流动力学监测结果用药。

1. 补充血容量　估计血容量不足，中心静脉压下降者，用低分子右旋糖酐、10%GS 500mL或0.9%NS 500mL静脉滴入。输液后中心静脉压 >18cmH_2O，则停止补充血容量。

2. 应用升压药　补充血容量后血压仍不升，而心排血量正常时，提示周围血管张力不足，此时可用升压药物。多巴胺或间羟胺微泵静脉使用，两者亦可合用。亦可选用多巴酚丁胺。

3. 应用血管扩张药　经上述处理后血压仍不升，周围血管收缩致四肢厥冷时可使用硝酸甘油。

4. 其他措施　纠正酸中毒，保护肾功能，避免脑缺血，必要时应用糖皮质激素和洋地黄制剂。

5. 主动脉内球囊反搏术（intraaortic balloon pumping，IABP）　上述治疗无效时可考虑应用IABP，在IABP辅助循环下行冠脉造影，随即行PTCA、CABG。

（五）治疗心力衰竭

主要治疗左侧心力衰竭，见心力衰竭急性左侧心力衰竭的急救。

（六）其他治疗

有助于挽救濒死心肌，防止梗死扩大，缩小缺血范围，根据患者具体情况选用。

1. β受体阻滞药、钙通道阻滞药，ACE抑制药的使用　改善心肌重构，防止梗死范围扩大改善预后。

2. 抗凝疗法　口服阿司匹林等药物。

3. 极化液疗法　有利于心脏收缩，减少心律失常，有利 ST 段恢复。极化液具体配置 10% KCl 15mL + 胰岛素 8U + 10% GS 500mL。

4. 促进心肌代谢药物　维生素 C、维生素 B_6、1、6 - 二磷酸果糖、辅酶 Q_{10} 等。

5. 右旋糖酐 40 或羟乙基淀粉　降低血黏度，改善微循环。

（七）并发症的处理

1. 栓塞　溶栓或抗凝治疗。

2. 心脏破裂　乳头肌断裂、VSD 者手术治疗。

3. 室壁瘤　影响心功能或引起严重心律失常者手术治疗。

4. 心肌梗死后综合征　可用糖皮质激素、阿司匹林、吲哚美辛等。

（八）右室心肌梗死的处理

表现为右侧心力衰竭伴低血压者治疗以扩容为主，维持血压治疗，不宜用利尿药。

四、常见护理问题

（一）疼痛

1. 相关因素　与心肌急剧缺血、缺氧有关。

2. 主要表现　胸骨后剧烈疼痛，伴烦躁不安、出汗、恐惧或有濒死感。

3. 护理措施　如下所述。

（1）绝对卧床休息（包括精神和体力）：休息即为最好的疗法之一，病情稳定无特殊不适，且在急性期均应绝对卧床休息，严禁探视，避免精神紧张，一切活动包括翻身、进食、洗脸、大小便等均应在医护人员协助下进行，避免生扯硬拽现象。如果患者焦虑、抑郁情绪严重并有睡眠障碍等表现时，应根据病情选择没有禁忌的镇静药物，如哌替啶等。

（2）做好氧疗管理：心肌梗死时由于持续的心肌缺血缺氧，代谢物积聚或产生多肽类致痛物等，刺激神经末梢，经神经传导至大脑产生痛觉，而疼痛使患者烦躁不安、情绪恶化，加重心肌缺氧，影响治疗效果。若胸闷、疼痛剧烈或症状不缓解、持续时间长，氧流量可控制在 5 ~ 6L/min，待症状消失后改为 3 ~ 4L/min，一般不少于 72h，5d 后可根据情况间断给氧。

（3）患者的心理管理：疾病给患者带来胸闷、疼痛等压抑的感觉，再加上环境的生疏，可使患者恐惧、紧张不安，而这又导致交感神经兴奋引起血压升高，心肌耗氧量增加，诱发心律失常，加重心肌缺血坏死，因此，我们应了解患者的职业、文化、经济、家庭情况及发病的诱因，关心体贴患者，消除紧张恐惧心理，让患者树立战胜疾病的信心，使患者处于一个最佳心理状态。

（二）恐惧

1. 相关因素　可与下列因素有关。①胸闷不适、胸痛、濒死感。②因病房病友病重或死亡。③病室环境陌生/监护、抢救设备。

2. 主要表现　心情紧张、烦躁不安。

3. 护理措施　如下所述。

（1）消除患者紧张与恐惧心理：救治过程中要始终关心体贴，态度和蔼，鼓励患者表达自己的感受，安慰患者，使之尽快适应环境，进入患者角色。

（2）了解患者的思想状况，向患者讲清情绪与疾病的关系，使患者明白紧张的情绪会加重病情，使病情恶化。劝慰患者消除紧张情绪，使患者处于接受治疗的最佳心理状态。

（3）向患者介绍救治心梗的特效药及先进仪器设备，肯定效果与作用，使患者得到精神上的安慰和对医护人员的信任。在治疗护理过程中做到忙而不乱，紧张而有序，迅速而准确。

（4）给患者讲解抢救成功的例子，使其树立战胜疾病的信心。

（5）针对心理反应进行耐心解释，真诚坦率地为其排忧解难，做好生活护理，给他们创造一个安静、舒适、安全、整洁的休息环境。

（三）自理缺陷

1. 相关因素　与治疗性活动受限有关。

2. 主要表现　日常生活不能自理。

3. 护理措施　如下所述。

（1）心肌梗死急性期卧床期间协助患者洗漱进食、大小便及个人卫生等生活护理。

（2）将患者经常使用的物品放在易拿取的地方，以减少患者拿东西时的体力消耗。

（3）将呼叫器放在患者手边，听到铃响立即给予答复。

（4）提供患者有关疾病治疗及预后的确切消息，强调正面效果，以增加患者自我照顾的能力和信心，并向患者说明健康程序，不要允许患者延长卧床休息时间。

（5）在患者活动耐力范围内，鼓励患者从事部分生活自理活动和运动，以增加患者的自我价值感。

（6）让患者有足够的时间，缓慢地进行自理活动或者在活动过程中提供多次短暂的休息时间；或者给予较多的协助，以避免患者过度劳累。

（四）便秘

1. 相关因素　与长期卧床、不习惯床上排便、进食量减少有关。

2. 主要表现　大便干结，超过 2d 未排大便。

3. 护理措施　如下所述。

（1）合理饮食：提醒患者饮食要节制，要选择清淡易消化、产气少、无刺激的食物。进食速度不宜过快、少食多餐。

（2）遵医嘱给予大便软化药或缓泻药。

（3）鼓励患者定时排便，安置患者于舒适体位排便。

（4）不习惯于床上排便的患者，应向其讲明病情及需要在床上排便的理由并用屏风遮挡。

（5）告知病患者排便时不要太用力，可用手掌在腹部按乙状结肠走行方向做环形按摩。

（五）潜在并发症——心力衰竭

1. 相关因素　与梗死面积过大、心肌收缩力减弱有关。

2. 主要表现　咳嗽、气短、心悸、发绀，严重者出现肺水肿表现。

3. 护理措施　如下所述。

（1）避免诱发心力衰竭的因素：上感、劳累、情绪激动、感染，不适当的活动。

（2）若突然出现急性左侧心力衰竭，应立即采取急救，详见"心力衰竭"一节。

（六）潜在并发症——心源性休克

1. 相关因素　心肌梗死、心排血量减少。

2. 主要表现　血压下降，面色苍白、皮肤湿冷、脉细速、尿少。

3. 护理措施　如下所述。

（1）严密观察神志、意识、血压、脉搏、呼吸、尿量等情况并做好记录。

（2）观察患者末梢循环情况，如皮肤温度、湿度、色泽。

（3）注意保暖。

（4）保持输液通畅，并根据心率、血压、呼吸及用药情况随时调整滴速。

（七）潜在并发症——心律失常

1. 相关因素　与心肌缺血、缺氧、电解质失衡有关。

2. 主要表现　室性期前收缩、快速型心律失常、缓慢型心律失常。

3. 护理措施　如下所述。

（1）给予心电监护，监测患者心律、心率、血压、脉搏、呼吸及心电图改变，并做好记录。

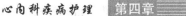

（2）嘱患者尽量避免诱发心律失常的因素：如情绪激动、烟酒、浓茶、咖啡等。

（3）向患者说明心律失常的临床表现及感受，若出现心悸、胸闷、胸痛、心前区不适等症状，应及时告诉医护人员。

（4）遵医嘱应用抗心律失常药物，并观察药物疗效及副作用。

（5）备好各种抢救药物和仪器：如除颤器、起搏器，抗心律失常药及复苏药。

五、健康教育

（一）心理指导

本病起病急，症状明显，患者因剧烈疼痛而有濒死感，又因担心病情及疾病预后而产生焦虑、紧张等情绪，护士应陪伴在患者身旁，允许患者表达出对死亡的恐惧如呻吟、易怒等，用亲切的态度回答患者提出的问题。解释先进的治疗方法及监护设备的作用。

（二）饮食指导

急性心梗 2～3d 时以流质为主，每天总热能 500～800kcal；控制液体量，减轻心脏负担，口服液体量应控制在 1 000mL/d；用低脂、低胆固醇、低盐、适量蛋白质、高食物纤维饮食，脂肪限制在 40g/d 以内，胆固醇应 <300mg/d；选择容易消化吸收的食物，不宜过热过冷，保持大便通畅，排便时不可用力过猛；病情稳定 3d 后可逐渐改半流质、低脂饮食，总热能 1 000kcal/d 左右。避免食用辛辣或发酵食物，减少便秘和腹胀。康复期低糖、低胆固醇饮食，多吃富含维生素和钾的食物，伴有高血压病或心力衰竭者应限制钠盐摄入量。

在食物选择方面，心梗急性期主食可用藕粉、米汤、菜水、去油过筛肉汤、淡茶水、红枣泥汤；选低胆固醇及有降脂作用的食物，可食用的有鱼类、鸡蛋清、瘦肉末、嫩碎蔬菜及水果，降脂食物有山楂、香菇、大蒜、洋葱、海鱼、绿豆等。病情好转后改为半流质，可食用浓米汤、厚藕粉、枣泥汤、去油肉绒、鸡绒汤、薄面糊等。病情稳定后，可逐渐增加或进软食，如面条、面片、馄饨、面包、米粉、粥等。恢复期饮食治疗按冠心病饮食治疗。

禁忌食物：凡胀气、刺激性流质不宜吃，如豆浆、牛奶、浓茶、咖啡等；忌烟酒及刺激性食物和调味品，限制食盐和味精用量。

（三）作息指导

保证睡眠时间，2 次活动间要有充分的休息。急性期后 1～3d 应绝对卧床，第 4～6d 可在床上做上下肢被动运动。1 周后，无并发症的患者可床上坐起活动。每天 3～5 次，每次 20min，动作宜慢。有并发症者，卧床时间延长。第 2 周起开始床边站立→床旁活动→室内活动→完成个人卫生。根据患者对运动的反应，逐渐增加活动量。第 2 周后室外走廊行走，第 3～4 周试着上下 1 层楼梯。

（四）用药指导

常见治疗及用药观察如下。

1. 止痛 使用吗啡或哌替啶止痛，配合观察镇静止痛的效果及有无呼吸抑制，脉搏加快。

2. 溶栓治疗 溶栓过程中应配合监测心率、心律、呼吸、血压，注意胸痛情况和皮肤、牙龈、呕吐物及尿液有无出血现象，发现异常应及时报告医护人员，及时处理。

3. 硝酸酯类药 配合用药时间及用药剂量，使用过程中要注意观察疼痛有无缓解，有无头晕、头痛、血压下降等副作用。

4. 抑制血小板聚集药物 药物宜餐后服。用药期间注意有无胃部不适，有无皮下、牙龈出血，定期检查血小板数量。

（五）行为指导

（1）大便干结时忌用力排便，应用开塞露塞肛或服用缓泻药如口服酚酞等方法保持大便通畅。

（2）接受氧气吸入时，要保证氧气吸入的有效浓度以达到改善缺氧状态的效果，同时注意用氧安全，避免明火。

（3）病情未稳定时忌随意增加活动量，以免加重心脏负担，诱发或加重心肌梗死。

（4）在输液过程中，应遵循医护人员控制的静脉滴注速度，切忌随意加快输液速度。

（5）当患者严重气急，大汗，端坐呼吸，应取坐位或半坐卧位，两腿下垂，有条件者立即吸氧。并应注意用氧的安全。

（6）当患者出现心脏骤停时，应积极处理。

（7）指导患者 3 个月后性生活技巧。

（8）选择一天中休息最充分的时刻行房事（早晨最好）。避免温度过高或过低时，避免饭后或酒后进行房事。

（9）如需要，可在性生活时吸氧。

（10）如果出现胸部不舒适或呼吸困难，应立即终止。

（六）病情观察指导

注意观察胸痛的性质、部位、程度、持续时间，有无向他处放射；配合监测体温、心率、心律、呼吸及血压及电解质情况，以便及时处理。

（七）出院指导

（1）养成良好的生活方式，生活规律，作息定时，保证充足的睡眠。病情稳定无并发症的急性心肌梗死，6 周后可每天步行、打太极拳。8～12 周可骑车、洗衣等。3～6 个月后可部分或完全恢复工作。但不应继续从事重体力劳动、驾驶员、高空作业或工作量过大。

（2）注意保暖，适当添加衣服。

（3）饮食宜清淡，避免饱餐，忌烟酒及减肥，防止便秘。

（4）坚持按医嘱服药，随身备硝酸甘油，有多种剂型的药物，如片剂、喷雾剂，定期复诊。

（5）心肌梗死最初 3 个月内不适宜坐飞机及单独外出，原则上不过性生活。

（沈婵娟）

第五节　感染性心内膜炎

感染性心内膜炎是心内膜表面的微生物感染，伴赘生物形成。生物是大小不等、形状不一的血小板和纤维素团块，内有微生物和炎症细胞。瓣膜是最常受累部位，间隔缺损部位、腱索或心壁内膜也可发生感染。而动静脉瘘、动脉瘘（如动脉导管未闭）、主动脉缩窄部位的感染虽然属于动脉内膜炎，但临床与病理均类似于感染性心膜炎。

感染性心内膜炎根据病程可分为急性和亚急性。急性感染性心内膜炎特点是：中毒症状明显；病情发展迅速，数天或数周引起瓣膜损害；迁移性感染多见；病原体主要是金黄色葡萄球菌。亚急性感染性心内膜炎特点是：中毒症状轻；病程长，可数周至数月；迁移性感染少见；病原体多见草绿色链球菌，其次为肠球菌。

感染性心内膜炎又可分为自体瓣膜心内膜炎、人工瓣膜心内膜炎和静脉药瘾者的心内膜炎。本章主要阐述自体瓣膜心内膜炎。

一、病因与发病机制

（一）病因

感染性心内膜炎主要是由链球菌和葡萄球菌感染。急性感染性心内膜炎主要由金黄色葡萄球菌引起，少数患者由肺炎球菌、淋球菌、A 族链球菌和流感杆菌等所致。亚急性感染性心内膜炎由草绿色链球菌感染最常见，其次为 D 族链球菌（牛链球菌和肠球菌）、表皮葡萄球菌，其他细菌较少见。真菌、立克次体和衣原体等是感染性心内膜炎少见的致病微生物。

（二）发病机制

1. **急性感染性心内膜炎** 目前尚不明确，由来自皮肤、肌肉、骨骼、肺等部位的活动性感染灶的病原菌，细菌量大，细菌毒力强，具有很强的侵袭性和黏附于心内膜的能力。主要累及正常心瓣膜，主动脉瓣常受累。

2. **亚急性感染性心内膜炎** 亚急性感染性心内膜炎临床上至少占据病例的 2/3，其发病与以下因素有关：

（1）血流动力学因素：亚急性感染性心内膜炎患者约有 3/4 主要发生于器质性心脏病，多为心脏瓣膜病，主要是二尖瓣和主动脉瓣，其次是先天性心血管病，如室间隔缺损、动脉导管未闭、法洛四联症和主动脉狭窄。赘生物常位于二尖瓣关闭不全的瓣叶心房面、主动脉瓣关闭不全的瓣叶心室面和室间隔缺损的间隔右心室侧，可能与这些部位的压力下降和内膜灌注减少，利于微生物沉积和生长有关。高速射流冲击心脏或大血管内膜处可使局部损伤，如二尖瓣反流面对的左心房壁、主动脉反流面对的二尖瓣前叶有关腱索和乳头肌，未闭动脉导管射流面对的肺动脉壁的内皮损伤，并容易感染。在压差小的部位，发生亚急性感染性心内膜炎少见，如房间隔缺损和大室间隔缺损或血流缓慢时，如房颤和心力衰竭时少见，瓣膜狭窄时比关闭不全少见。

近年来，随着风湿性心脏病发病率的下降，风湿性瓣膜心内膜炎发生率也随之下降。由于超声心动图诊断技术的普遍应用，主动脉瓣二叶瓣畸形、二尖瓣脱垂和老年性退行性瓣膜病的诊断率提高和风湿性瓣膜病心内膜炎发病率的下降，而非风湿性瓣膜病的心内膜炎发病率有所升高。

（2）非细菌性血栓性心内膜病变：研究证实，当内膜的内皮受损暴露内皮下结缔组织的胶原纤维时，血小板聚集，形成血小板微血栓和纤维蛋白沉积，成为结节样无菌性赘生物，称其为非细菌性血栓性心内膜病变，是细菌定居瓣膜表面的重要因素。无菌性赘生物最常见于湍流区域、瘢痕处（如感染性心内膜炎后）和心脏外因素所致内膜受损。正常瓣膜可偶见。

（3）短暂性菌血症感染无菌性赘生物：各种感染或细菌寄居的皮肤黏膜的创伤（如手术、器械操作等）导致暂时性菌血症。皮肤和心脏外其他部位葡萄球菌感染的菌血症；口腔创伤常致草绿色链球菌菌血症；消化道和泌尿生殖道创伤或感染常引起肠球菌和革兰阴性杆菌菌血症，循环中的细菌如定居在无菌性赘生物上。细菌定居后，迅速繁殖，促使血小板进一步聚集和纤维蛋白沉积，感染性赘生物增大。纤维蛋白层覆盖在赘生物外，阻止吞噬细胞进入，为细菌生存繁殖提供良好的庇护所，即发生感染性心内膜炎。

细菌感染无菌性赘生物需要有几个因素：①发生菌血症的频度。②循环中细菌的数量，这与感染程度和局部寄居细菌的数量有关。③细菌黏附于无菌性赘生物的能力。草绿色链球菌从口腔进入血流的机会频繁，黏附性强，因而成为亚急性感染性心内膜炎最常见致病菌；虽然大肠埃希菌的菌血症常见，但黏附性差，极少引起心内膜炎。

二、临床表现

从短暂性菌血症的发生至症状出现之间的时间多在 2 周以内，但有不少患者无明确的细菌进入途径可寻。

（一）症状

1. **发热** 发热是感染性心内膜炎最常见的症状，除有些老年或心、肾衰竭重症患者外，几乎均有发热，常伴有头痛、背痛和肌肉关节痛的症状。亚急性感染性心内膜炎起病隐匿，可伴有全身不适、乏力、食欲缺乏和体重减轻等症状，可有弛张性低热，一般 <39℃，午后和晚上高。急性感染性心内膜炎常有急性化脓性感染，呈暴发性败血症过程，有高热、寒战。常可突发心力衰竭。

2. **非特异性症状** 如下所述。

（1）脾大：有 15%～50%，病程 >6 周的患者可出现。急性感染性心内膜炎少见。

（2）贫血：贫血较为常见，尤其多见于亚急性感染性心内膜炎，伴有苍白无力和多汗。多为轻、中度贫血，晚期患者有重度贫血。主要由于感染骨髓抑制所致。

（3）杵状指（趾）：部分患者可见。

3. 动脉栓塞　多发生于病程后期，但也有少部分患者为首发症状。赘生物引起动脉栓塞可发生在机体的任何部位，如脑、心脏、脾、肾、肠系膜及四肢。脑栓塞的发生率最高。在由左向右分流的先天性心血管病或右心内膜炎时，肺循环栓塞常见。如三尖瓣赘生物脱落引起肺栓塞，表现为突然咳嗽、呼吸困难、咯血或胸痛等症状。肺栓塞还可发展为肺坏死、空洞，甚至脓气胸。

（二）体征

1. 心脏杂音　80%～85%的患者可闻心脏杂音，是基础心脏病和（或）心内膜炎导致瓣膜损害所致。

2. 周围体征　可能是微血管炎或微栓塞所致，多为非特异性，包括：①瘀点：多见病程长者，可出现于任何部位，以锁骨、皮肤、口腔黏膜和睑结膜常见。②指、趾甲下线状出血。③Roth斑：多见于亚急性感染性心内膜炎，表现为视网膜的卵圆形出血斑，其中心呈白色。④Osler结节：为指和趾垫出现豌豆大的红或紫色痛性结节，较常见于亚急性感染性心内膜炎。⑤Janeway损害：是手掌和足底处直径1～4mm，无痛性出血红斑，主要见于急性感染性心内膜炎。

（三）并发症

1. 心脏　包括以下几点。

（1）心力衰竭：是最常见并发症，主要由瓣膜关闭不全所致，以主动脉瓣受损患者最多见。其次为二尖瓣受损的患者，三尖瓣受损的患者也可发生。各种原因的瓣膜穿孔或腱索断裂导致急性瓣膜关闭不全时，均可诱发急性左心衰竭。

（2）心肌脓肿：常见于急性感染性心内膜炎患者，可发生于心脏任何部位，以瓣膜周围特别在主动脉瓣环多见，可导致房室和室内传导阻滞。可偶见心肌脓肿穿破。

（3）急性心肌梗死：多见于主动脉瓣感染时，出现冠状动脉细菌性动脉瘤，引起冠状动脉栓塞，发生急性心肌梗死。

（4）化脓性心包炎：主要发生于急性感染性心内膜炎患者，但不多见。

（5）心肌炎。

2. 细菌性动脉瘤　多见于亚急性感染性心内膜炎患者，发生率为3%～5%。一般见于病程晚期，多无自觉症状。受累动脉多为近端主动脉及主动脉窦、脑、内脏和四肢，可扪及的搏动性肿块，发生周围血管时易诊断。如果发生在脑、肠系膜动脉或其他深部组织的动脉时，常到动脉瘤出血时才可确诊。

3. 迁移性脓肿　多见于急性感染性心内膜炎患者，亚急性感染性心内膜炎患者少见，多发生在肝、脾、骨髓和神经系统。

4. 神经系统　神经系统受累表现，约有1/3患者发生。

（1）脑栓塞：占其中1/2。最常受累的是大脑中动脉及其分支。

（2）脑细菌性动脉瘤：除非破裂出血，多无症状。

（3）脑出血：由脑栓塞或细菌性动脉瘤破裂所致。

（4）中毒性脑病：可有脑膜刺激征。

（5）化脓性脑膜炎：不常见，主要见于急性感染性心内膜炎患者，尤其是金黄色葡萄球菌性心内膜炎。

（6）脑脓肿。

5. 肾　大多数患者有肾损害：①肾动脉栓塞和肾梗死：多见于急性感染性心内膜炎患者。②局灶性或弥漫性肾小球肾炎：常见于亚急性感染性心内膜炎患者。③肾脓肿：但少见。

三、实验室检查

（一）常规项目

1. 尿常规　显微镜下常有血尿和轻度蛋白尿。肉眼血尿提示肾梗死。红细胞管型和大量蛋白尿提示弥漫性肾小球性肾炎。

2. 血常规　白细胞计数正常或轻度升高，分类计数轻度左移。可有"耳垂组织细胞"现象，即揉耳垂后穿刺的第一滴血液涂片时可见大单核细胞，是单核 – 吞噬细胞系统过度受刺激的表现。急性感染性心内膜炎常有血白细胞计数增高，并有核左移。红细胞沉降率升高。亚急性感染性心内膜炎患者常见正常色素型正常细胞性贫血。

（二）免疫学检查

80％的患者血清出现免疫复合物，25％的患者有高丙种球蛋白血症。亚急性感染性心内膜炎在病程6周以上的患者中有50％类风湿因子阳性。当并发弥漫性肾小球肾炎的患者，血清补体可降低。免疫学异常表现在感染治愈后可消失。

（三）血培养

血培养是诊断菌血症和感染性心内膜炎的最有价值重要方法。近期未接受过抗生素治疗的患者血培养阳性率可高达95％以上。血培养的阳性率降低，常由于2周内用过抗生素或采血、培养技术不当所致。

（四）X 线检查

肺部多处小片状浸润阴影，提示脓毒性肺栓塞所致的肺炎。左心衰竭时可有肺瘀血或肺水肿征。主动脉增宽可是主动脉细菌性动脉瘤所致。

细菌性动脉瘤有时需经血管造影协助诊断。

CT 扫描有助于脑梗死、脓肿和出血的诊断。

（五）心电图

心肌梗死心电图表现可见于急性感染性心内膜炎患者。主动脉瓣环或室间隔脓肿的患者可出现房室、室内传导阻滞的情况。

（六）超声心动图

超声心动图发现赘生物、瓣周并发症等支持心内膜炎的证据，对明确感染性心内膜炎诊断有重要价值。经食管超声（TTE）可以检出＜5mm 的赘生物，敏感性高达95％以上。

四、治疗原则

（一）抗微生物药物治疗

抗微生物药物治疗是治疗本病最重要的措施。用药原则为：①早期应用。②充分用药，选用灭菌性抗微生物药物，大剂量和长疗程。③静脉用药为主，保持稳定、高的血药浓度。④病原微生物不明时，急性感染性心内膜炎应选用针对金黄色葡萄球菌、链球菌和革兰阴性杆菌均有效的广谱抗生素，亚急性感染性心内膜炎应用针对链球菌、肠球菌的抗生素。⑤培养出病原微生物时，应根据致病菌对药物的敏感程度选择抗微生物药物。

1. 经验治疗　病原菌尚未培养出时，对急性感染性心内膜炎患者，采用萘夫西林、氨苄西林和庆大霉素，静脉注射或滴注。亚急性感染性心内膜炎患者，按常见的致病菌链球菌的用药方案，以青霉素为主或加庆大霉素静脉滴注。

2. 已知致病微生物时的治疗　具体如下。

（1）青霉素敏感的细菌治疗：至少用药 4 周。对青霉素敏感的细菌如草绿色链球菌、牛链球菌、肺炎球菌等。①首选大剂量青霉素分次静脉滴注。②青霉素加庆大霉素静脉滴注或肌注。③青霉素过敏时可选择头孢曲松或万古霉素静脉滴注。

（2）青霉素耐药的链球菌治疗：①青霉素加庆大霉素，青霉素应用 4 周，庆大霉素应用 2 周。②万古霉素剂量同前，疗程 4 周。

（3）肠球菌心内膜炎治疗：①大剂量青霉素加庆大霉素静脉滴注。②氨苄西林加庆大霉素，用药

4~6周，治疗过程中酌减或撤除庆大霉素，防其不良反应。③治疗效果不佳或不能耐受者可改用万古霉素，静脉滴注，疗程4~6周。

（4）对金黄色葡萄球菌和表皮葡萄球菌的治疗：①萘夫西林或苯唑西林，静脉滴注，用药4~6周，治疗开始3~5d加用庆大霉素，剂量同前。②青霉素过敏或无效患者，可用头孢唑林，静脉滴注，用药4~6周，治疗开始3~5d，加用庆大霉素。③如青霉素和头孢菌素无效时，可用万古霉素4~6周。

（5）耐药的金黄色葡萄球菌和表皮葡萄球菌治疗：应用万古霉素治疗4周。

（6）对其他细菌治疗：用青霉素、头孢菌素或万古霉素，加或不加氨基糖苷类，疗程4~6周。革兰阴性杆菌感染，可用氨苄西林、哌拉西林、头孢噻肟或头孢拉定，静脉滴注。加庆大霉素，静脉滴注。环丙沙星，静脉滴注也可有效。

（7）真菌感染治疗：用两性霉素B，静脉滴注。首日1mg，之后每日递增3~5mg，总量3~5g。在用药过程中，应注意两性霉素的不良反应。完成两性霉素疗程后，可口服氟胞嘧啶，用药需数月。

（二）外科治疗

有严重心脏并发症或抗生素治疗无效的患者，应考虑手术治疗。

五、护理措施

（一）一般护理

要保持室内环境清洁整齐，定时开窗通风，保持空气新鲜。注意防寒保暖，保持口腔、皮肤清洁，预防呼吸道、皮肤感染。

（二）饮食护理

给予高热量、高蛋白、高维生素、易消化的半流食或软食，注意补充蔬菜、水果，变换膳食花样和口味，促进食欲，补充高热引起的机体消耗。

（三）发热护理

观察体温和皮肤黏膜，每4~6h测量1次，并准确记录，以判断病情进展和治疗效果。观察患者皮肤情况，检查有无指、趾甲下线状出血、指和趾垫出现豌豆大的红或紫色痛性结节、手掌和足底无痛性出血红斑等周围体征。

高热患者应卧床休息，给予物理降温如温水擦浴、冰袋等，及时记录降温后体温变化。及时更换被汗浸湿的床单、被套，为避免患者因大汗频繁更换衣服而受凉，可在患者出汗多的时候，在衣服与皮肤之间衬以柔软的毛巾，便于及时更换，增加舒适感。

患者高热、大汗要及时补充水分，必要时注意补充电解质，记录出入量，保证水及电解质的平衡。注意口腔护理，防止感染，增加食欲。

（四）正确采集血标本

正确留取合格的血培养标本，对于本病的诊断、治疗十分重要，而采血方法、培养技术及应用抗生素的时间，都可影响血培养阳性率。告诉患者暂时停用抗生素和反复多次抽取血的必要性，以取得患者的理解和配合。留取血培养标本方法如下：

对于未开始治疗的亚急性感染性心内膜炎患者应在第1d每间隔1h采血1次，共3次。如次日未见细菌生长，重复采血3次后，开始抗生素治疗。

已用过抗生素患者，应停药2~7d后采血。急性感染心内膜炎患者应在入院后3h内，每隔1h1次共取3个血标本后开始治疗。

每次取静脉血10~20mL，做需氧和厌氧培养，至少应培养3周，并周期性做革兰染色涂片和次代培养。必要时培养基需补充特殊营养或采用特殊培养技术。

（五）病情观察

严密观察体温及生命体征的变化；观察心脏杂音的部位、强度、性质有无变化，如有新杂音出现、杂音性质的改变往往与赘生物导致瓣叶破损、穿孔或腱索断裂有关；注意观察脏器动脉栓塞有关症状，当患者发生可疑征象，尽早报告医师及时处理。

（六）用药护理

遵医嘱给予抗生素治疗，告诉患者病原菌隐藏在赘生物内和内皮下，需要坚持大剂量、全疗程、时间长的抗生素治疗才能杀灭，要严格按时间、剂量准确地用药，以确保维持有效的血药浓度。注意保护患者静脉血管，有计划地使用，以保证完成长时间的治疗。在用药过程中要注意观察用药效果和可能出现的不良反应，如有发生及时报告医师，调整抗生素应用方案。

（七）健康教育

1. 提高患者依从性　帮助患者及家属认识本病的病因、发病机制，坚持足够疗程的治疗意义。

2. 就诊注意事项　告诉患者在就诊时应向医师讲明本人有心内膜炎病史，在实施口腔内手术如拔牙、扁桃体摘除，上呼吸道手术或操作及生殖、泌尿、消化道侵入性检查或其他外科手术前，应预防性使用抗生素。

3. 预防感染　嘱咐患者平时要注意防寒、保暖，保持口腔及皮肤清洁，不要挤压痤疮、疖、痈等感染病灶，减少病原菌侵入机会。

4. 病情观察　帮助患者掌握病情自我观察方法，如自测体温，观察体温变化，观察有无栓塞表现等，定期门诊随诊，有病情变化及时就诊。

5. 家属支持　教育患者家属要在长时间疾病诊治过程中，注意给患者生活照顾，心理支持，鼓励协助患者积极治疗。

（沈婵娟）

第六节　心脏瓣膜病

心脏瓣膜病是由于多种原因引起的单个或多个瓣膜的结构异常和功能异常，导致瓣口狭窄和（或）关闭不全。同时具有两个或两个以上瓣膜受损时，称为联合瓣膜病。风湿性心瓣膜病以二尖瓣狭窄伴主动脉瓣关闭不全最常见。

慢性风湿性心瓣膜病，简称风心病。是指急性风湿性心脏炎症反复发作后所遗留的心脏瓣膜病变，最常受累的是二尖瓣，其次是主动脉瓣。

风湿性心瓣膜病与甲族乙型溶血型链球菌反复感染有关，患者感染后对链球菌产生免疫反应，使心脏结缔组织发生炎症病变，在炎症的修复过程中，心脏瓣膜增厚、变硬、畸形、相互粘连致瓣膜的开放受到限制，阻碍血液正常流通，称为瓣膜狭窄；如心脏瓣膜因增厚、缩短而不能完全闭合，称为关闭不全。

一、二尖瓣疾病

（一）二尖瓣狭窄

1. 病因、病理　二尖瓣狭窄的最常见病因是风湿热，近半数患者有反复链球菌感染病史如扁桃体炎、咽峡炎等。虽然青霉素在预防链球菌感染的应用，使风湿热、风湿性心瓣膜病的发病率下降，但是风湿性二尖瓣狭窄仍是我国主要的瓣膜病。急性风湿热后，需要两年多形成明显二尖瓣狭窄，急性风湿热多次发作较一次发作出现狭窄早。先天性畸形、结缔组织病也是二尖瓣狭窄的病因。

风湿热导致二尖瓣不同部位的粘连融合，导致二尖瓣狭窄，二尖瓣开放受限，瓣口截断面减少。二尖瓣终呈漏斗状，瓣口常为"鱼口"状。瓣叶钙化沉积常累及瓣环，使其增厚。

慢性二尖瓣狭窄可导致左心房扩大及房壁钙化，尤其在出现房颤时左心耳、左心房内易发生血栓。

2. 病理生理　正常二尖瓣口的面积是 $4\sim6cm^2$，当瓣口面积减小到对跨瓣血流产生影响时，即定义为狭窄。二尖瓣狭窄可分为轻、中、重度三个狭窄程度，瓣口面积 $1.5cm^2$ 以上为轻度，$1\sim1.5cm^2$ 为中度，<1cm² 为重度。测量跨瓣压差可以判断二尖瓣狭窄的程度。重度二尖瓣狭窄跨瓣压差显著增加，可达 20mmHg。

随着瓣口的狭窄，当心室舒张时，血液自左房进入左室受阻，使左心房不能正常排空，致左心房压力增高，当严重狭窄时，左房压可高达 25mmHg，才可使血流通过狭窄的瓣口充盈左室，维持正常的心排血量。左房压力升高，致使肺静脉压升高，肺的顺应性减少，出现劳力性呼吸困难、心率增快，左房压会更高。当有促使心率增快的诱因出现时，急性肺水肿被诱发。

左心房压力增高，肺静脉压升高，使肺小动脉收缩，最终导致肺血管的器质性闭塞性改变产生肺动脉高压、增加右室后负荷，使右心室肥大，甚至右心衰竭，出现体循环瘀血的相应表现。

3. 临床表现　具体如下。

（1）症状：最常出现的早期症状是劳力性呼吸困难，常伴有咳嗽、咯血。首次出现呼吸困难常以运动、精神紧张、性交、感染、房颤、妊娠为诱因。随着瓣膜口狭窄加重，可出现阵发性夜间呼吸困难，严重时可导致急性肺水肿，咳嗽、咳粉红色泡沫痰。常出现心律失常是房颤，可有心悸、乏力、疲劳，甚至可有食欲减退、腹胀、肝区疼痛、下肢水肿症状。

部分患者首发症状为突然大量咯鲜血，并能自行止住，往往常见于严重二尖瓣狭窄患者。

（2）体征：可出现面部两颧绀红、口唇轻度发绀，称"二尖瓣面容"。

心尖部可触及舒张期震颤；心尖部可闻及舒张期隆隆样杂音是最重要的体征；心尖部第一心音亢进及二尖瓣开放拍击音；肺动脉瓣区第二心音亢进、分裂。

（3）并发症

1）房颤：是早期常见的并发症，亦是患者就诊的首发症状。房颤发生率随左房增大和年龄增长而增加。发生前常出现房性期前收缩，初始是阵发性房扑和房颤，之后转为慢性房颤。

2）急性肺水肿：是重度二尖瓣狭窄的严重并发症，如不及时救治，可能致死。

3）血栓栓塞：约有 20% 患者发生体循环栓塞，偶尔为首发症状。发生栓塞的 80% 患者是有房颤病史。血栓脱落引起周围动脉栓塞，以脑动脉栓塞常见。左心房带蒂球形血栓或游离漂浮球形血栓可能突然阻塞二尖瓣口，导致猝死。而肺栓塞发生常是房颤或右心衰竭时，在右房有附壁血栓形成脱落所致。

发生血栓栓塞的危险因素有房颤。直径 >55mm 的大左心房。栓塞史。心排血量明显降低。

4）右心衰竭：是晚期常见并发症，也是二尖瓣狭窄主要死亡原因。

5）感染：因本病患者常有肺瘀血，极易出现肺部感染。

4. 实验室检查　如下所述。

（1）X 线：左房增大，后前位见左缘变直，右缘双心房影。左前斜位可见左主支气管上抬，右前斜位可见食管下端后移等。

（2）心电图：二尖瓣狭窄重者可有"二尖瓣型 P 波"，P 波宽度 >0.12s，并伴有切迹。

（3）超声心动图：是明确诊断和量化的可靠方法。

（4）心导管检查：当临床表现、体征与超声心动图检查的二尖瓣口面积不一致，而且考虑介入或手术治疗时，可进行心导管检查，正确判断狭窄程度。

5. 治疗原则　内科治疗以保持和改善心脏代偿功能、积极预防及控制风湿活动及并发症发生为主。有风湿活动的患者应长期应用苄星青霉素肌内注射 120 万 U/月。无症状者要避免剧烈活动和诱发并发症的因素。

外科手术是治疗本病的根本方法，如二尖瓣交界分离术、人工心瓣膜置换术等。对于中、重度单纯二尖瓣狭窄，瓣叶无钙化，瓣下组织无病变，左房无血栓的患者，也可应用经皮瓣膜球囊扩张术介入治疗。

（二）二尖瓣关闭不全

1. 病因、病理　心脏收缩期二尖瓣的关闭要依靠二尖瓣的瓣叶、瓣环、腱索、乳头肌和左心室的结构及功能的完整性，任何部分出现异常均可导致二尖瓣关闭不全。

（1）瓣叶：风湿热损害最常见，约占二尖瓣关闭不全患者1/3，女性为多见。风湿性病变造成瓣膜僵硬、变性，瓣缘卷缩，瓣膜交界处的粘连融合，导致二尖瓣关闭不全。

各种原因所致二尖瓣脱垂，心脏收缩时进入左心房影响二尖瓣的关闭；感染性心内膜炎、肥厚型心肌病、先天性心脏病心内膜垫缺损均能使瓣叶结构及功能损害，导致二尖瓣关闭不全。

感染性心内膜炎、二尖瓣创伤性损伤、人工瓣损伤等都可造成瓣叶穿孔，发生急性二尖瓣关闭不全。

（2）瓣环：各种原因引起的左室增大或伴有左心衰竭，都可使瓣环扩大，导致二尖瓣关闭不全。但随心脏缩小、心功能改善，二尖瓣关闭不全情况也会改善。

二尖瓣环钙化和退行性变，多发生于老年女性患者，亦导致二尖瓣关闭不全。严重二尖瓣环钙化累及传导系统，可引起不同程度的房室或室内传导阻滞。

（3）腱索：先天性或各种继发性的腱索病变，如腱索过长、腱索的粘连挛缩或断裂，均可导致二尖瓣关闭不全。

（4）乳头肌：冠状动脉灌注不足致使乳头肌血供不足，使其功能失调，导致二尖瓣关闭不全。如是暂时性乳头肌缺血，出现二尖瓣关闭不全也是短暂的。乳头肌坏死是心肌梗死的常见并发症，会造成永久性二尖瓣关闭不全。虽然乳头肌断裂发生率低，但一旦发生，即可出现严重致命的二尖瓣关闭不全。

乳头肌脓肿、肉芽肿、淀粉样变和结节病等，也是二尖瓣关闭不全的病因。一侧乳头肌缺如、降落伞二尖瓣综合征等先天性乳头肌畸形，也可使二尖瓣关闭不全。

2. 病理生理　心室收缩时，二尖瓣关闭不全，部分血液反流入左心房，使左心房承接肺静脉和反流的血液，而使左房压力增高，心室舒张期左心房有过多的血液流入左心室，左心室压力增高，导致左心房和左心室代偿性肥大。当左室功能失代偿，不仅心搏出量减少，而且加重反流，导致左房进一步扩大，最后引起左心衰竭，出现急性肺水肿，继之肺动脉高压。持续肺动脉高压又必然导致右心衰竭，最终为全心衰竭。

3. 临床表现　具体如下。

（1）症状：轻者可无症状，风心病患者可从首次风湿热后，无症状期常可超过20年。重者出现左心功能不全的表现如疲倦、心悸、劳力性呼吸困难等，后期可出现右心功能不全的表现。

急性二尖瓣关闭不全，轻度反流可有轻度的劳力性呼吸困难。重度反流如乳头肌断裂，将立刻发生急性左心衰竭，甚至发生急性肺水肿或心源性休克。

（2）体征：心脏搏动增强并向左下移位；心尖区全收缩期粗糙吹风样杂音是最重要体征，第一心音减弱，肺动脉瓣区第二心音亢进。

（3）并发症：二尖瓣关闭不全的并发症与二尖瓣狭窄的并发症相似，但心力衰竭情况出现较晚。感染性心内膜炎较二尖瓣狭窄常见；房颤、血栓栓塞较二尖瓣狭窄少见。

急性二尖瓣关闭不全，重度反流，可短期内发生急性左心衰竭，甚至发生急性肺水肿或心源性休克，预后差。

4. 实验室检查　如下所述。

（1）X线：左房增大，伴肺瘀血。重者左房左室增大，可有间质性肺水肿征。左侧位、右前斜位可见因二尖瓣环钙化而出现的致密、粗的C形阴影。

（2）心电图：急性者常见有窦性心动过速。重者可有左房增大左室肥厚，ST-T非特异改变。也可有右心室肥厚征，常出现房颤。

（3）超声心动图：脉冲式多普勒超声、彩色多普勒血流显像明确诊断的敏感性高。

（4）放射性核素心室造影：通过左心室与右心室心搏量的比值评估反流程度，当比值>2.5则提示严重反流。

（5）左心室造影：左心室造影是二尖瓣反流程度的"金标准"，通过观察收缩期造影剂反流入左心房的量，评估二尖瓣关闭不全的轻重程度。

5. 治疗原则　如下所述。

（1）急性：治疗的目的是降低肺静脉压，增加心排血量，纠正病因。内科治疗一般为术前过渡措施，降低心脏的前后负荷，减轻肺瘀血，减少反流，增加心排血量。外科治疗是根本措施，根据病因、病情情况、反流程度和对药物治疗的反应，进行不同手术方式。

（2）慢性

1）内科治疗：①无症状、心功能正常者无须特殊治疗，应定期随访。②预防感染性心内膜炎；风心病患者应预防风湿活动。③房颤处理如二尖瓣狭窄，但除因心功能恶化需要恢复窦性心律外，多数只需控制心室率。慢性房颤、有栓塞史或左房有血栓的患者，应长期抗凝治疗。

2）外科治疗：是恢复瓣膜关闭完整性的根本措施。为保证手术效果，应在发生不可逆的左心室功能不全之前进行。手术方法有瓣膜修补术和人工瓣膜置换术两种。

二、主动脉瓣疾病

（一）主动脉瓣狭窄

1. 病因、病理　如下所述。

（1）风心病：风湿性炎症使主动脉瓣膜交界处粘连融合，瓣叶纤维化、钙化、僵硬、挛缩畸形，造成瓣口狭窄。同时伴有主动脉瓣关闭不全和二尖瓣狭窄。

（2）先天性畸形：先天性二尖瓣畸形是最常见的先天性主动脉瓣狭窄的病因，而且二尖瓣畸形易并发感染性心内膜炎。成年期形成的椭圆或窄缝形狭窄瓣口，是成人孤立性主动脉瓣狭窄的常见原因。

（3）退行性病变：退行性老年钙化性主动脉瓣狭窄，常见于 65 岁以上老人，常伴有二尖瓣环钙化。

2. 病理生理　由于主动脉瓣狭窄，使左心室后负荷加重，收缩期排血受阻而使左心室肥大，导致左心功能不全。

主动脉瓣狭窄严重时可以引起心肌缺血，其机制为：①左心室肥大、心室收缩压升高、射血时间延长，增加心肌耗氧量。②左心室肥大，心肌毛细血管密度相对减少。③心腔内压力在舒张期增高，压迫心内膜下冠状动脉。④左心室舒张末压升高使舒张期主动脉 - 左心室压差降低，冠状动脉灌注压降低。后两条造成冠状动脉血流减少。供血减少，心肌耗氧量增加，如果有运动等负荷因素，就可出现心肌缺血症状。

3. 临床表现　具体如下。

（1）症状：劳力性呼吸困难、心绞痛、晕厥是主动脉瓣狭窄典型的三联征。劳力性呼吸困难为晚期肺瘀血引起的首发症状，进一步可发生夜间阵发性呼吸困难、端坐呼吸，甚至急性肺水肿。心绞痛常因运动等诱发，休息后缓解。晕厥多数发生于直立、运动中或后即刻，少数也有在休息时发生。

（2）体征：主动脉瓣区可闻及响亮、粗糙的收缩期吹风样杂音是主动脉瓣狭窄最重要的体征，可向颈部传导。主动脉瓣区可触及收缩期震颤。

（3）并发症

1）心律失常：约 10% 患者可发生房颤，将导致临床表现迅速恶化，可出现严重的低血压、晕厥、肺水肿。心肌供血不足时可发生室性心律失常。病变累及传导系统可致房室传导阻滞。室性心律失常、房室传导阻滞常是导致晕厥，甚至猝死的原因。

2）心脏性猝死：一般发生在有症状者。

3）感染性心内膜炎：虽不常见，但年轻患者较轻的瓣膜畸形也比老年钙化性瓣膜狭窄的患者，发生感染性心内膜炎的危险性大。

4）心力衰竭：可见左心衰竭。因左心衰竭发生后，自然病程明显缩短，因而少见终末期的右心衰竭。

5）消化道出血：出血多为隐匿性慢性，多见于老年瓣膜钙化患者，手术根治后出血常可停止。

6）栓塞：少见。

4. 实验室检查　如下所述。

（1）X 线：心影正常或左心房、左心室轻度增大，升主动脉根部可见狭窄后扩张。重者可有肺瘀血征。

（2）心电图：重度狭窄者左心房增大、左心室肥厚并有 ST－T 改变。可有房颤、房室传导阻滞、室内阻滞及室性心律失常。

（3）超声心动图：是明确诊断、判断狭窄程度的重要方法。特别二维超声心动图探测主动脉瓣异常十分敏感，有助于确定狭窄的病因，但不能准确定量狭窄程度。应用连续波多普勒，测定通过主动脉瓣的最大血流速度，计算出跨膜压和瓣口面积。

（4）心导管检查：当超声心动图不能确定狭窄程度，又要进行外科手术治疗，应进行心导管检查。常以左心室主动脉收缩期压差，判断狭窄程度，平均压 >50mmHg 或峰压≥70mmHg 为重度狭窄。

5. 治疗原则　如下所述。

（1）内科治疗：治疗目的是明确狭窄程度，观察进展情况，选择合理手术时间。

1）感染：预防感染性心内膜炎；预防风湿热活动。

2）心律失常：积极治疗心律失常，预防房颤，一旦出现房颤，应及时转为窦性心律。

3）心绞痛：可用硝酸酯类药治疗心绞痛。

4）心力衰竭：限制钠盐摄入，谨慎使用洋地黄和利尿药药物，不可使用作用于小动脉的血管扩张药，避免使用 β 受体阻滞药等负性肌力药物。

5）无症状：无症状的轻度狭窄患者要每 2 年复查 1 次。中、重度狭窄的患者每 6～12 个月复查 1次，同时要避免剧烈体力活动。

（2）介入治疗：经皮球囊主动脉瓣成形术与经皮球囊二尖瓣成形术不同，临床应用范围局限。另外经皮球囊主动脉瓣成形术不能代替人工瓣膜置换术，只对高危患者在血流动力学方面产生暂时的轻微的益处，不能降低死亡率。

（3）外科治疗：人工瓣膜置换术是治疗成人主动脉瓣狭窄的主要方法。儿童、青少年的非钙化性先天性主动脉瓣严重狭窄者，可在直视下行瓣膜交界处分离术。

（二）主动脉瓣关闭不全

1. 病因、病理　主要由于主动脉瓣和（或）主动脉根部疾病所致。

（1）急性

1）创伤：造成升主动脉根部、瓣叶的损伤。

2）主动脉夹层：使主动脉瓣环扩大、一个瓣叶被夹层挤压、瓣环或瓣叶被夹层血肿撕裂，常发生在马方综合征、特发性升主动脉扩张、高血压、妊娠。

3）感染性心内膜炎：致使主动脉瓣膜穿孔、瓣周脓肿。

4）人工瓣膜撕裂。

（2）慢性

1）主动脉瓣疾病：绝大部分患者的主动脉瓣关闭不全是由于风心病所致，单纯主动脉瓣关闭不全少见，常因瓣膜交界处伴有程度不同狭窄，常合并二尖瓣损害。感染性心内膜炎是单纯性主动脉瓣关闭不全的常见病因，赘生物使瓣叶损害、穿孔，瓣叶结构损害、脱垂及赘生物介于瓣叶之间，均影响主动脉瓣关闭。即便感染控制，瓣叶纤维化、挛缩也继续发展。临床上表现为急性、亚急性、慢性主动脉瓣关闭不全。先天性畸形，其中在儿童期出现主动脉瓣关闭不全，二叶主动脉瓣畸形是单纯性主动脉瓣关闭不全的1/4。室间隔缺损也可引起主动脉瓣关闭不全。主动脉瓣黏液样变，瓣叶舒张期脱垂入左心室，致使主动脉瓣关闭不全。强直性脊柱炎也可瓣叶受损，出现主动脉瓣关闭不全。

2）主动脉根部扩张疾病：造成瓣环扩大，心脏舒张期瓣叶不能对合。如梅毒性主动脉炎、马方综合征、特发性升主动脉扩张、重症高血压和（或）动脉粥样硬化而导致升主动脉瘤以及强直性脊柱炎造成的升主动脉弥漫性扩张。

2. 病理生理　由于主动脉瓣关闭不全，在舒张期左心室接受左心房流入的血液及主动脉反流来的血液，使左心室代偿性肥大和扩张，逐渐发生左心衰竭，出现肺瘀血。

左心室心肌重量增加使心肌耗氧量增加，主动脉舒张压低致使冠状动脉血流减少，两方面造成心肌缺血，使左心室心肌收缩功能降低。

3. 临床表现　如下所述。

（1）症状：轻者可无症状。重者可有心悸、心前区不适、心绞痛、头部强烈的震动感，常有体位性头晕。晚期可发生左心衰竭。

急性患者重者可出现低血压和急性左心衰竭。

（2）体征：第二主动脉瓣区可听到舒张早期叹气样杂音。颈动脉搏动明显；脉压增大；周围血管征常见，如点头征（De Musset 征）、颈动脉和桡动脉扪及水冲脉、股动脉枪击音（Traube 征）、股动脉听诊可闻及双期杂音（Duroziez 征）和毛细血管搏动征。主动脉根部扩大患者，在胸骨右侧第 2、3 肋间可扪及收缩期搏动。

（3）并发症：常见的是感染性心内膜炎；发生心力衰竭急性患者出现早，慢性患者则出现于晚期；可出现室性心律失常，但心脏性猝死少见。

4. 实验室检查　如下所述。

（1）X 线：急性期可有肺瘀血或肺水肿征。慢性期左心房、左心室增大，升主动脉继发性扩张。并可累及整个主动脉弓。左心衰竭时可有肺瘀血征。

（2）心电图：急性者常见有窦性心动过速和 ST－T 非特异改变，慢性者可有左心室肥厚。

（3）超声心动图：M 型显示二尖瓣前叶或室间隔舒张期纤细扑动，是可靠诊断征象。急性患者可见二尖瓣期前关闭，主动脉瓣舒张期纤细扑动是瓣叶破裂的特征。

（4）放射性核素心室造影：可以判断左心室功能；根据左、右心搏量比值估测反流程度。

（5）磁共振显像：诊断主动脉疾病极为准确，如主动脉夹层。

（6）主动脉造影：当无创技术不能确定反流程度，并准备手术治疗时，可采用选择性主动脉造影，半定量反流程度。

5. 治疗原则　如下所述。

（1）急性：外科人工瓣膜置换术或主动脉瓣修复术是根本的措施。内科治疗目的是降低肺静脉压，增加心排血量，稳定血流动力学。

（2）慢性

1）内科治疗：积极控制感染；预防感染性心内膜炎；预防风湿热。应用青霉素治疗梅毒性主动脉炎。当舒张压 >90mmHg 时需用降压药。左心衰竭时应用血管紧张素转换酶抑制药和利尿药，需要时可加用洋地黄类药物。心绞痛可使用硝酸酯类药物。积极控制心律失常，纠正房颤。无症状的轻度、中度反流患者应限制重体力活动，每 1~2 年复查 1 次。无症状的中度主动脉瓣关闭不全和左室扩大者，也需使用血管紧张素转换酶抑制药，延长无症状期。

2）外科治疗：人工瓣膜置换术或主动脉瓣修复术是严重主动脉瓣关闭不全的主要治疗方法，为不影响手术后的效果，应在不可逆心功能衰竭发生之前进行，但须遵守手术适应证，避免过早手术。

三、心瓣膜疾病护理措施

（一）活动与休息

按心功能分级安排适当的活动，合并主动脉病变者应限制活动，风湿活动时卧床休息，活动时出现不适，应立即停止活动并给予吸氧 3~4L/min。

（二）饮食护理

给予高热量、高蛋白、高维生素易消化饮食，以协助提高机体抵抗力。

（三）病情观察

1. 体温观察　定时观测体温，注意热型，体温超过 38.5℃时给予物理降温，半小时后测量体温并记录降温效果。观察有无风湿活动的表现，如皮肤出现环形红斑、皮下结节、关节红肿疼痛等。

2. 心脏观察　观察有无心力衰竭的征象，监测生命体征和肺部、水肿、肝大的体征，观察有无呼吸困难、乏力、尿少、食欲减退等症状。

3. 评估栓塞　借助各项检查评估栓塞的危险因素，密切观察有无栓塞征象，一旦发生应立即报告医师，给予溶栓、抗凝治疗。

（四）风湿的预防与护理

注意休息，病变关节应制动、保暖，避免受压和碰撞，可用局部热敷或按摩，减轻疼痛，必要时遵医嘱使用止痛药。

（五）心衰的预防与护理

避免诱因，积极预防呼吸道感染及风湿活动，纠正心律失常，避免劳累、情绪激动。严格控制入量及输液滴速，如发生心力衰竭置患者半卧位，给予吸氧，给予营养易消化饮食，少量多餐。保持大便通畅。

（六）防止栓塞发生

1. 预防措施　鼓励与协助患者翻身，避免长时间蹲、坐，勤换体位，常活动下肢，经常按摩、用温水泡脚，以防发生下肢静脉血栓。

2. 有附壁血栓形成患者护理　应绝对卧床，避免剧烈运动或体位突然改变，以免血栓脱落，形成动脉栓塞。

3. 观察栓塞发生的征兆　脑栓塞可引起言语不清、肢体活动受限、偏瘫；四肢动脉栓塞可引起肢体剧烈疼痛、皮肤颜色及温度改变；肾动脉栓塞可引起剧烈腰痛；肺动脉栓塞可引起突然剧烈胸痛和呼吸困难、发绀、咯血、休克等。

（七）亚急性感染性心内膜炎的护理

应做血培养以查明病原菌；注意观察体温、新出血点、栓塞等情况。注意休息，合理饮食，补充蛋白质和维生素，提高抗病能力。

（八）用药护理

遵医嘱给予抗生素、抗风湿热药物、抗心律失常药物及抗凝治疗，观察药物疗效和副作用。如阿司匹林导致的胃肠道反应，柏油样便，牙龈出血等副作用；观察有无皮下出血、尿血等；注意观察和防止口腔黏膜及肺部有无二重感染；严密观察患者心率/律变化，准确应用抗心律失常药物。

（九）健康教育

1. 解释病情　告诉患者及家属此病的病因和病程发展特点，将其治疗长期性和困难讲清楚，同时要给予鼓励，建立信心。对于有手术适应证的患者，要劝患者择期手术，提高生活质量。

2. 环境要求　居住环境要避免潮湿、阴暗等不良条件，保持室内空气流通，温暖干燥，阳光充足，防风湿复发。

3. 防止感染　在日常生活中要注意适当锻炼，注意保暖，加强营养，合理饮食，提高机体抵抗力，加强自我保健，避免呼吸道感染，一旦发生，应立即就诊、用药治疗。

4. 避免诱发因素　协助患者做好休息及活动的安排，避免重体力劳动、过度劳累和剧烈运动。要教育患者家属理解患者病情并要给予照顾。

要劝告反复发生扁桃体炎患者，在风湿活动控制后2~4个月可手术摘除扁桃体。在拔牙、内镜检查、导尿、分娩、人工流产等手术前，应告诉医师自己有风心病史，便于预防性使用抗生素。

5. 妊娠　育龄妇女要在医师指导下，根据心功能情况，控制好妊娠与分娩时机。对于病情较重不能妊娠与分娩患者，做好患者及配偶的心理工作，接受现实。

6. 提高患者依从性　告诉患者坚持按医嘱服药的重要性，提供相关健康教育资料。同时告诉患者定期门诊复诊，对于防止病情进展也是重要的。

（陈　艳）

第七节 心包炎

国内临床资料统计表明，心包疾病占心脏疾病住院患者的 1.5% ~ 5.9%。心包炎按病因分类，分为感染性心包炎和非感染性心包炎。非感染性心包炎多由肿瘤、代谢性疾病、自身免疫性疾病、尿毒症等所致。按病情进展可分为急性心包炎（伴或不伴心包积液）、亚急性渗出性缩窄性心包炎、慢性心包积液、粘连性心包炎、慢性缩窄性心包炎等。临床上以急性心包炎和慢性缩窄性心包炎为最常见。

一、急性心包炎

急性心包炎是心包脏层与壁层间的急性炎症，可由细菌、病毒、自身免疫、物理、化学等因素引起。心包炎亦常是某种疾病的一部分表现或为某种疾病的并发症，为此常被原发病掩盖，但也可独立表现。根据急性心包炎病理变化，可以分为纤维蛋白性或渗出性两种。

（一）病因、病理、病理生理

1. 病因 急性心包炎的病因有：①原因不明者，称为急性非特异性。②病毒、细菌、真菌、寄生虫、立克次体等感染。③自身免疫反应：风湿热、结缔组织疾病如系统性红斑狼疮、类风湿关节炎、结节性多动脉炎、白塞病、艾滋病；心肌梗死后综合征、心包切开后综合征；某药物引发如普鲁卡因胺、青霉素等。④肿瘤性：原发性如间皮瘤、脂肪瘤、纤维肉瘤，继发性如乳腺癌、肺癌、白血病、淋巴瘤等。⑤内分泌、代谢性疾病：如尿毒症、痛风、甲状腺功能减低、淀粉样变。⑥物理因素：如放射性、外伤如心肺复苏后、穿透伤、钝伤、介入治疗操作相关等。⑦邻近器官疾病引发：如急性心肌梗死、胸膜炎、主动脉夹层、肺梗死等。

常见病因为风湿热、结核、细菌感染，近年来病毒感染、肿瘤、尿毒症性和心肌梗死性心包炎发病率显著增多。

2. 病理 在急性期心包壁层、脏层上有纤维蛋白、白细胞和少量内皮细胞的渗出，无明显液体积聚，此时称为纤维蛋白性心包炎。以后如果液体增加，则为渗出性心包炎，液体多为黄而清的，偶可混浊不清、化脓性或呈血性，量可由 100mL 至 3L，一般积液在数周至数月内吸收，可伴随发生壁层与脏层的粘连、增厚、缩窄。

液体也可较短时间内大量积聚引起心脏压塞。急性心包炎心外膜下心肌有炎性变化，如范围较广可称为心肌心包炎。炎症也可累及纵隔、横膈和胸膜。

3. 病理生理 心包腔正常时平均压力接近于零或低于大气压，吸气时呈轻度负压，呼气时近于正压。急性纤维蛋白性心包炎或积液少量不致引起心包内压力增高，故不影响血流动力学。如果液体迅速增多，心包无法伸展或来不及伸展以适应其容量的变化，造成心包内压力急剧上升，引起心脏受压，致使心室舒张期充盈受阻，周围静脉压亦升高，使心排血量降低，血压下降，导致急性心脏压塞临床表现发生。

（二）临床表现

1. 症状 如下所述。

（1）胸痛：心前区疼痛是纤维蛋白性心包炎主要症状，如急性非特异性心包炎、感染性心包炎。疼痛常位于心前区或胸骨后，可放射到颈部、左肩、左臂及左肩胛骨，也可达上腹部，疼痛性质呈压榨样或锐痛，也可闷痛，常与呼吸有关，常因咳嗽、深呼吸、变换体位或吞咽而加重。

（2）呼吸困难：呼吸困难是心包积液时最突出的症状。严重的呼吸困难患者可呈端坐呼吸，身躯前倾、呼吸浅速、面色苍白、发绀。

（3）全身症状：可有干咳、声音嘶哑及吞咽困难等症状，常因压迫气管、食管而产生。也可有发冷、发热、乏力、烦躁、心前区或上腹部闷胀等。大量渗液可影响静脉回流，出现体循环瘀血表现如颈静脉怒张、肝大、腹水及下肢水肿等。

（4）心脏压塞：心包积液快速增加可引起急性心脏压塞，出现气促、心动过速、血压下降、大汗淋漓、四肢冰凉，严重者可意识恍惚，发生急性循环衰竭、休克等。

如积液积聚较慢，可出现亚急性或慢性心脏压塞，表现为颈静脉怒张、静脉压升高、奇脉。

2. 体征 如下所述。

（1）心包摩擦音：心包摩擦音是纤维蛋白性心包炎的典型体征，多位于心前区，以胸骨左缘第3、4肋间、坐位时身体前倾、深吸气最为明显，心包摩擦音可持续数小时或持续数天、数周，当积液增多将二层心包分开时，摩擦音即消失，如有部分心包粘连仍可闻及。心前区听到心包摩擦音就可做出心包炎的诊断。

（2）心包积液：心浊音界向两侧增大，皆为绝对浊音区；心尖冲动弱，且位于心浊音界的内侧或不能扪及；心音低钝、遥远；积液大量时可出现心包积液征（Ewart征），即在左肩胛骨下叩诊浊音和闻及因左肺受压引起的支气管呼吸音。

（3）心脏压塞：除有体循环瘀血体征外。按心脏压塞程度，脉搏可表现为正常、减弱或出现奇脉。奇脉是大量积液患者，触诊时桡动脉搏动呈吸气性显著减弱或消失，呼气时又复原的现象。也可通过血压测量来诊断，即吸气时动脉收缩压下降10mmHg或更多。急性心脏压塞可因动脉压极度降低，奇脉难察觉出来。

3. 并发症 具体如下。

（1）复发性心包炎：复发性心包炎是急性心包炎最难处理的并发症，在初次发病后数月至数年反复发病并伴严重的胸痛。发生率20%～30%，多见于急性非特异性心包炎、心脏损伤后综合征。

（2）缩窄性心包炎：缩窄性心包炎常见于结核性心包炎、化脓性心包炎、创伤性心包炎。

（三）实验室检查

1. 化验检查 由原发病决定，如感染性心包炎常有白细胞计数增加、血沉增快等。

2. X线检查 对渗出性心包炎有一定价值，可见心影向两侧增大，心脏搏动减弱或消失；尤其是肺部无明显充血而心影显著增大是心包积液的X线表现特征。但成人液体量少于250mL、儿童少于150mL时，X线难以检出。

3. 心电图 急性心包炎时来自心包下心肌的心电图异常表现为：①常有窦性心动过速。②ST段抬高，呈弓背向下，见于除aVR导联以外的所有导联，aVR导联中ST段压低。③一至数日后，ST段回到基线，T波低平或倒置，持续数周至数月后T波逐渐恢复正常。④心包积液时有QRS低电压。⑤包膜下心房肌受损时可有除aVR和V_1导联外P-R段压低。

4. 超声心动图 对诊断心包积液迅速可靠。M型或二维超声心动图中均可见液性暗区以确定诊断。心脏压塞的特征为：右心房及右心室舒张期塌陷；吸气时室间隔左移，右心室内径增大，左心室内径减小等。

5. 心包穿刺 抽取的积液做生物学、生化、细胞分类、查瘤细胞的检查等，确定病因；缓解心脏压塞症状；必要时在心包腔内给予抗菌或化疗药物等。

6. 心包镜及心包活检 有助于明确病因。

（四）治疗原则

1. 病因治疗 根据病因给予相应治疗，如结核性心包炎给予规范化抗结核治疗，化脓性心包炎应用敏感抗生素治疗等。

2. 非特异性心包炎的治疗 如下所述。

（1）应用非甾体类抗炎药物治疗：可应用数月的时间，缓慢减量直至停药。

（2）应用糖皮质激素药物治疗：如果应用非甾体类抗炎药物治疗无效，则可应用糖皮质激素治疗，常用泼尼松40～60mg/d，1～3周，症状严重者可静脉应用甲泼尼龙。须注意当激素减量时，症状常可反复。

3. 复发性心包炎的治疗 秋水仙碱0.5～1mg/d，至少1年，缓慢减量停药。但终止治疗后部分患者有复发倾向。对顽固性复发性心包炎伴严重胸痛患者，可考虑外科心包切除术治疗。

4. 心包积液、心脏压塞治疗 ①结核性或化脓性心包炎要充分、彻底引流，提高治疗效果和减少心包缩窄发生率。②心包积液中、大量，将要发生心脏压塞的患者，行心包穿刺引流。③已发生心脏压塞患者，无论积液量多少都要紧急心包穿刺引流。④由于积液中有较多凝块、纤维条索状物，会影响引流效果或风险大的患者，可行心包开窗引流。

二、缩窄性心包炎

缩窄性心包炎是心脏被纤维化或钙化的心包致密厚实地包围，使心室舒张期充盈受限而引发一系列循环障碍的疾病。

（一）病因、病理、病理生理

1. 病因 缩窄性心包炎继发于急性心包炎，病因以结核性心包炎为最常见，其次为化脓或创伤性心包炎。少数患者与急性非特异性心包炎、心包肿瘤及放射性心包炎等有关，也有部分患者其病因不明。

2. 病理 急性心包炎随着渗液逐渐吸收，心包出现弥漫的或局部的纤维组织增生、增厚粘连、壁层与脏层融合钙化，使心脏及大血管根部受限。心包长期缩窄，心肌可萎缩。如心包显微病理示为透明样变性组织，提示为非特异性，如为结核性肉芽组织或干酪样病变，则提示为结核性。

3. 病理生理 纤维化、钙化的心包使心室舒张期扩张受阻，心室舒张期充盈减少，使心搏量下降。为维持心排血量，心率增快。上、下腔静脉也因心包缩窄而回流受阻，出现静脉压升高，颈静脉怒张、肝大、腹水、下肢水肿，出现 Kussmaul 征。

Kussmaul 征：吸气时周围静脉回流增多而已缩窄的心包使心室失去适应性扩张的能力，致静脉压增高，吸气时颈静脉更明显扩张。

（二）临床表现

1. 症状 常见症状为劳力性呼吸困难、疲乏、食欲缺乏、上腹胀满或疼痛。也可因肺静脉压高而导致症状如咳嗽、活动后气促。也可有心绞痛样胸痛。

2. 体征 有颈静脉怒张、肝大、腹水、下肢水肿、心率增快，可见 Kussmaul 征。腹水常较皮下水肿出现得早、明显得多，这情况与心力衰竭中所见相反。

窦性心律，有时可有房颤。脉搏细弱无力，动脉收缩压降低，脉压变小。心尖冲动不明显，心音减低，少数患者在胸骨左缘第 3、4 肋间可闻及心包叩击音。

（三）实验室检查

1. X 线检查 心影偏小、正常或轻度增大；左右心缘变直，主动脉弓小而右上纵隔增宽（上腔静脉扩张），有时可见心包钙化。

2. 心电图 窦性心律，常有心动过速，有时可有房颤。QRS 波群低电压、T 波低平或倒置。

3. 超声心动图 对缩窄性心包炎的诊断价值远不如对心包积液诊断价值，可见心包增厚、僵硬、钙化、室壁活动减弱，舒张早期室间隔向左室侧移动等，但均非特异而恒定的征象。

4. 右心导管检查 右心导管检查的特征性表现：是肺毛细血管压力、肺动脉舒张压力、右心室舒张末期压力、右心房压力均升高且都在相同或相近高水平，右心房压力曲线呈 M 或 W 波形，右心室收缩压轻度升高，舒张早期下陷及高原形曲线。

（四）治疗原则

1. 外科治疗 应尽早施行心包剥离术。但通常在心包感染、结核被控制，即应手术并在术后继续用药 1 年。

2. 内科辅助治疗 应用利尿药和限盐缓解机体液体潴留，水肿症状；对于房颤伴心室率快的患者，可首选地高辛，之后再应用 β 受体阻滞药和钙拮抗药。

三、心包炎护理措施

（一）体位与休息

对于呼吸困难患者要根据病情帮助患者采取半卧位或前倾坐位，依靠床桌，保持舒适体位。协助患者满足生活需要。对于有胸痛的患者，要卧床休息，保持情绪稳定，不要用力咳嗽、深呼吸或突然改变体位，以免使疼痛加重。

（二）呼吸观察与给氧

观察呼吸困难的程度，有无呼吸浅快、发绀，观察血气变化。根据缺氧程度调节氧流量，观察吸氧效果。

（三）预防感染

嘱患者加强营养，给予高热量、高蛋白、高维生素的易消化饮食，限制钠盐摄入，增强机体抵抗力。避免受凉，防止呼吸道感染，以免加重呼吸困难症状。

（四）输液护理

控制输液速度，防止加重心脏负担。

（五）用药护理

遵医嘱给予非甾体抗炎药，注意有无胃肠道反应、出血等副作用。遵医嘱给予糖皮质激素、抗生素、抗结核、抗肿瘤等药物治疗。

（六）健康教育

1. 增强抵抗力　告诉患者注意充分休息，加强营养，给予高热量、高蛋白、高维生素的易消化饮食，限制钠盐摄入。注意防寒保暖，预防呼吸道感染。

2. 坚持药物治疗　指导患者必须坚持足够疗程的药物治疗，不能擅自停药，防止复发。注意药物不良反应，定期随访。

3. 积极治疗　对缩窄性心包炎的患者，讲明行心包剥离术的重要性，解除心理障碍，尽早接受手术治疗。

（陈　艳）

第五章

妇科疾病护理

第一节 女性生殖系统炎症

一、概述

女性生殖系统炎症包括来自下生殖道的外阴、阴道、宫颈至盆腔内的子宫、输卵管、卵巢、盆腔腹膜、盆腔结缔组织而来的炎症。炎症可局限于一个部位或多个部位同时受累。病情轻者无症状，重者可引起败血症甚至感染性休克死亡。女性生殖系统炎症不仅危害患者，还可危及胎儿、新生儿。

（一）女性生殖系统的自然防御功能

女性生殖器的解剖和生理生化特点具有比较完善的自然防御功能，增加了对感染的防御能力。

1. 外阴 外阴皮肤为鳞状上皮，抗感染能力强。两侧大阴唇自然合拢，遮掩阴道口、尿道口。

2. 阴道 由于盆底肌的作用，阴道口闭合，阴道前、后壁紧贴，可以防止外界微生物的侵入。在卵巢分泌的雌激素作用下，阴道上皮细胞中含有丰富的糖原，在阴道杆菌和酶的作用下分解为乳酸，维持阴道正常的酸性环境 pH≤4.5，多在 3.8~4.4，阴道的弱酸性能抑制大多数致病菌的生长。

3. 子宫颈 内膜所分泌的大量黏液形成"黏液栓"，阻塞子宫颈管，且宫颈内口紧闭，可阻挡病原体侵入。宫颈阴道部表面覆以复层鳞状上皮，具有较强的抗感染能力。

4. 子宫内膜 育龄妇女子宫内膜周期性剥脱，可及时消除宫腔内的感染。

5. 输卵管 输卵管黏膜上皮细胞的纤毛向子宫腔方向摆动以及输卵管的向心性蠕动，输卵管液中含有乳铁蛋白、溶菌酶清除进入输卵管的病原体，均利于阻止病原体的侵入。

6. 生殖道的免疫系统 宫颈和子宫黏膜聚集有不同数量的淋巴组织及散在的淋巴细胞，包括 T 细胞、B 细胞。此外，中性粒细胞、巨噬细胞、补体以及一些细胞因子均在局部有重要的免疫功能，发挥抗感染作用。

上述自然防御功能遭到破坏，或机体免疫功能降低、内分泌发生变化或外源性致病菌侵入，均可导致炎症发生。

（二）病原体

1. 细菌 大多为化脓菌如葡萄球菌、链球菌、大肠埃希菌、厌氧菌、变形杆菌、淋病奈氏菌、结核分枝杆菌等。

2. 原虫 多见阴道毛滴虫，其次为阿米巴原虫。

3. 真菌 以假丝酵母菌（念珠菌）为主。

4. 病毒 以疱疹病毒、尖锐湿疣病毒、人乳头瘤病毒为多见。

5. 螺旋体 多见苍白密螺旋体。

6. 衣原体 常见为沙眼衣原体，感染症状不明显，常引起输卵管黏膜结构及功能破坏，引起盆腔广泛粘连。

— 112 —

7. 支原体　是正常阴道菌群的一种，一定的条件下可引起生殖道炎症。

（三）感染途径

1. 沿生殖器黏膜上行蔓延　病原体侵入外阴、阴道，沿黏膜面经宫颈、子宫内膜、输卵管黏膜至卵巢及腹腔。淋病奈氏菌，沙眼衣原体及葡萄球菌沿此途径扩散。

2. 经血液循环蔓延　为结核分枝杆菌感染的主要途径，病原体先进入人体的其他系统，再经过血液循环感染生殖器。

3. 经淋巴系统蔓延　病原体经外阴、阴道、宫颈及宫体创伤处的淋巴管侵入盆腔结缔组织及内生殖器其他部分。是产褥感染、流产后感染及放置宫内节育器后感染的主要传播途径，多见于链球菌、大肠埃希菌、厌氧菌感染。

4. 直接蔓延　腹腔其他脏器感染后，直接蔓延到内生殖器。如阑尾炎可引起右侧输卵管炎。

（四）炎症的发展与转归

1. 痊愈　患者抵抗力强、病原体致病力弱或治疗及时、抗生素使用恰当，病原体完全被消灭，炎症很快被控制，炎症渗出物完全被吸收，为痊愈。一般痊愈后组织结构、功能都可以恢复正常，不留痕迹。但如果坏死组织、炎性渗出物机化形成瘢痕或粘连，则组织结构和功能不能完全恢复。

2. 转为慢性　炎症治疗不及时彻底，或病原体对抗生素不敏感，身体防御功能与病原体的作用处于相持状态，使得炎症长期存在。机体抵抗力强时，炎症可以被控制并逐渐好转，当机体抵抗力降低，慢性炎症可急性发作。

3. 扩散与蔓延　患者抵抗力低下、病原体作用强时，炎症可经淋巴和血行扩散或蔓延到邻近器官，严重时可形成败血症，危及生命。

（五）临床表现

1. 症状　如下所述。

（1）阴道分泌物增多：正常阴道分泌物呈白色稀糊状或蛋清样，高度黏稠，无腥臭味，量少，对妇女健康无不良影响。当生殖道出现炎症，特别是发生阴道炎和宫颈炎时，阴道分泌物显著增多呈脓性，有异味及性状的改变。

（2）外阴不适：阴道分泌物刺激外阴皮肤，可引起瘙痒、疼痛、烧灼感。

（3）不孕：黏稠性阴道分泌物不利于精子穿过，或慢性炎症导致盆腔瘀血，可造成不孕。

（4）炎症扩散症状：当炎症扩散到盆腔时，可有腰骶部疼痛、盆腔下坠痛，常在月经前后、性交后、劳累时加剧。若有腹膜炎患者则出现恶心、呕吐、腹胀、腹泻等消化系统症状。若有脓肿形成，则有下腹包块及局部压迫刺激症状。

（5）全身症状：精神不振、食欲缺乏、体重下降、乏力、头痛、四肢疼痛等。

2. 体征　如下所述。

（1）外阴：局部可有抓痕、压痛、充血、红肿、糜烂、湿疹、溃疡、皮肤粗糙增厚，阴蒂、大小阴唇、肛门周围、尿道口、阴道口有乳头状疣、丘疹或斑疹。

（2）阴道：阴道黏膜有充血炎性改变，可见不同性状的分泌物。

（3）宫颈：可见充血、红肿、糜烂、肥大、息肉、裂伤、外翻及宫颈腺囊肿，宫颈举痛。

（4）子宫：双合诊和三合诊检查发现宫体稍大，有压痛，活动受限。

（5）附件：可有肿块、增粗、压痛。

（六）辅助检查

1. 阴道分泌物检查　在阴道分泌物中寻找病原体滴虫、白假丝酵母菌、细菌、支原体、衣原体，必要时可做细菌培养。

2. 聚合酶链反应（PCR）　PCR方法简便、快捷、灵敏度高，特异性强，可检测、确诊人乳头瘤病毒感染、淋病奈氏菌感染。

3. 宫颈刮片或分段诊刮术　对有血性白带者，应与子宫恶性肿瘤相鉴别，需常规作宫颈刮片，必要时行分段诊刮术。

4. 局部组织活检 活体组织检查可明确诊断。

5. B 型超声 可了解子宫、附件情况。

6. 阴道镜检查 帮助发现宫颈有无病变。

7. 腹腔镜 能直接观察到子宫、输卵管浆膜面，并可取腹腔液行细菌培养，或在病变处做活组织检查。

（七）治疗要点

1. 控制炎症 针对病原体选用相应抗生素进行治疗。抗生素可全身或局部使用，要求及时、足量、规范、彻底、有效。必要时加用辅助药物以提高疗效。

2. 病因治疗 积极寻找病因，针对病因进行治疗。

3. 局部治疗 用抗生素软膏局部涂抹，每日 1~2 次。局部药物热敷、坐浴、冲洗或熏洗。

4. 物理治疗 采用微波、短波、超短波、激光、冷冻、离子透入（可加入各种药物）等物理治疗，可促进局部血液循环，改善组织营养状态，利于炎症吸收和消退。

5. 手术治疗 以彻底治愈为原则，可根据情况选择经阴道、经腹部或腹腔镜手术，不遗留病灶，避免复发。

6. 中药治疗 根据不同病情，选择清热解毒、清热利湿或活血化瘀的中药。

7. 加强预防 注意个人卫生，保持外阴清洁、干燥，穿纯棉内裤并经常更换；增加营养，提高机体抵抗力；定期进行妇科检查，及早发现炎症并积极治疗。

（八）护理措施

1. 一般护理 嘱患者多休息，避免劳累，急性炎症期应卧床休息。指导患者增加营养，进食高蛋白、高热量、高维生素饮食以提高抵抗力，发热时多饮水。

2. 病情观察 认真对待患者的主诉，注意观察生命体征、分泌物的量和性状、用药反应等并详细记录，如有异常及时与医师联系。

3. 舒适护理 指导患者定时更换消毒会阴垫，便后冲洗及会阴擦洗时遵循从前向后、从尿道到阴道，最后肛门原则。嘱患者避免搔抓局部，按医嘱给予止痒药膏。炎症急性期，给予半卧位，以利于分泌物积聚于子宫直肠陷窝而使炎症局限。疼痛症状明显者，按医嘱给予镇痛药。为发热患者做好物理降温并及时为其更换衣服、床单。

4. 心理护理 由于炎症部位处于患者的隐私处，患者往往有害羞心理，不愿及时就医，护理人员应使用通俗易懂的语言与患者及家属沟通，耐心告知及时就医的重要性，并鼓励患者坚持治疗和随访。主动向患者解释检查、治疗的目的、作用、方法、不良反应和注意事项。要尊重慢性患者，耐心倾听其诉说，及时了解其心理问题，与患者及家属共同讨论治疗、护理方案，争取家人的理解和支持，减轻患者的恐惧和焦虑，提供必要的帮助。

5. 健康指导 如下所述。

（1）卫生宣教：指导妇女注意经期、孕期、分娩期和产褥期的卫生；减少局部刺激，穿棉质内裤，透气性强会阴垫；治疗期间勿去公共浴池、游泳池；浴盆、浴巾等用具应消毒，禁止性生活。

（2）普查普治：指导患者定期进行妇科检查，及早发现异常，并积极治疗。

（3）指导用药：向患者讲解有关药物作用、不良反应，教会患者自己用药的方法及注意事项，为患者示教会阴区的清洁及用药方法后，请患者反示教，确定能正确操作为止，保证疗程和疗效。

（4）传授知识：向患者及家属讲解常见妇科炎症的诱发因素、预防方法，共同讨论适用患者家庭的防治措施并鼓励使用。

二、非特异性外阴炎

非特异性外阴炎（vulvitis）主要指外阴部皮肤与黏膜的炎症。由于外阴部与外界接触较多，尿道、肛门、阴道邻近，易发生炎症，其中以大、小阴唇为最多见。

（一）病因

阴道分泌物、月经血、产后恶露、尿液、粪便的刺激可引起外阴不同程度的炎症。此外，糖尿病患者的糖尿的长期浸渍、穿紧身化纤内裤、月经垫通透性差、局部经常潮湿等均可引起外阴部的炎症。

（二）临床表现

1. 症状　外阴皮肤瘙痒、疼痛、红肿、灼热感，于活动、排尿、排便及性交时加重。病情严重时形成外阴溃疡可导致行走不便。

2. 体征　检查见局部充血、肿胀、糜烂，常有抓痕，严重者形成溃疡或湿疹。慢性炎症者，外阴局部皮肤或黏膜增厚、粗糙、皲裂、甚至苔藓样变。

（三）治疗要点

1. 病因治疗　积极去除病因，由糖尿液的刺激引起的外阴炎，应治疗糖尿病；尿、粪瘘引起的外阴炎则应及时修补。

2. 局部治疗　保持局部清洁、干燥，局部使用 1 ∶ 5 000 高锰酸钾坐浴，水温 40℃，每次 15 ~ 30 分钟，每日 1 ~ 2 次，急性期还可选用微波或红外线局部物理治疗。

（四）护理措施

1. 健康教育　教会患者坐浴的方法，包括液体的配制、温度、坐浴的时间及注意事项。取高锰酸钾结晶加温开水配成 1 ∶ 5 000 约 40℃溶液，注意配制的溶液浓度不宜过高，以免灼伤皮肤。肉眼观为淡玫瑰红色。每次坐浴 20 分钟，每日 2 次。坐浴时要使会阴部浸没于溶液中，月经期停止坐浴。外阴溃破者要预防继发感染，局部严禁搔抓，勿用刺激性药物或肥皂擦洗。减少摩擦和混合感染的机会。

2. 预防　注意个人卫生，保持外阴清洁、干燥，勤换棉质内裤，使用柔软无菌会阴垫。做好经期、孕期、分娩期及产褥期卫生。勿饮酒，少进辛辣食物。

三、前庭大腺炎

前庭大腺炎（bartholinitis）是病原体侵入前庭大腺引起的炎症，包括前庭大腺脓肿和前庭大腺囊肿。此病育龄妇女多见，幼女及绝经后妇女少见。

（一）病因

主要病原体为内源性病原体（葡萄球菌、链球菌、大肠埃希菌、肠球菌等）及性传播病原体（淋病奈氏菌及沙眼衣原体）。在性交、流产、分娩或其他情况污染外阴部时，病原体容易侵入前庭大腺，引发炎症。急性炎症发作时，细菌先侵犯腺管，腺管呈急性化脓性炎症，腺管口因炎症肿胀阻塞，脓液不能外流、积存而形成脓肿，称前庭大腺脓肿。当急性炎症消退后，腺管口粘连闭塞，分泌物不能排出，形成前庭大腺囊肿。

（二）临床表现

炎症多为一侧。初起时局部肿胀、疼痛、灼烧感，行走不便，大小便困难。局部见皮肤红肿、发热、压痛明显。患者出现发热等全身症状。当脓肿形成时，疼痛加剧，严重者脓肿直径可达 5 ~ 6cm，表面皮肤发红、变薄，触及波动感，周围组织水肿。当脓肿内压力增大时，表面皮肤变薄，脓肿自行破溃，若破口大，可自行引流，炎症较快消退而痊愈；若破口小，引流不畅，则炎症持续不消退，可反复急性发作。

（三）治疗要点

急性炎症发作时，需卧床休息。取前庭大腺开口处分泌物作细菌培养和药敏试验，根据病原体选用抗生素、磺胺药，并选用清热、解毒的中药局部热敷或坐浴。脓肿形成后可切开引流并做造口术，尽量避免切口闭合后形成囊肿或反复感染。

（四）护理措施

1. 一般护理　急性期嘱患者卧床休息，按医嘱给予抗生素及镇痛药。选用蒲公英、紫花地丁、金银花、连翘等中药煎汤，局部熏洗或坐浴。

2. 术后护理　脓肿或囊肿切开术后，局部放置引流条引流，引流条需每日更换。外阴用 1 ∶ 5 000 氯己定（洗必泰）棉球擦洗，每日 2 次。伤口愈合后，改用 1 ∶ 8 000 呋喃西林坐浴，每日 2 次。

四、滴虫性阴道炎

滴虫性阴道炎（trichomonal vaginitis）是由阴道毛滴虫引起的常见的阴道炎。

（一）病因与发病机制

滴虫生长的适宜温度为 25 ~ 40℃、pH 为 5.2 ~ 6.6 的潮湿环境，在 PH 为 5.0 以下或 7.5 以上的环境中则不生长。滴虫性阴道炎患者的阴道 pH 一般在 6.5，月经前后阴道 pH 发生变化，经后接近中性。寄生于阴道或腺体中的滴虫于月经前后常得以繁殖，引起炎症的发作。妊娠期及产后等阴道环境改变，适于滴虫生长繁殖而引起滴虫性阴道炎。滴虫能消耗或吞噬阴道上皮细胞内的糖原，阻碍乳酸生成，使阴道 pH 值升高，以降低阴道酸度而有利于繁殖。滴虫还可侵入尿道或尿道旁腺，甚至膀胱、肾盂以及男方的包皮皱褶中。

滴虫的传染途径有：①经性交直接传播；②经公共浴池、浴盆、浴巾、游泳池、坐式便器、衣物等间接传播；③医源性传播：通过污染的器械及敷料传播。

（二）临床表现

潜伏期 4 ~ 28 天。典型症状是稀薄的泡沫状白带增多，外阴瘙痒。瘙痒部位主要为阴道口及外阴间，或有灼热、疼痛、性交痛等。合并其他细菌感染呈脓性，可有臭味。尿道口有感染时，可有尿频、尿痛，有时可见血尿。阴道毛滴虫能吞噬精子、阻碍乳酸生成，可致不孕。妇科检查时见阴道黏膜充血，严重者有散在出血斑点，后穹隆白带量多，呈灰黄色、黄白色稀薄液体或黄绿色脓性分泌物，常呈现泡沫状。少数患者阴道内有滴虫存在而无炎症反应，称为带虫者。

（三）治疗要点

本病的治疗原则是切断传染途径，杀灭阴道毛滴虫，恢复阴道正常 pH 值，保持阴道自净功能。

1. 全身用药　性伴侣应同时治疗。对初次治疗患者单次口服甲硝唑（灭滴灵）2g。孕早期及哺乳期孕妇慎用。也可用甲硝唑（灭滴灵）400mg，每日 2 次，7 天为 1 个疗程；口服吸收好，疗效高，毒性小，应用方便。

2. 局部用药　不能耐受口服药物或不适宜全身用药者可以局部给药，也可全身及局部联合用药，以联合用药效果佳。局部用药前可先用 1% ~ 5% 醋酸液冲洗阴道，改善阴道内环境，以提高疗效。

（四）护理措施

1. 指导患者自我护理　保持外阴部清洁、干燥，尽量避免搔抓外阴部致皮肤破损。滴虫性阴道炎主要由性行为传播，治疗期间禁止性交，勤换内裤、洗涤时应煮沸消毒 5 ~ 10 分钟以消灭病原体，避免交叉和重复感染的机会。性伴侣应同时进行治疗，有助于提高疗效。

2. 指导患者配合检查　做分泌物培养前，告知患者取分泌物前 24 ~ 48 小时避免性交、阴道灌洗及局部用药。分泌物取出后应及时送检并注意保暖，否则滴虫活动力减弱。

3. 指导患者正确阴道用药　告知患者各种阴道用药方法，酸性药液冲洗阴道后再塞药的原则。月经期间暂停坐浴、阴道冲洗及阴道用药。

4. 观察用药反应　患者口服甲硝唑（灭滴灵）后偶见胃肠道反应，如食欲缺乏、恶心、呕吐。偶见头痛、皮疹、白细胞减少等，一旦发现应报告医师并停药。甲硝唑（灭滴灵）使用期间要禁酒，孕 20 周前或哺乳期妇女禁用。

5. 强调治愈标准及随访　滴虫性阴道炎常于月经后复发，应向患者解释坚持按照医嘱正规治疗的重要性。治疗后检查滴虫阴性者，仍应每次月经后复查阴道分泌物，若经几次检查均阴性，方可称为治愈。

五、外阴、阴道假丝酵母菌病

外阴、阴道假丝酵母菌病（vulvovaginal candidiasis，VCC）是由假丝酵母菌引起的常见的外阴、阴道炎，也称外阴阴道念珠菌病。国外资料显示约75%妇女一生中至少患过1次，45%妇女经历过1次复发。

（一）病因

80%～90%的病原体为白假丝酵母菌，10%～20%为光滑假丝酵母菌、近平滑假丝酵母菌、热带假丝酵母菌等。由假丝酵母菌感染的阴道pH多为4.0～4.7，通常<4.5。白假丝酵母菌为双相菌，酵母相为芽生孢子，在无症状寄居及传播中起作用；菌丝相为芽生孢子伸长成假菌丝，侵袭组织能力加强。假丝酵母菌对热的抵抗力不强，加热至60℃1小时即可死亡，但对干燥、日光、紫外线及化学制剂的抵抗力较强。

白假丝酵母菌为条件致病菌，正常情况下阴道内菌量极少，呈酵母相，并不引起症状。当阴道内糖原增加、局部细胞免疫力下降，适合白假丝酵母菌的繁殖并转变为菌丝相，才出现症状。多见于孕妇、糖尿病患者及接受大量雌激素治疗者。此外，长期应用抗生素，改变了阴道内微生物之间的相互制约关系；服用皮质类固醇激素或免疫缺陷综合征，使机体的抵抗力降低；穿紧身化纤内裤、肥胖可使会阴局部的温度及湿度增加，也易使白假丝酵母菌得以繁殖而引起感染。

（二）传播方式

包括3种：①内源性感染：为主要感染，假丝酵母菌除寄生阴道外，还可寄生于人的口腔、肠道，这三个部位的假丝酵母菌可互相传染，当局部环境条件适合时易发病。②性交传染：少部分患者可通过性交直接传染。③间接传染：极少通过接触污染的衣物间接传染。

（三）临床表现

主要为外阴瘙痒、灼痛、尿痛及性交痛，严重时坐卧不宁，急性期阴道分泌物增多，分泌物的特征是白色稠厚呈凝乳或豆渣样。妇科检查可见外阴红斑、水肿，常伴有抓痕，小阴唇内侧及阴道黏膜有白色膜状物，擦除后露出红肿黏膜面，急性期还可见到糜烂及浅表溃疡。

（四）治疗要点

本病的治疗原则是消除诱因，根据患者情况选择局部或全身应用抗真菌药物。

1. 局部用药　用2%～4%碳酸氢钠液冲洗阴道，改变阴道酸碱度，再选用咪康唑栓剂、克霉唑栓剂或片剂、制霉菌素栓剂或片剂等药物放于阴道内。

2. 全身用药　若局部用药效果差或病情较顽固者，可选用伊曲康唑、氟康唑、酮康唑等口服。

（五）护理措施

基本同滴虫性阴道炎，为提高效果，可用2%～4%碳酸氢钠液坐浴或阴道冲洗。鼓励患者坚持用药，不随意中断疗程。妊娠期合并感染者，为避免胎儿感染，应禁用口服唑类药物并坚持局部治疗，直至到妊娠8个月。约15%男性与女性患者接触后患有龟头炎，对有症状男性也应进行检查及治疗，无症状不需治疗。

六、萎缩性阴道炎

萎缩性阴道炎（atrophic vaginitis）常见于自然绝经及卵巢去势后妇女，也可见于产后闭经或药物假绝经治疗的妇女。

（一）病因

因卵巢功能衰退，雌激素水平降低，阴道壁萎缩，黏膜变薄，上皮细胞内糖原含量减少，阴道内

pH 值增加，局部抵抗力降低，致病菌容易侵入繁殖引起炎症。

（二）临床表现

主要症状为阴道分泌物增多及外阴瘙痒、灼热感，可伴有性交痛。阴道分泌物稀薄，呈淡黄色，感染严重者呈血样脓性白带。检查见阴道呈老年性改变，上皮萎缩，皱襞消失，上皮平滑、菲薄。阴道黏膜充血，有小出血点，有时可见浅表小溃疡。溃疡面可与对侧粘连，严重时造成狭窄甚至闭锁，炎症分泌物引流不畅形成阴道积脓或宫腔积脓。

（三）治疗要点

萎缩性阴道炎的治疗原则是补充激素，增加阴道抵抗力及抑制细菌生长。

1. 抑制细菌生长　用 1% 乳酸液或 0.1% ~ 0.5% 醋酸液冲洗阴道，增加阴道酸度，抑制细菌生长繁殖。

2. 增加阴道抵抗力　针对病因给予雌激素制剂，可局部给药，也可全身用药。己烯雌酚 0.125 ~ 0.25mg，每晚放入阴道内，7 天为 1 疗程。全身用药可口服尼尔雌醇，首次 4mg，以后每 2 ~ 4 周 1 次，每晚 2mg，维持 2 ~ 3 个月。

（四）护理措施

加强健康教育，告知患者按医嘱正确用药，并指导局部用药方法，用药前洗净双手及会阴，以减少感染的机会。自己用药有困难者，指导家属协助用药，乳腺癌或子宫内膜癌患者慎用雌激素制剂。注意保持会阴清洁，勤换会阴垫、内裤。

七、宫颈炎症

宫颈炎症是妇科最常见的疾病之一，包括宫颈阴道部炎症及宫颈管黏膜炎症，有急性和慢性两种。急性子宫颈炎症常见于急性子宫内膜炎或急性阴道炎同时发生。临床以慢性子宫颈炎多见，本节仅叙述慢性子宫颈炎。

（一）病因

多见于分娩、流产或手术损伤宫颈后，病原体侵入引起感染。卫生不良或雌激素缺乏，局部抗感染能力差，也易引起慢性宫颈炎。病原体主要为葡萄球菌、链球菌、大肠埃希菌及厌氧菌。其次为性传播疾病的病原体，如淋病奈氏菌、沙眼衣原体。宫颈黏膜皱襞多，病原体侵入在黏膜处隐藏，感染不易彻底清除。

（二）临床表现

主要症状是分泌物增多，呈黏液脓性或血性。阴道分泌物刺激可引起外阴瘙痒及灼热感。此外，可出现经间期出血、性交后出血等症状。若合并尿路感染，可出现尿频、尿急、尿痛。当炎症沿宫骶韧带扩散到盆腔时，可有腰骶部疼痛、盆腔部下坠痛等。宫颈黏稠性分泌物不利于精子穿过，可造成不孕。妇科检查可见宫颈有不同程度糜烂、肥大，充血、水肿、有时质较硬，有时可见息肉、裂伤、外翻及宫颈腺囊肿等。

（三）治疗要点

宫颈炎症的治疗原则是排除早期宫颈癌后针对病原体及时采用足量抗生素治疗。

治疗前取宫颈管分泌物做培养及药敏试验，同时查找淋病奈氏菌及沙眼衣原体，根据检测结果采用相应的抗感染药物。对于合并细菌性阴道病者，同时治疗细菌性阴道病，否则将导致宫颈炎症持续存在。

（四）护理措施

1. 一般护理　保持外阴清洁干燥，减少局部摩擦；按医嘱及时、足量、规范应用抗生素。

2. 预防措施　指导妇女定期做妇科检查。发现宫颈炎症予以积极治疗。治疗前应常规做宫颈刮片行细胞学检查，以除外癌变可能。避免分娩时或器械损伤宫颈；产后发现宫颈裂伤应及时缝合。

（五）宫颈炎症相关疾病

1. 宫颈糜烂样改变　宫颈外口处的宫颈阴道部呈细颗粒状的红色区，称为宫颈糜烂样改变。以往教科书称为"宫颈糜烂"。"宫颈糜烂"并不是上皮脱落、溃疡的真性溃烂，也不等同于病理学上的慢性宫颈炎的诊断标准。宫颈糜烂样改变可能是生理性的柱状上皮异位，即宫颈阴道部的鳞状上皮被颈管的柱状上皮取代；也可能是病理性的，即宫颈管柱状上皮抵抗力低，病原体易侵入发生炎症。

（1）分类：①在炎症初期，糜烂面仅为单层宫颈管柱状上皮所覆盖，表面平坦，称为单纯性糜烂；②随后由于腺上皮过度增生并伴有间质增生，糜烂面凹凸不平呈颗粒状，称颗粒型糜烂；③当间质增生显著，表面不平现象更加明显呈乳突状，称为乳突型糜烂。

（2）治疗：生理性柱状上皮异位一般可不予处理，对有阴道分泌物增多及性交后出血的患者可给予物理治疗，如冷冻、激光、微波治疗。物理治疗注意事项：①有急性生殖器炎症者列为禁忌。②治疗前应常规做宫颈刮片行细胞学检查。③治疗时间选择在月经干净后3～7天内进行。④术后应每日清洗外阴2次，保持外阴清洁，禁止性交和盆浴2个月。⑤患者术后均有阴道分泌物增多，在宫颈创面痂皮脱落前，阴道有大量黄水流出，在术后1～2周脱痂时可有少量血水或少许流血，如出血量多者需急诊处理。局部用止血粉或压迫止血，必要时用抗生素。⑥一般于两次月经干净后3～7天复查，未痊愈者可选择做第2次治疗。

2. 宫颈肥大　由于慢性炎症长期刺激，宫颈组织充血、水肿，腺体和间质增生，还可能在腺体深部有黏液潴留形成囊肿，使宫颈呈不同程度肥大，硬度增加。宫颈肥大本身不需要治疗，但对于宫颈管肥大者需除外宫颈腺癌。

3. 宫颈息肉　宫颈管黏膜增生形成的局部突起病灶，称为宫颈息肉。慢性炎症长期刺激使宫颈管局部黏膜增生，子宫有排除异物的倾向，使增生的黏膜逐渐自基底部向宫颈外口突出而形成息肉（图5-1）。息肉可为一个或多个，直径约1cm，色红、呈舌形、质软而脆，易出血，蒂细长。宫颈管恶性肿瘤以及子宫体恶性肿瘤也可呈息肉状从宫颈口突出，因此宫颈息肉应予切除，并送病理检查。

4. 宫颈腺囊肿　在宫颈糜烂愈合过程中，新生的鳞状上皮覆盖宫颈管口或深入腺管，将腺管口阻塞。腺管周围的结缔组织增生或瘢痕形成压迫腺管，使腺管变窄甚至阻塞，腺体分泌物引流受阻、潴留形成囊肿（图5-2）。宫颈表面呈现数个半透明状小囊泡，内含无色黏液，若伴感染囊泡呈白色或淡黄色。

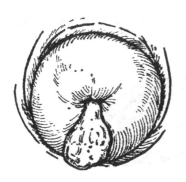

图5-1　宫颈息肉

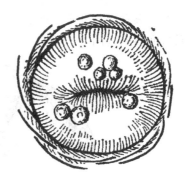

图5-2　宫颈腺囊肿

5. 宫颈黏液炎　又称宫颈管炎。病变局限于宫颈管黏膜及黏膜下组织，宫颈阴道部外观很光滑，仅见宫颈外口有脓性分泌物堵塞，有时宫颈管黏膜增生向外口突出，可见宫颈口充血发红。由于炎性细胞浸润及结缔组织增生，可致宫颈肥大。

八、盆腔炎性疾病

盆腔炎性疾病（pelvic inflammatory disease，PID）是指女性上生殖道及其周围组织的炎症，主要有子宫内膜炎、输卵管炎、输卵管卵巢脓肿、盆腔腹膜炎。最常见的是输卵管炎。引起盆腔炎的病原体有两个来源，来自外界的病原体如淋病奈氏菌、沙眼衣原体、结核分枝杆菌、铜绿假单胞菌和原寄居于阴道内的菌群包括厌氧菌及需氧菌。初潮前、绝经后或未婚者很少发生盆腔炎。盆腔炎大多发生在性活跃期，有月经的妇女。炎症可局限于一个部位，也可以同时累及几个部位，单纯的子宫内膜炎或卵巢炎较少见。盆腔炎有急性和慢性两类。

(一) 病因

1. 急性盆腔炎　如下所述。

(1) 宫腔内手术操作后感染：如子宫颈检查、子宫输卵管造影术、刮宫术、输卵管通液术等，由于手术消毒不严格引起的感染或术前适应证选择不当引起炎症发作或扩散。长期放置宫内节育器后也有继发感染形成慢性炎症的可能，以及慢性盆腔炎急性发作。

(2) 产后或流产后感染：分娩后或流产后产道损伤、组织残留于宫腔内，或手术无菌操作不严格，均可发生急性盆腔炎。

(3) 其他原因：经期卫生不良，使用不洁的卫生垫、经期性交、不洁性生活史、早年性交、多个性伴侣、性交过频者可导致性传播疾病的病原体入侵，邻近器官炎症蔓延均可导致炎症。

2. 慢性盆腔炎　常为急性盆腔炎未能彻底治疗，或患者体质较差病程迁延所致，但亦可无急性盆腔炎病史。慢性盆腔炎病情较顽固，当机体抵抗力较差时，可有急性发作，严重影响妇女健康、生活、工作。

(二) 病理

1. 子宫内膜炎及子宫肌炎　子宫内膜充血、水肿、有炎性渗出物，严重者内膜坏死、脱落形成溃疡。可发生于产后、流产后或剖宫产后，因胎盘、胎膜残留或子宫复旧不良，极易感染，严重者宫颈管粘连形成宫腔积脓。也见于绝经后雌激素低下的老年妇女，由于内膜菲薄，易受细菌感染。

2. 输卵管炎与输卵管积水　输卵管炎多为双侧性，输卵管呈轻度或中度肿大，伞端可部分或完全闭锁，并与周围组织粘连。输卵管炎症较轻时，伞端及峡部粘连闭锁，浆液性渗出物积聚形成输卵管积水。有时输卵管积脓变为慢性，脓液逐渐被吸收，浆液性液体继续自管壁渗出充满管腔，亦可形成输卵管积水。积水输卵管表面光滑，管壁甚薄，形成腊肠或呈曲颈的蒸馏瓶状，可游离或与周围组织有膜样粘连 (图 5 - 3)。

3. 输卵管卵巢炎及输卵管卵巢囊肿　输卵管发炎时波及卵巢，输卵管与卵巢相互粘连形成炎性肿块，或输卵管伞端与卵巢粘连并贯通，液体渗出形成输卵管卵巢囊肿，也可由输卵管卵巢脓肿的脓液被吸收后由渗出物替代而形成 (图 5 - 3)。

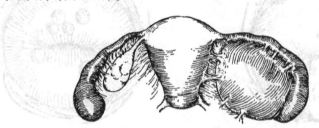

图 5 - 3　输卵管积水 (左) 输卵管卵巢囊肿 (右)

4. 盆腔结缔组织炎　内生殖器急性炎症或阴道、宫颈有创伤时，病原体经淋巴管进入盆腔结缔组织而引起组织充血、水肿及中性粒细胞浸润。开始局部增厚，质地较软，边界不清，以后向两侧盆壁呈扇形浸润，若组织化脓则形成盆腔腹膜外脓肿，可自发破入直肠或阴道。若由宫颈炎症蔓延至宫骶韧带处，会使纤维组织增生、变硬，若蔓延范围广泛，可使子宫固定，宫颈旁组织也增厚，形成"冰冻骨盆"。

5. 盆腔腹膜炎　盆腔内器官发生严重感染时往往蔓延到盆腔腹膜。发炎的腹膜充血、水肿，并有少量含纤维素的渗出液，形成盆腔脏器粘连。当有大量的脓性渗出液积聚于粘连的间隙内，可形成散在小脓肿；积聚于直肠子宫陷凹处则形成盆腔脓肿，较多见。脓肿可破入直肠而使症状突然减轻，也可破入腹腔引起弥漫性腹膜炎。

6. 败血症及脓毒血症　当病原体毒性强、数量多、患者抵抗力降低时常发生败血症。多见于严重的产褥感染、感染性流产及播散性淋病。发生 PID 后若身体其他部位发现多处炎症病灶或脓肿者，应考虑有脓毒血症存在，需经血培养证实。

7. 肝周围炎（Fitz–hugh–Curtis 综合征）　是指肝包膜炎症而无肝实质损害的肝周围炎。淋病奈瑟菌及衣原体感染均可引起。由于肝包膜水肿，吸气时右上腹疼痛。肝包膜上有脓性或纤维渗出物，早期在肝包膜与前腹壁腹膜之间形成松软粘连，晚期形成琴弦样粘连。5%～10%输卵管炎可出现此综合征，临床表现为继下腹痛后出现右上腹痛，或下腹疼痛与右上腹疼痛同时出现。

（三）临床表现

1. 急性盆腔炎　如下所述。

（1）症状：轻者无症状或症状轻微，常见症状为下腹痛、发热、阴道分泌物增多，重者可有寒战、高热、头痛、食欲缺乏。若有脓肿形成可有下腹部包块及局部压迫刺激症状。

（2）体征：患者呈急性面容，体温升高，心率加快，腹胀，小腹伴有压痛、反跳痛及肌紧张，肠鸣音减弱或消失。妇科检查阴道可充血，大量脓性分泌物从宫颈外流；宫颈充血、水肿、举痛明显；宫体增大，有压痛，活动受限；子宫两侧压痛明显，若有脓肿形成则可触及包块且压痛明显。急性盆腔炎发展可引起弥漫性腹膜炎、败血症、感染性休克，严重者可危及生命。

2. 慢性盆腔炎　如下所述。

（1）症状：全身症状多不明显，有时出现低热、乏力。由于病程较长，部分患者可有神经衰弱症状。当患者抵抗力下降时，易急性发作。慢性炎症形成的瘢痕粘连以及盆腔充血，常引起腰骶部酸痛、下腹部坠胀、隐痛。常在月经前后、劳累、性交后加重。慢性炎症导致盆腔瘀血，患者出现经量增多；输卵管粘连堵塞可致不孕。卵巢功能损害时可致月经失调。

（2）体征：子宫后倾、后屈，活动受限或粘连固定。输卵管积水或输卵管卵巢囊肿，盆腔一侧或两侧可触及囊性肿物，活动受限。盆腔结缔组织炎时，子宫一侧或两侧有片状增厚、压痛，宫骶韧带常增粗、变硬，有触痛。输卵管炎症时子宫一侧或两侧触及呈索条状的增粗输卵管，伴有轻度压痛。

（四）治疗要点

盆腔炎性疾病的治疗原则是及时给予足量的抗生素，必要时手术治疗。对慢性盆腔炎可采用支持疗法、物理治疗、药物治疗、中药治疗和手术治疗等措施控制炎症、消除病灶。

（五）护理措施

1. 手术护理　为需手术治疗的患者做好术前准备、术中配合和术后护理。患者出现高热时宜采取物理降温；若有腹胀应行胃肠减压；遵医嘱输液并给予足量有效抗生素。注意纠正电解质紊乱和酸碱失衡状况；观察输液反应等。

2. 减轻不适　必要时，按照医嘱给予镇静镇痛药物缓解患者的不适。

3. 指导随访　对于接受抗生素治疗的患者应在 72 小时内随诊以确定疗效。若此期间症状无改善，则需进一步检查，重新进行评估，必要时行腹腔镜或手术探查。对沙眼衣原体及淋病奈瑟菌感染者，可在治疗后 4～6 周复查病原体。

（陈　艳）

第二节　功能失调性子宫出血

功能失调性子宫出血（dysfunctional uterine bleeding，DUB）简称功血，是由于调节生殖的神经内分泌机制异常引起的异常子宫出血，而全身及内外生殖器官无明显器质性病变存在。常表现为月经周期长短不一、经期延长、经量过多或不规则阴道流血。按发病机制可分为无排卵性和排卵性功血两类，

70% ~80%的患者属于无排卵性功血。功血可发生于月经初潮至绝经间的任何年龄，50%患者发生于绝经前期，30%发生于育龄期，20%发生于青春期。

一、病因与发病机制

（一）无排卵性功血

无排卵性功血多见于青春期和围绝经期妇女，育龄期少见。各期功血发病机制不同。

1. 青春期　青春期中枢神经系统下丘脑－垂体－卵巢轴正常功能的建立需经过一段时间，如果此时受到机体内部和外界因素诸如过度劳累、应激、刺激、精神过度紧张、恐惧、忧伤、环境、气候骤变或肥胖等因素的影响，就可能引起功血。

2. 围绝经期　妇女卵巢功能不断衰退，剩余卵泡对促性腺激素的反应性降低，卵泡未能发育成熟，雌激素分泌量波动不能形成排卵前高峰，故不排卵。

3. 育龄期　可因内、外环境中某种刺激，如劳累、应激、流产、手术或疾病等引起短暂阶段的无排卵。亦可因肥胖、多囊卵巢综合征、高催乳素血症等长期存在的因素引起持续无排卵。

各种因素造成的无排卵，均导致子宫内膜受单一的雌激素刺激、无黄体酮对抗而发生雌激素突破性出血或撤退性出血。

（二）排卵性功血

较无排卵性宫血少见，多发生于育龄期妇女。卵巢虽然有排卵功能，但黄体功能异常，可分为黄体功能不足和子宫内膜不规则脱落两种类型。

1. 黄体功能不足　由于神经内分泌调节功能紊乱，导致卵泡期 FSH 缺乏，卵泡发育缓慢，使雌激素分泌减少，从而对垂体及下丘脑正反馈不足；LH 峰值不高，使黄体发育不全，孕激素分泌减少，使子宫内膜分泌反应不足。此外，生理性因素如初潮、分娩后及绝经过渡期，也可能因下丘脑－垂体－卵巢轴功能紊乱，导致黄体功能不足。

2. 子宫内膜不规则脱落　在月经周期中，患者有排卵，黄体发育良好，但由于下丘脑－垂体－卵巢轴调节功能紊乱或黄体机制异常引起子宫内膜萎缩过程延长，导致子宫内膜不能如期完整脱落。

二、临床表现

1. 无排卵性功血　常见的症状是子宫不规则出血，特点是患者的月经周期紊乱，月经长短不一，出血量时多时少，可少至点滴淋漓，多至大量出血，不易自止。少数表现为类似正常月经的周期性出血，但量较多。出血期不伴有下腹疼痛或其他不适，出血多或时间长的患者常伴贫血，大量出血可导致休克。

2. 排卵性功血　①黄体功能不足：表现为月经周期缩短，月经频发。有时月经周期虽在正常范围内，但是卵泡期延长，黄体期缩短，故不易受孕或孕早期流产发生率高。②子宫内膜不规则脱落：表现为月经周期正常，但经期延长，多达9~10日，且出血量多。③围排卵期出血：出血期小于7天，出血停止后数天又出血，量少，多数持续1~3天，时有时无。出血原因不明，可能与排卵后激素水平波动有关。

三、辅助检查

1. 妇科检查　盆腔检查排除器质性病灶，常无异常发现。

2. 诊断性刮宫　目的是止血，明确子宫内膜病理诊断。于月经前3~7天或月经来潮后6小时内刮宫，以确定排卵或黄体功能。为确定是否子宫内膜不规则脱落，应在月经期第5~6日进行诊刮。不规则流血者可随时进行刮宫。诊刮时应注意宫腔大小、形态、宫壁是否光滑，刮出物的性质和量。

3. 宫腔镜检查　在宫腔镜直视下选择病变区进行活检，较盲取内膜的诊断价值高。可排除宫腔内病变，如子宫内膜息肉、子宫黏膜下肌瘤、子宫内膜癌等。

4. **基础体温测定**　是测定排卵的简易可行方法。无排卵性功血者基础体温无上升改变，呈单相曲线（图5-4），提示无排卵。排卵性功血者则表现为基础体温呈双相，但排卵后体温上升缓慢者，或上升幅度偏低，升高时间仅维持9~10日即下降者提示黄体功能不全（图5-5）。若黄体萎缩不全致子宫内膜脱落不全者，则基础体温呈双相，但下降缓慢（图5-6）。

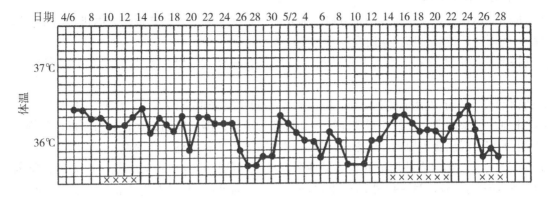

图5-4　基础体温单相型（无排卵性功血）

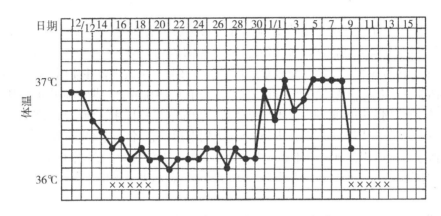

图5-5　基础体温双相型（黄体功能不全）

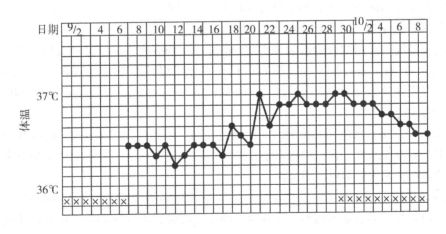

图5-6　基础体温双相型（黄体萎缩不全）

5. **宫颈黏液结晶检查**　经前出现羊齿植物叶状结晶提示无排卵。

6. **阴道脱落细胞涂片检查**　判断雌激素影响程度。一般表现为中、高度雌激素影响。

7. **激素测定**　为确定有无排卵，可测定血清孕酮或尿孕二酮，若呈卵泡期水平为无排卵。为排除其他内分泌疾病，可测定血催乳激素水平及甲状腺功能。

四、治疗要点

功血的治疗原则是止血、纠正贫血、调整月经周期并防治感染。

（一）无排卵性功血

出血期间应迅速有效地止血并纠正贫血，血止后尽可能明确病因，并根据病因进行治疗，选择合适方案控制月经周期或诱导排卵，预防复发及远期并发症。

1. 支持治疗　加强营养，改善全身状况。贫血者补充铁剂、维生素 C 和蛋白质。贫血严重者需输血。

2. 药物治疗　内分泌治疗效果较好，但应根据不同年龄采取不同方法。治疗青春期少女和生育期妇女应以止血、调整周期、促使卵巢功能恢复和排卵为原则；围绝经期妇女止血后则以调整周期、减少经量，防止子宫内膜病变为原则。通常遵医嘱采用性激素止血和调整月经周期。

（1）止血：少量出血者使用最低有效量性激素减少药物不良反应；对大量出血患者，要求在性激素治疗 6~8 小时内见效，24~48 小时内出血基本停止，若 96 小时以上仍不止血，应考虑有器质性病变存在。常用的内分泌药物有孕激素、雌激素、雄激素、抗前列腺素及其他止血药如卡巴克络、酚磺乙胺等。

（2）调整月经周期：青春期及生育期无排卵性功血患者，需恢复正常的内分泌功能，以建立正常月经周期；对围绝经期妇女起到控制出血、预防子宫内膜增生症的发生。一般连续用药 3 个周期。常用的调整月经周期的方法有 3 种：①雌、孕激素序贯疗法；②雌、孕激素合并使用；③后半周期疗法。

1）雌、孕激素序贯疗法：人工周期，此法适用于青春期功血或育龄期功血内源性雌激素水平较低者，通过模拟自然月经周期中卵巢的内分泌变化将雌、孕激素序贯应用，使子宫内膜发生相应变化，引起周期性脱落。一般连续应用 3 个周期，用药 2~3 个周期后，患者常能自发排卵。

2）雌、孕激素合并应用：雌激素使子宫内膜再生修复，孕激素可以限制雌激素引起的内膜增生程度。适用于育龄期功血或围绝经期患者及内源性雌激素水平较高者。连用 3 个周期，撤药后出血，血量减少。

3）后半周期疗法：适用于青春期或绝经过渡期功血患者。可于月经周期后半期（撤药性出血的第 16~25 日）服用甲羟孕酮或肌注黄体酮，连用 10 日为一周期，共 3 个周期为一疗程。

（3）促进排卵：适用于青春期功血和育龄期功血尤其是不孕患者。促排卵治疗可从根本上防止功能失调性子宫出血复发。常用的药物有氯米芬（clomiphene citrate，CC，又名克罗米芬）、人绒毛膜促性腺激素（human chorionic gonadotropin，HCG）和人绝经期促性腺激素（human menopausal gonadotropin，HMG），和促性腺激素释放激素激动剂（gonadotropin releasing hormone agonlst，GnRHa）。

3. 手术治疗　如下所述。

（1）刮宫术：最常用，既能明确诊断，又能迅速止血。围绝经期出血患者激素治疗前宜常规刮宫，最好在子宫镜下行分段诊断性刮宫，以排除子宫腔内细微器质性病变。青春期功血患者出血少可先服用 3 天抗生素后进行，如出血多应立即进行。

（2）子宫内膜切除术：很少用以治疗功血，适用于经量多的围绝经期妇女和经激素治疗无效且无生育要求的生育期妇女。优点是创伤小，可减少月经量，部分患者可达到闭经效果；缺点是组织受热效应破坏影响病理诊断。

（3）子宫切除术：对药物治疗效果不佳或无效，并了解了所有治疗功血的可行方法后，可由患者和家属知情选择接受子宫切除。

（二）排卵性功血

1. 黄体功能不足　治疗原则为促进卵泡发育，刺激黄体功能及黄体功能替代。分别应用氯米芬、绒促性素和黄体酮。氯米芬可促进卵泡发育，诱发排卵，促使正常黄体形成。绒促性素可促进及支持黄体功能。黄体酮补充黄体分泌黄体酮的不足，用药后使月经周期正常，出血量减少。

2. 子宫内膜不规则脱落　治疗原则为调节下丘脑－垂体－卵巢轴的反馈功能，使黄体及时萎缩，常用药物有孕激素和绒促性素。孕激素作用是通过调节下丘脑－垂体－卵巢轴的反馈功能，使黄体萎缩，内膜及时完整脱落。

五、护理措施

1. 一般护理　观察并记录患者的生命体征、出血量，嘱患者保留出血期间使用的会阴垫及内裤，以便准确地估计出血量。出血量较多者应卧床休息，贫血严重者，遵医嘱做好输血、止血措施。

2. 补充营养　成人体内大约每100mL血中含50mg铁，行经期妇女，每日从食物中吸收铁0.7～2.0mg，经血多者应额外补充铁。向患者推荐含铁较多的食物如猪肝、豆角、蛋黄、胡萝卜、葡萄干等。按照患者的饮食习惯，制订适合于个人的饮食计划，保证患者获得足够的铁、维生素C和蛋白质等营养。

3. 预防感染　监测患者体温、脉搏、子宫体压痛、白细胞计数和分类，保持局部清洁，做好会阴护理。如有感染征象，及时与医师联系并遵医嘱应用抗生素治疗。

4. 遵医嘱使用性激素　①按时按量服用性激素，保持药物在血中的浓度稳定，不得随意停服和漏服，以免因性激素使用不当引起子宫出血。②指导患者在治疗期间严格遵医嘱正确用药，如出现不规则阴道流血，应及时就诊。③药物减量必须按规定在出血停止后才能开始，每3天减量1次，每次减量不得超过原剂量的1/3，直至维持量。

5. 心理护理　①鼓励患者表达内心感受，耐心倾听患者的诉说，了解患者的疑虑。②向患者解释病情及提供相关信息，帮助患者澄清问题，摆脱焦虑。也可交替使用放松技术，如看电视、听广播、看书等分散患者的注意力。

（魏　敏）

第三节　妊娠滋养细胞疾病

妊娠滋养细胞疾病（gestational trophoblastic disease，GTD）是一组来源于胎盘绒毛滋养细胞的疾病。根据滋养细胞增生程度、有无绒毛结构、侵蚀能力及其生物学特性不同可分为葡萄胎、侵蚀性葡萄胎和绒毛膜癌。葡萄胎是一种良性滋养层细胞疾病，侵蚀性葡萄胎和绒毛膜癌又统称为妊娠滋养细胞肿瘤（gestational trophoblastic tumor，GTT）。侵蚀性葡萄胎属于低度恶性滋养细胞肿瘤，绒毛膜癌为高度恶性滋养细胞肿瘤。滋养细胞疾病绝大部分继发于妊娠，极少数来源于卵巢或睾丸生殖细胞，称为非妊娠滋养细胞疾病，本章主要讨论妊娠性滋养细胞疾病。

一、良性滋养细胞疾病

葡萄胎是一种滋养细胞的良性病变，主要为组成胎盘的绒毛滋养细胞增生，绒毛间质水肿变性，各个绒毛的乳头变为大小不一的水泡，相互间由细蒂相连成串，形如葡萄状，故称葡萄胎，也称水泡状胎块（hvdatidiform mole，HM）。

葡萄胎可分为两类：①完全性葡萄胎表现水泡状组织充满宫腔，形如串串葡萄，没有胎儿及其附属物；②部分性葡萄胎表现为有胚胎，胎盘绒毛部分水泡状变性，并有滋养细胞增生。葡萄胎多数为完全性葡萄胎。

（一）病因

葡萄胎原因不明，它可发生在任何年龄的生育期妇女，年龄＞35岁及＜20岁妊娠妇女的发病率显著升高，可能与该年龄段容易发生异常受精有关。部分性葡萄胎与年龄无关，曾患葡萄胎的女性再次患病的可能性是第1次患病概率的40倍。有过一次或两次葡萄胎妊娠者，再次发生率分别为1%和15%～25%。另外，营养因素、感染因素、孕卵异常、细胞遗传异常、社会经济因素等可能与发病有关。流行病学调查资料显示，发生率有明显的地域差异，亚洲和拉丁美洲国家发病率高，东南亚地区发病率比欧美国家高。

（二）病理

葡萄胎病变局限于子宫腔内，病变不侵入肌层，也不发生远处转移。水泡大小直径数毫米至数厘米不等，水泡壁薄、透亮，内含黏性液体。完全性葡萄胎大体检查水泡状物形如串串葡萄，泡壁薄，水泡间隙充满血液及凝血块。子宫膨大，宫腔充满水泡，无胎儿及其附属物可见。部分性葡萄胎时，可见胚胎或胎儿组织，胎儿多已死亡，合并足月儿极少，常伴发育迟缓或多发性畸形。镜下见部分绒毛变为水泡，轮廓不规则，滋养细胞增生程度较轻，间质内可见胎源性血管。

（三）临床表现

1. 完全性葡萄胎　由于诊断技术的进展，越来越多的患者在尚未出现症状或仅有少量阴道流血时已作出诊断并得以治疗，所以症状典型的葡萄胎已越来越少见。完全性葡萄胎的典型症状如下：

（1）停经后阴道流血：为最常见的症状，多数患者在停经 8~12 周后出现不规则阴道流血，时断时续，量多少不定，常可反复发作大量出血导致贫血、感染、休克甚至死亡。有时在血中可发现水泡状物。

（2）子宫异常增大、变软：约 1/3 患者的子宫大小与停经月份相符，子宫小于停经月份的只占少数，其原因可能与绒毛水泡退行性变停止发展有关。由于滋养细胞增生及水泡状变化，或因宫腔内积血，半数以上患者的子宫体积大于停经月份，质地极软，并伴血清 HCG 水平异常升高。

（3）妊娠呕吐及妊娠期高血压疾病征象：出现较正常妊娠时间早，持续时间长，严重呕吐未及时纠正可导致水电解质紊乱。可在妊娠 20 周前出现高血压、蛋白尿和水肿，症状严重且持续时间长，易发展为子痫前期。

（4）卵巢黄素化囊肿：由于滋养细胞过度增生，产生大量的绒毛膜促性腺激素（HCG）刺激卵巢卵泡内膜细胞，产生过度黄素化反应，形成黄素化囊肿。妇科查体，患者常为双侧性、也可单侧卵巢囊性增大，囊壁薄，表面光滑，一般无症状，偶可发生扭转。黄素化囊肿随 HCG 水平的下降而消退，在水泡状胎块清除后 2~4 个月自行消退。

（5）腹痛：阵发性下腹隐痛，由于葡萄胎增长迅速，子宫急速膨大时可引起下腹胀痛，一般不剧烈，可忍受，多发生在阴道流血前，也是葡萄胎流产的表现。如黄素化囊肿急性扭转或破裂时则为急性腹痛。

（6）甲状腺功能亢进征象：约 7% 患者出现心动过速、皮肤潮热和震颤等甲状腺功能亢进症状，T_3、T_4 水平升高，突眼少见。

2. 部分性葡萄胎　大多数症状与完全性葡萄胎相同，但程度较轻。子宫大小与停经月份相符或小于停经月份，一般无腹痛，妊娠呕吐也较轻，常无妊娠期高血压疾病征象，一般不伴卵巢黄素化囊肿。不易与不全流产或过期流产相鉴别，刮宫后经组织学检查方能确诊。

（四）辅助检查

1. 绒毛膜促性腺激素（HCG）测定　患者的血、尿 HCG 处于高值范围且持续不降或超出正常妊娠水平。

2. 超声检查　为诊断葡萄胎的重要方法。完全性葡萄胎的典型超声影像学表现为增大的子宫内无妊娠囊或胎心搏动，宫腔内充满不均质密集状或短条状回声，呈"落雪状"，若水泡较大则呈"蜂窝状"。常可测到一侧或双侧卵巢囊肿。部分性葡萄胎宫腔内见水泡状胎块引起的超声图像改变及胎儿或羊膜腔，胎儿常合并畸形。

3. 产科检查　腹部检查扪不到胎体，子宫大于停经月份，质软。

4. 多普勒胎心测定　只能听到子宫血流杂音，无胎心音。

（五）治疗要点

葡萄胎的治疗原则是确诊后及时清除子宫腔内容物。如黄素化囊肿扭转且卵巢血运发生障碍，应手术切除患侧卵巢。年龄 >40 岁，水泡小，病理报告滋养细胞高度增生或出现可疑的转移灶，伴有不典型增生或无条件随访的患者可采用预防性化疗。

（六）护理措施

1. 心理护理　引导患者说出内心感受，评估患者对疾病的心理承受能力、接受清宫术的准备，多与患者沟通，确定其主要的心理问题，解除焦虑。向患者及家属讲解有关葡萄胎的病因、性质、治疗、预后等疾病知识，以取得配合，告诉患者治愈 2 年后可正常生育。

2. 病情观察　观察和评估腹痛及阴道流血情况，保留会阴垫，以评估出血量及流出物的性质。观察阴道排出物有无水泡状组织并送病理检查，监测生命体征，发现阴道大量流血或清宫术中大出血时立即通知医生。

3. 术前准备及术中护理　术前做好输血、输液准备，备好抢救药品及物品，建立静脉输液通路。在刮宫前遵医嘱静脉滴注缩宫素。清宫过程中注意观察面色及生命体征变化。葡萄胎清宫不易一次吸刮干净，一般于 1 周后再次刮宫。选取靠近宫壁的葡萄状组织送病理检查。对合并妊娠期高血压疾病者做好相应的护理。

4. 健康教育　刮宫术后禁止性生活 1 个月，保持外阴清洁，以防感染。告知患者进高蛋白、高维生素、易消化饮食，适当运动，注意休息，提高机体的免疫功能；让患者和家属了解监测 HCG 的意义。对于年龄 >40 岁、刮宫后 HCG 值不进行性下降、黄素化囊肿直径 >6cm、子宫较相应的妊娠月份明显大、子宫短时间内迅速增大、滋养细胞高度增生或伴有不典型增生、出现可疑转移灶、无条件随访者可采用预防性化疗。

5. 随访指导　葡萄胎的恶变率 10%～25%，应重视刮宫术后的定期随访。随访内容包括：①随访时间：葡萄胎清空后定量测定 HCG 每周 1 次，直至连续 3 次阴性，然后每月检查 1 次持续 6 个月。此后可每 6 个月 1 次，共随访 2 年。②随访内容：除必须做 HCG 测定外应注意月经是否规律，有无不规则阴道流血，有无咳嗽、咯血及其他转移灶症状，做妇科检查，定期或必要时做 B 型超声及 X 线胸片或 CT 检查。

6. 避孕　葡萄胎患者随访期间必须严格避孕 1 年。首选避孕套，也可选择口服避孕药，避免选用宫内节育器，以免穿孔或混淆子宫出血的原因。

二、妊娠滋养细胞肿瘤

妊娠滋养细胞肿瘤（gestational trophoblastic tumor，GTT）是滋养细胞的恶性病变，包括侵蚀性葡萄胎、绒毛膜癌和胎盘部位滋养细胞肿瘤。

妊娠滋养细胞肿瘤 60% 继发于葡萄胎，30% 继发于流产，10% 继发于足月妊娠或异位妊娠。继发于葡萄胎排空半年以内的妊娠滋养细胞肿瘤的组织学诊断多数为侵蚀性葡萄胎，而 1 年以上者多数为绒癌，半年至 1 年者，绒癌和侵蚀性葡萄胎均有可能，但一般来说时间间隔越长，绒癌的可能性越大。继发于流产、足月妊娠、异位妊娠者组织学诊断则应为绒癌。

侵蚀性葡萄胎（invasive mole）是指葡萄胎组织侵入子宫肌层引起组织破坏或转移至子宫以外，恶性程度不高，一般仅造成局部侵犯，仅 4% 患者发生远处转移。预后较好。

绒毛膜癌（choriocarcinoma）是一种高度恶性肿瘤，主要经血行转移至全身，破坏组织或器官，引起出血坏死。最常见的转移部位是肺，其次是阴道和脑。患者多为育龄妇女，也有少数发生于绝经后。在化疗药问世以前，死亡率高达 90% 以上。随着诊断技术和化学治疗的进展，患者的预后已得到极大改善。

（一）病理

侵蚀性葡萄胎大体检查可见子宫肌壁内有大小不等、深浅不一的水泡状组织。当侵蚀病灶接近子宫浆膜层时，子宫表面可见紫蓝色结节，侵蚀较深时可穿透子宫浆膜层或阔韧带。显微镜下可见侵入子宫肌层的水泡状组织的形态和葡萄胎相似，可见绒毛结构和滋养细胞增生和分化不良，绒毛结构也可退化，仅见绒毛阴影。

绝大多数绒癌原发于子宫体，也有少数原发于输卵管、宫颈阔韧带等部位。肿瘤常位于子宫肌层内，可突入宫腔或穿破浆膜。单个或多个，无固定形态，与周围组织分界清，质地软而脆，剖视可见癌组织呈暗红色，常伴出血、坏死。镜下表现为滋养细胞不形成绒毛或水泡状结构，极度不规则增生，周围大片出血、坏死。肿瘤中不含间质和自身血管，瘤细胞靠侵蚀母体血管而获得营养物质。

（二）临床表现

1. 无转移滋养细胞肿瘤　如下所述。

（1）不规则阴道流血：葡萄胎清除后、流产或足月产后出现不规则阴道流血，量多少不定，也可表现为一段时间的正常月经后再停经，然后出现阴道流血。长期流血者可继发贫血。

（2）子宫复旧不全或不均匀增大：常在葡萄胎排出后 4~6 周子宫未恢复到正常大小，质地偏软，也可因肌层病灶部位、大小而表现为子宫不均匀性增大。

（3）卵巢黄素化囊肿：在葡萄胎排空、流产或足月产后，两侧或一侧卵巢黄素化囊肿可持续存在。

（4）腹痛：一般无腹痛，若肿瘤组织穿破子宫时，可引起急性腹痛和腹腔内出血症状。黄素化囊肿发生扭转或破裂时也可出现急性腹痛。

（5）假孕症状：生殖道质地变软，外阴色素加深、阴道、宫颈黏膜着色。乳房增大，乳头、乳晕着色，甚至有初乳样分泌。

2. 转移性滋养细胞肿瘤　大多为绒癌，症状和体征视转移部位而异。转移发生早而广泛，主要经血行播散，最常见的也较早见的转移部位是肺（80%），其次是阴道（30%）、盆腔（20%）、肝（10%）、脑（10%）。脑转移较少见，但致死率高。局部出血为各转移部位共同特点。

（1）肺转移：主要症状为咳嗽、血痰或反复咯血、胸痛及呼吸困难。当转移灶较小时可无症状。常急性发作，少数情况出现肺动脉高压和急性肺功能衰竭。

（2）阴道、宫颈转移：转移灶常位于阴道前壁及穹隆，局部表现蓝色结节，破溃后可大出血。

（3）肝转移：表现为上腹部或肝区疼痛，多伴肺转移，预后不良。病灶穿破肝包膜时出现腹腔内出血可导致死亡。

（4）脑转移：为主要死亡原因，致死率极高。常继发于肺转移之后。按病情进展可分为 3 期：①瘤栓期：表现为暂时性失语、失明、突然跌倒等。②脑瘤期：瘤组织增生侵入脑组织形成脑瘤，表现为头痛、喷射性呕吐、偏瘫、抽搐直至昏迷。③脑疝期：瘤组织增大及周围组织出血、水肿，表现为颅内压升高，脑疝形成压迫生命中枢而死亡。

（三）辅助检查

1. 血和尿的绒毛膜促性腺激素（HCG）测定　患者多于葡萄胎排空后 9 周以上，或流产、足月产、异位妊娠 4 周以上，血、尿 HCG 测定持续高水平或一度下降又上升，排除妊娠物残留或再次妊娠，结合临床表现可诊断为滋养细胞肿瘤。

2. 胸部 X 线摄片　是诊断肺转移主要检查方法。患者如有咳嗽、咯血等症状应给予胸部 X 线摄片，典型表现为棉球状或团块状阴影。转移灶以右侧肺及中下部较多见。

3. 超声检查　子宫正常大或不同程度增大，肌层内可见高回声团，边界清但无包膜；或肌层内有回声不均区域或团块，边界不清且无包膜；也可表现为整个子宫呈弥漫性高回声，内部伴不规则低回声或无回声。彩色多普勒超声主要显示丰富的血流信号和低阻力型血流频谱。

4. 妇科检查　子宫增大，质软，发生阴道宫颈转移时局部可见紫蓝色结节。

5. CT 和磁共振检查　磁共振主要用于脑和盆腔病灶诊断。CT 对发现肺部转移小病灶及脑、肝等部位的转移灶具有较高诊断价值。

6. 组织学诊断　凡在送检的子宫肌层或子宫外转移灶的组织切片仅见到成片的滋养细胞浸润及坏死出血未见绒毛结构，诊断为绒毛膜癌。若见到绒毛或退化的绒毛阴影，则诊断为侵蚀性葡萄胎。若原发灶和转移灶诊断不一致，只要在任一组织切片中见有绒毛结构即可诊断为侵蚀性葡萄胎。

（四）治疗要点

妊娠滋养细胞肿瘤患者的治疗原则是以化疗为主，手术和放疗为辅。年轻未生育者保留生育能力尽可能不切除子宫，需手术治疗者一般主张先化疗再手术，病情控制后再手术。对肝、脑有转移的重症患者，加用放射治疗。

（五）护理措施

1. 心理护理　对住院患者做好环境、病友及医护人员的介绍，减轻患者的陌生感。主动与患者交谈，鼓励患者宣泄痛苦，耐心讲解疾病有关治疗进展和预后。向患者提供有关化学药物治疗及其护理的信息，以减少恐惧及无助感。详细解释患者所担心的各种疑虑，减轻患者的心理压力，鼓励其接受现实。列举治疗成功的病例，帮助患者和家属树立战胜疾病的信心。

2. 病情观察　严密观察腹痛及阴道流血情况，记录出血量，出血多时密切观察患者的生命体征，剧烈腹痛并伴有腹腔内出血征象者，立即通知医生并及时做好手术准备。配合医生做好抢救工作。认真观察转移灶症状，发现异常，立即通知医生并配合处理。

3. 做好治疗配合　接受化疗者按化疗护理。手术治疗者按妇科手术前后护理常规实施护理。

4. 减轻不适　对疼痛、化疗不良反应等问题积极采取措施，减轻症状，尽可能满足患者的合理要求。

5. 有转移灶者按相应的症状护理　如下所述。

（1）阴道转移患者的护理：①密切观察阴道有无破溃出血，禁做不必要的检查和窥阴器检查，尽量卧床休息。②准备好各种抢救器械和物品，配血备用。③若发生溃破大出血时，立即通知医生并配合抢救。用长纱条填塞阴道压迫止血。严密观察阴道出血情况及生命体征，填塞的纱条必须于 24～48 小时内取出，若出血未止可再用无菌纱条重新填塞。取出时必须做好输液、输血及抢救的准备工作。按医嘱应用抗生素预防感染。

（2）肺转移患者的护理：①卧床休息，减轻患者消耗，有呼吸困难者给予半卧位并吸氧。②按医嘱给予镇静药及化疗药。③大量咯血时有窒息、休克甚至死亡的危险，如发现应立即让患者取头低侧卧位，轻击背部，排出积血，保持呼吸道通畅。配合医生进行止血抗休克治疗。

（3）脑转移的护理：①观察患者生命体征、神志，有无颅内压升高的症状，记录出入液量，观察有无电解质紊乱的症状。②按医嘱给予静脉补液、吸氧、化疗等，严格控制补液总量和补液速度，以防颅内压升高。③让患者尽量卧床休息，起床时应有人陪伴，采取必要的护理措施预防跌倒、咬伤、吸入性肺炎、角膜炎、压疮等发生。④做好血、尿 HCG 测定、CT、腰穿等项目的检查配合。⑤昏迷、偏瘫者按相应的护理常规实施护理。

6. 健康教育　指导患者进高蛋白、高维生素、易消化的饮食，鼓励患者进食，以增强机体的抵抗力。注意休息，不过分劳累，阴道转移者应卧床休息，以免引起溃破大出血。适当活动。保持外阴清洁，以防感染。出院后严密随访，第 1 次在出院后 3 个月，然后每 6 个月 1 次至 3 年，此后每年 1 次直至 5 年，以后可每 2 年 1 次。随访内容同葡萄胎。随访期间严格避孕，一般于化疗停止 ≥12 个月才能妊娠。

（魏　敏）

第六章

产科疾病护理

第一节 自然流产

一、疾病概要

妊娠不足 28 周、胎儿体重不足 1 000g 而终止者，称为流产（abortion）。发生于妊娠 12 周以前者称为早期流产，发生在妊娠 12 周后至不足 28 周者称为晚期流产。流产又分为自然流产和人工流产，胚胎着床后 31% 发生自然流产，其中 80% 为早期流产。在早期流产中的 2/3 为隐性流产，即发生在月经期前的流失。

流产的病理过程表现为：在妊娠 8 周以前的早期流产胚胎多数先死亡，随后发生底蜕膜出血，胚胎的绒毛与底蜕膜分离，已分离的胚胎组织如同异物，引起子宫收缩而被排出，此时胎盘绒毛发育尚不成熟，与子宫蜕膜联系尚不牢固，因此妊娠产物多数可以完整地从子宫壁分离而排出，出血不多。妊娠 8~12 周时，胎盘绒毛发育茂盛，与底蜕膜联系较牢固，此时发生流产，妊娠产物往往不易完整分离排出，部分组织残留宫腔内影响子宫收缩，因此出血较多。妊娠 12 周后的晚期流产，胎盘已完全形成，此时流产与分娩过程相似，先有腹痛，然后排出胎儿、胎盘，宫缩好，阴道流血不多。

流产主要临床表现为停经后阴道流血和腹痛。根据自然流产发展的不同阶段分为以下 4 种临床类型：先兆流产、难免流产、不全流产和完全流产；此外流产还有 3 种特殊类型：稽留流产、习惯性流产和流产合并感染。

自然流产的治疗原则：先兆流产者保胎治疗；难免流产、不全流产者一旦确诊尽快清除宫腔内容物；完全流产者不需要特殊处理；稽留流产者处理前检查凝血功能情况，备血，做好子宫准备的前提下尽早清除宫内产物；习惯性流产者查找病因后针对病因治疗，保胎至既往流产月份以上；流产合并感染者抗生素控制感染的同时尽快清除宫腔内容物。

二、护理评估

（一）健康史

导致自然流产的原因主要有：

1. 染色体异常 染色体异常是早期流产最常见的原因。染色体异常的胚胎多数发生流产，极少数继续发育成胎儿，但出生后也会发生某些功能异常或合并畸形。除遗传因素外，感染、药物等因素也可引起染色体异常。

2. 母体因素 如下所述。

（1）全身性疾病：妊娠期高热可引起子宫收缩而发生流产；妊娠期感染细菌或病毒可通过胎盘进入胎儿血液循环，导致胎儿死亡而发生流产；严重贫血或心力衰竭可致胎儿缺氧引起流产。

（2）生殖器官异常：子宫发育不良、子宫畸形、子宫肌瘤等可影响胎儿的生长发育而导致流产。

子宫颈重度裂伤、宫颈内口松弛易因胎膜早破而引起晚期流产。

（3）内分泌异常：黄体功能不足、甲状腺功能减退、严重糖尿病等均可导致流产。

（4）其他：妊娠期行腹部手术、劳动过度、性交等躯体刺激，过度焦虑、恐惧、忧伤等精神创伤，或有吸烟、酗酒、吸毒等不良习惯，或有免疫功能异常等也可引起流产。

3. 环境因素　过多接触有害的化学物质如镉、铅、有机汞等，物理因素如放射性物质、噪声及高温等可对胚胎或胎儿造成损害，引起流产。

护士应详细询问孕妇在妊娠期间有无全身性疾病、生殖器官疾病、内分泌功能失调及有无接触有害物质等，以识别发生流产的诱因。

（二）身体状况

自然流产主要表现为停经、阴道流血和腹痛。不同类型流产，其阴道流血、腹痛表现及体征也不相同（表6-1）。

表6-1　各型流产的特征

类型	病史			妇科检查		辅助检查	
	阴道流血	下腹痛	组织排出	宫颈口	子宫大小与孕周关系	妊娠试验	B超
先兆流产	少	无或轻	无	闭	相符	阳性	有胎心搏动
难免流产	增多	加重	无	扩张	相符或略小	阳性	无胎心搏动
不全流产	由少至多	减轻	部分排出	扩张有组织堵塞	小于	阳性	宫腔残留
完全流产	停止消失	全部排出	闭	非孕大小	阴性	宫腔无妊娠物	

1. 先兆流产　指出现流产征兆，经保胎治疗有希望继续妊娠者。表现为停经后先出现少量阴道流血，量比月经量少，常为暗红色或血性白带，有时伴有轻微下腹痛。妇科检查：子宫大小与停经周数相符，宫颈口未开，胎膜未破，妊娠物未排出。

2. 难免流产　指流产已不可避免。表现为阴道流血量增多，阵发性腹痛加重，或出现阴道流液（胎膜破裂）。妇科检查：子宫大小与停经周数相符或略小（胎膜破裂者），宫颈口已扩张，但组织尚未排出；有时见胚胎或胎囊堵于宫口。

3. 不全流产　由难免流产发展而来，妊娠产物已部分排出体外，尚有部分残留于宫腔内。下腹痛减轻。因可影响子宫收缩，致阴道出血持续不止，严重时可引起出血性休克。妇科检查：子宫小于停经周数，宫颈口已扩张，有血液自宫颈口内流出，有时可见胎盘组织堵塞于宫颈口或部分妊娠产物已排出于阴道内，而部分仍留在宫腔内。

4. 完全流产　妊娠产物已完全排出。阴道出血逐渐停止，腹痛随之消失。妇科检查：子宫接近正常大小或略大，宫颈口关闭。

5. 稽留流产　指胚胎或胎儿已死亡但滞留宫腔内未能及时自然排出者。表现为早孕反应消失，有先兆流产症状或无任何症状，子宫不再增大反而缩小。若已到中期妊娠，孕妇腹部不见增大，胎动消失。妇科检查：宫颈口未开，子宫较停经周数小。

6. 习惯性流产　指自然流产连续发生3次或以上者，也称为复发性流产。每次流产多发生于同一妊娠月份，其临床经过与一般流产相同。

7. 流产合并感染　流产过程中，若阴道流血时间过长、有组织残留于宫腔内，有可能引起宫腔内感染，严重时感染可扩展到盆腔、腹腔乃至全身，称为流产合并感染。

（三）辅助检查

1. 实验室检查　测尿hCG对诊断有价值；放射免疫法连续测定血β-hCG有助于预后判断。测量血中孕酮水平也能协助判断先兆流产的预后。

2. B型超声　超声显像可显示有无胎囊、胎动、胎心搏动等，从而可诊断并鉴别流产及其类型。

3. 血液检查　血常规监测贫血程度及有无感染，出凝血时间、血小板、纤维蛋白原定量等监测凝血功能。

评估时注意判断流产为哪种类型，出血量多者是否出现休克征象，有无感染征象发生，胎儿能否保住。

（四）心理 – 社会资料

患者面对阴道流血往往会不知所措，甚至将其过度严重化，担心胎儿的健康，可能会表现为伤心、焦虑、恐惧等。

三、护理诊断/合作性问题

1. 有组织灌注量不足的危险　与阴道大出血有关。
2. 有感染的危险　与阴道流血时间过长、宫腔内有残留组织等因素有关。
3. 焦虑　与担心胎儿健康等因素有关。

四、护理目标

（1）出血得到及时控制，生命体征平稳。
（2）出院时，护理对象无感染征象。
（3）能叙述流产的相关知识，焦虑有所缓解。

五、护理措施

（一）一般护理

建议合理饮食，加强营养，增强抵抗力，防止发生贫血。先兆流产告知绝对卧床休息，进行日常生活护理。

（二）心理护理

患者由于失去胎儿，往往会出现伤心、悲哀等情绪反应。护士应给予同情和理解，帮助患者及家属接受现实，顺利渡过悲伤期。此外，应与患者及家属共同探讨此次流产的原因，并向他们解释流产的相关知识，帮助他们为再次妊娠做好准备。

（三）病情观察

观察生命体征、阴道流血及腹痛情况，如果阴道流血增多，腹痛加重表明流产不可避免。监测患者体温、血常规，观察阴道分泌物的性质、颜色、气味，如有体温升高、白细胞异常或分泌物有臭味，提示感染可能，应及时报告医生。

（四）治疗配合

1. 先兆流产　卧床休息，避免一切刺激，黄体功能不足者可肌内注射黄体酮注射液 10～20mg，每日或隔日 1 次，口服维生素 E 治疗。经治疗 1～2 周，应进行复查，如 B 型超声提示胚胎存活，孕囊增大可继续妊娠；若临床症状加重，B 型超声发现胚胎发育不良，血 β – hCG 持续不升或下降，表明流产不可避免，应终止妊娠。

2. 难免流产　尽早清除宫腔内容物以减少出血和避免感染发生。早期流产应及时行刮宫术，对刮出物应仔细检查，遵医嘱送病理检查。晚期流产时，子宫较大，出血较多，可用缩宫素静脉滴注，促进子宫收缩。胎儿及胎盘排出后检查是否完整，必要时刮宫。

3. 不全流产　一经确诊，应尽快行刮宫术或钳刮术，清除宫腔内残留组织。阴道大量出血伴休克者，应同时输血输液抗休克、抗感染。

4. 稽留流产　因死亡的胚胎或胎盘组织机化，与子宫壁紧密粘连，可致刮宫困难。时间过长可能发生凝血功能障碍，造成严重出血。处理前应查血常规、出凝血时间、血小板计数、血纤维蛋白原、凝血酶原时间、凝血块收缩试验及血浆鱼精蛋白副凝试验（3P 试验）等，并做好输血准备。若凝血功能正常，先口服炔雌醇1mg，每日2次，连用5日，提高子宫肌对缩宫素的敏感性。子宫<12孕周者，可行刮宫术，术中肌内注射缩宫素，手术应特别小心，避免子宫穿孔，一次不能刮净者，于5~7日后再次刮宫。子宫>12孕周者，应静脉滴注缩宫素引产或使用米非司酮加用米索前列醇引产，促使胎儿、胎盘排出。若出现凝血功能障碍，应尽早使用肝素、纤维蛋白原及输新鲜血、新鲜冰冻血浆等纠正凝血功能，待凝血功能好转后，再行刮宫。

5. 习惯性流产　妊娠后进行保胎治疗，保胎至既往妊娠流产月份以上；下次计划妊娠前到优生优育门诊进行咨询，进行相关检查和治疗，确保妊娠成功。

6. 流产合并感染　若阴道流血不多，先选用广谱抗生素治疗2~3日，待感染控制后再行刮宫。若阴道流血量多，静脉滴注抗生素及输血的同时，先用卵圆钳将宫腔内残留大块组织夹出，使出血减少。术后应继续使用广谱抗生素，待感染控制后再行彻底刮宫。

（五）特殊护理

1. 先兆流产患者保胎的护理　先兆流产保胎患者需卧床休息至阴道流血停止后3~7日，禁止性生活、禁灌肠等，减少各种刺激。护士应为其提供生活护理。随时评估孕妇的病情变化，是否有腹痛加重、阴道流血量增多等。观察孕妇的情绪反应，加强心理护理，稳定孕妇情绪，增强保胎信心。向孕妇及家属讲明药物治疗与休息对保胎的必要性，以取得孕妇及家属的理解和配合。

2. 出血过多患者的护理　大出血伴休克时，取中凹卧位，吸氧，保暖，监测生命体征，建立静脉通道，交叉配血，输血输液补充血容量，记录24h液体出入量，做好清宫术术前准备及术中护理配合。

3. 预防感染　护士应监测患者的体温、阴道流血及分泌物的性质、颜色、气味等，严格执行无菌操作规程。加强会阴部护理，勤换会阴垫，每天擦洗2次，保持会阴部清洁。发现感染征象后应及时报告医师，并按医嘱进行抗感染处理。

六、护理评价

（1）患者出血得到控制，生命体征正常。
（2）患者住院期间无感染征象。
（3）患者焦虑缓解。

七、健康教育

（1）加强营养，预防贫血，增强机体抵抗力。
（2）流产后注意个人卫生，禁止性生活、盆浴和游泳1个月，预防感染。
（3）加强知识宣教，指导再次妊娠。早期妊娠应注意避免性生活及重体力劳动，防止流产发生。有习惯性流产史的孕妇再次妊娠对应卧床休息，加强营养，禁止性生活，保胎时间应超过以往流产的妊娠月份。宫颈内口松弛者应在妊娠前行宫颈内口修补术，或于孕12~18周行宫颈内口环扎术，待分娩发动前拆除缝线。

（魏　敏）

第二节　异位妊娠

一、疾病概要

正常妊娠时，受精卵着床于子宫体腔内膜。若受精卵在子宫体腔外着床发育，称为异位妊娠（ectopic pregnancy），习称宫外孕。异位妊娠包括输卵管妊娠、卵巢妊娠、腹腔妊娠、宫颈妊娠及阔韧带妊娠等（图6-1）。在异位妊娠中，以输卵管妊娠最为常见，占异位妊娠的95%左右。本节主要阐述输卵管妊娠。

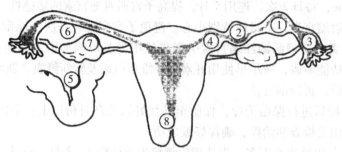

①输卵管壶腹部妊娠；②输卵管峡部妊娠；③输卵管伞部妊娠；
④输卵管间质部妊娠；⑤腹腔妊娠；⑥阔韧带妊娠；
⑦卵巢妊娠；⑧宫颈妊娠

图 6-1 异位妊娠的发生部位

输卵管妊娠因其发生部位不同可分为间质部、峡部、壶腹部和伞部妊娠。以壶腹部妊娠多见，其次为峡部、伞部，间质部妊娠少见。输卵管妊娠时，由于输卵管管腔狭窄，管壁薄，蜕膜形成差，受精卵植入后，不能适应孕卵的生长发育，因此当输卵管妊娠发展到一定程度，可出现以下结局。

1. 输卵管妊娠流产（图 6-2）   输卵管妊娠流产多见于输卵管壶腹部妊娠，发病多在妊娠 8～12 周。由于输卵管妊娠时管壁形成的蜕膜不完整，发育中的囊胚常向管腔内突出生长，最终突破包膜而出血，导致囊胚与管壁分离。若整个囊胚剥离落入管腔并经输卵管逆蠕动排入腹腔，则形成输卵管完全流产，出血一般不多；若囊胚剥离不完整，有一部分组织仍残留于管腔，则形成输卵管不完全流产，血管开放，因输卵管管壁肌层收缩力差，可持续反复出血，量较多。

2. 输卵管妊娠破裂（图 6-3）   输卵管妊娠破裂多见于输卵管峡部妊娠，发病多在妊娠 6 周左右。囊胚的绒毛侵蚀输卵管管壁的肌层及浆膜层，甚至穿破浆膜层，形成输卵管妊娠破裂。

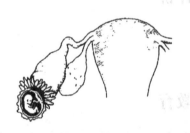

图 6-2 输卵管妊娠流产

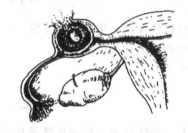

图 6-3 输卵管妊娠破裂

3. 陈旧性异位妊娠   有时发生输卵管妊娠流产或破裂后未及时治疗，或内出血已逐渐停止，病情稳定，时间过久，胚胎死亡或被吸收。但长期反复内出血形成的盆腔血肿可机化变硬，并与周围组织粘连，临床上称为"陈旧性宫外孕"。

4. 继发性腹腔妊娠   发生输卵管妊娠流产或破裂后，被排入腹腔的胚胎大部分死亡，不再生长发育。但偶尔也有存活者，若存活胚胎的绒毛组织重新种植而获得营养，可继续生长发育形成继发性腹腔妊娠。

输卵管妊娠是妇科常见的急腹症，主要表现是停经、腹痛及阴道流血，严重时可出现晕厥与休克，如不及时诊断、处理，可危及生命。

输卵管妊娠处理原则：以手术治疗为主，非手术治疗为辅。手术治疗适用于异位妊娠流产或破裂之后。腹腔镜是近年治疗异位妊娠的主要方法。若出血多伴休克的患者，在防治休克的同时进行剖腹探查术迅速止血。非手术治疗适用于异位妊娠流产或破裂之前，出血量少、症状轻的患者。治疗机制是抑制滋养细胞增生、破坏绒毛，使胚胎组织坏死、脱落、吸收。常用药物有甲氨蝶呤、米非司酮及中药。

二、护理评估

（一）健康史

造成输卵管妊娠的因素有以下几点。

1. 输卵管炎症   包括输卵管黏膜炎和输卵管周围炎，是引起输卵管妊娠的主要原因。慢性炎症可使输卵管管腔黏膜粘连，管腔变狭窄；可引起纤毛缺损；输卵管与周围组织粘连，使输卵管扭曲，输卵管壁平滑肌蠕动减弱等均可妨碍受精卵在输卵管腔内的运行，使受精卵运行过久而着床。

2. 输卵管发育不良或功能异常   输卵管发育不良如输卵管过长、肌层发育差、黏膜纤毛缺乏等；输卵管功能异常如输卵管蠕动、纤毛摆动以及上皮细胞的分泌功能异常，均影响受精卵的正常运行。

3. 输卵管手术后或周围肿瘤压迫   输卵管手术如输卵管吻合术、输卵管成形术后可因瘢痕造成管腔狭窄，输卵管周围肿瘤如子宫肌瘤、卵巢肿瘤压迫也可造成管腔狭窄。

4. 其他   受精卵游走、子宫内膜异位症、辅助生殖技术以及放置宫内节育器等都可增加受精卵着床于输卵管的可能性。

护士应仔细询问月经史，以准确推断停经时间。注意不要将不规则阴道流血误认为末次月经，或由于月经仅过期几天，不认为是停经。此外，对盆腔炎、不孕症、放置宫内节育器、绝育术、输卵管复通术等与发病相关的高危因素应予以高度重视。

（二）身体状况

1. 症状   如下所述。

（1）停经：多数患者停经 6~8 周以后出现不规则阴道流血，但有部分患者因月经仅过期几天而不认为是停经，或误将异位妊娠时出现的不规则阴道流血误认为月经。

（2）腹痛：是输卵管妊娠患者就诊的主要症状。输卵管妊娠未发生流产或破裂前，常表现为一侧下腹隐痛或酸胀感。输卵管妊娠流产或破裂时，患者突感一侧下腹部撕裂样疼痛或胀痛，常伴有恶心、呕吐。当血液积聚于子宫直肠陷凹处，可出现肛门坠胀感，若血液局限于下腹，主要表现为下腹部疼痛，出血继续增多可引起全腹疼痛。

（3）阴道流血：常有不规则阴道流血，呈暗红或深褐色，量少呈点滴状，一般不超过月经量。因胚胎死亡后致血 β-hCG 下降，卵巢黄体分泌的雌、孕激素不足，使子宫蜕膜剥脱出血。少数患者阴道流血量较多似月经。阴道流血可伴有蜕膜管型或蜕膜碎片排出，系子宫蜕膜剥离所致。

（4）晕厥与休克：由于腹腔内急性出血及剧烈腹痛，轻者出现晕厥，严重者出现失血性休克。

2. 体征   如下所述。

（1）一般情况：与内出血多少成正比。大量出血者，可出现面色苍白、脉搏细数、血压下降等休克体征。

（2）腹部检查：输卵管妊娠流产或破裂者，下腹部有压痛、反跳痛和腹肌紧张，尤以反跳痛显著；出血多时（内出血≥1 000mL），叩诊有移动性浊音。

（3）盆腔检查：输卵管妊娠流产或破裂者，阴道后穹窿饱满、触痛，宫颈抬举痛或摇摆痛，子宫稍大而软，腹腔内出血多时检查子宫呈漂浮感。子宫的一侧或后方可触及边界不清、压痛明显的包块。

3. 辅助检查   如下所述。

（1）阴道后穹窿穿刺：是一种简单可靠的诊断方法。用长针头自阴道后穹窿刺入子宫直肠陷凹，抽出暗红色不凝血为阳性；如抽出血液较红，放置 10min 内凝固，表示误入血管。无内出血、内出血量少、血肿位置较高或子宫直肠陷凹有粘连时，可能抽不出血液，因而穿刺阴性不能排除输卵管妊娠存在。

（2）妊娠试验：放射免疫法测血 β-hCG，此方法灵敏度高，对异位妊娠诊断及疗效观察极为重要。

（3）超声检查：阴道 B 型超声检查较腹部 B 型超声检查准确性高。

（4）腹腔镜检查：适用于输卵管妊娠尚未流产或破裂的早期患者和诊断有困难的患者，可见一侧输卵管肿大，表面紫蓝色，腹腔内无出血或有少量出血。腹腔内大量出血或伴有休克者，禁做腹腔镜检查。

评估时重点判断患者疼痛的部位和性质，是否伴有内出血表现如恶心、呕吐和肛门坠胀等；是否引起生命体征改变，导致失血性休克；是否伴有感染的发生。

（三）心理－社会资料

因大出血和剧烈疼痛，患者及家属出现恐惧、焦虑；因妊娠失败可表现为自责、悲伤、忧郁，并担心未来的受孕能力，可出现自尊紊乱。

三、护理诊断/合作性问题

1. 组织灌注量不足　与腹腔内大量出血致休克有关。
2. 恐惧　与担心生命安危有关。
3. 自尊紊乱　与本次妊娠失败，担心今后的受孕能力有关。

四、护理目标

（1）患者出血得到及时控制，休克得到及时纠正。
（2）患者恐惧及悲哀感缓解，配合治疗。
（3）患者能以正常心态接受此次妊娠失败的现实。

五、护理措施

（一）一般护理

调节饮食，加强营养，提高抵抗力，保持大便通畅，防止便秘。卧床休息避免增加腹压的动作。注意外阴清洁，防止感染。

（二）心理护理

鼓励患者说出心理感受，同时向患者介绍治疗方法的必要性及可行性，并告知疾病的预后，消除患者的恐惧及悲哀心理，使其积极配合治疗和护理。允许家属陪伴，提供心理支持。

（三）病情观察

严密监测生命体征，每10～15min测血压、脉搏及呼吸1次，并记录。观察阴道流血量、色及性状，注意腹痛变化、部位、性质及伴随症状。

（四）治疗配合

配合医生做好辅助检查以明确诊断。需要手术治疗的患者要做好术前准备，开放静脉通道，抗休克处理。非手术治疗患者遵医嘱用甲氨蝶呤等杀胚药，直至hCG降至5IU/L，一般需要治疗3～4周，注意观察药物的疗效和副作用。非手术治疗患者如出现急性腹痛或肛门坠胀等，应立即报告医生，改行手术治疗。

（五）特殊护理

1. 大量内出血患者的护理　如下所述。
（1）抗休克护理：患者取休克卧位，保暖，吸氧，开放静脉通道，交叉配血，及时输血、输液，迅速补充血容量，维持生命安全。严密监测生命体征，每10～15min测量1次血压、脉搏、呼吸并记录，有条件的进行心电监护。记录24h液体出入量，防止急性肾功能衰竭。
（2）手术护理：做好急诊开腹手术前各项护理准备，如备皮、留置导尿管、做药物过敏试验，护送患者入手术室，做好术中护理配合。
（3）预防感染护理：术中严格无菌操作，术后应用抗生素，保持外阴清洁，每天会阴擦洗2次。

注意观察体温及腹部伤口情况，及时发现感染征象。

2. 非手术治疗患者的护理　如下所述。

（1）饮食与休息：指导患者摄取足够的营养，尤其是富含铁及蛋白质的食物，如动物肝脏、鱼肉、豆类、绿叶蔬菜及黑木耳等，纠正贫血，增强患者的抵抗力。患者应绝对卧床休息，避免腹压增大，减少异位妊娠破裂的机会。在患者卧床期间，需提供相应的生活护理。保守治疗需3~4周，至β-hCG降为正常才能出院，因此要有耐心。

（2）严密观察病情：保守治疗的患者中有少部分可能会不成功，导致输卵管破裂或流产出血，因此要密切观察患者的生命体征、腹痛及阴道出血情况。应告诉患者病情发展的一些指征，如腹痛加剧、肛门坠胀感明显等，以便及时发现和处理。

（3）加强化疗的护理：化疗一般采用全身用药，也可采用局部用药。常用药物是甲氨蝶呤。其治疗机制为抑制滋养细胞增生、破坏绒毛，使胚胎组织坏死、脱落、吸收。不良反应表现为消化道反应、骨髓抑制以及白细胞下降等，可对症护理。

六、护理评价

（1）患者出血得到及时控制，休克症状缓解。

（2）患者恐惧缓解。

（3）患者接受妊娠失败的现实，为下次妊娠做计划。

七、健康教育

（1）做好个人卫生保健工作，防止发生盆腔感染。发生盆腔炎后，应及时彻底治疗。

（2）术后加强营养，注意休息，保持良好的卫生习惯，禁止性生活1个月。采取有效的避孕措施，制定康复计划。

（3）输卵管妊娠中约有10%的再发率和50%~60%的不孕率，患者下次妊娠前应检查输卵管是否恢复畅通，妊娠后应排除异位妊娠，若发现异常应及时处理。

（潘秋玉）

第三节　妊娠期高血压

一、疾病概要

妊娠期高血压疾病（hypenensive disorders in pregnancy）是妊娠期特有的疾病，包括妊娠期高血压、子痫前期、子痫、慢性高血压并发子痫前期以及妊娠合并慢性高血压。其中妊娠期高血压、子痫前期和子痫以往统称为妊娠高血压综合征。我国发病率为9.4%~10.4%。本病命名强调生育期妇女发生高血压、蛋白尿与妊娠之间的因果关系。多数病例在妊娠期出现一过性高血压、蛋白尿，分娩后随即消失。该病严重影响母儿健康，是孕产妇及围生儿发病及死亡的主要原因之一。

妊娠期高血压疾病的基本病理生理变化是全身小血管痉挛。由于小血管痉挛，造成管腔狭窄，周围阻力增大，血管内皮细胞损伤，通透性增加，体液和蛋白质渗漏，从而出现血压升高、蛋白尿、水肿和血液浓缩等。全身各组织器官因缺血、缺氧而受到不同程度损害，严重时可导致抽搐、昏迷、脑水肿、脑出血、心肾衰竭、肺水肿，肝细胞坏死及被膜下出血，胎盘早期剥离，凝血功能障碍甚至弥散性血管内凝血等。

妊娠期高血压疾病的典型表现为妊娠20周后出现高血压、水肿和蛋白质，严重者出现抽搐或昏迷，心肾功能衰竭，威胁母儿生命。

妊娠期高血压疾病的治疗原则：休息、镇静、解痉，有指征地降压、利尿、密切监护母胎情况，适时终止妊娠。

二、护理评估

（一）健康史

妊娠期高血压疾病发病原因可能与以下因素有关：①初产妇；②孕妇年龄过小（年龄≤20岁）或高龄孕妇（年龄35≥岁）；③精神过度紧张或受刺激致使中枢神经系统功能紊乱者；④寒冷季节或气温变化过大；⑤有慢性高血压、慢性肾炎、糖尿病等病史者；⑥营养不良，如贫血、低蛋白血症者；⑦体形矮胖者，即体重指数 [体重（kg）/身高（m）²] ＞24 者；⑧子宫张力过高（如羊水过多、双胎妊娠、糖尿病巨大儿等）者；⑨家族中有高血压史。

护士应详细询问患者孕前及妊娠20周前有无高血压、蛋白尿和（或）水肿及抽搐等征象；既往病史中有无原发性高血压、慢性肾炎及糖尿病等；有无家族史；此次妊娠经过，出现异常现象的时间及治疗经过。特别应注意有无头痛、视力改变、上腹不适等症状。

（二）身体状况

1. 妊娠期高血压疾病分类与临床表现（表6－2） 如下所述。

表6－2 妊娠期高血压疾病分类与临床表现

分类	临床表现
妊娠期高血压	妊娠期首次出现收缩压≥140mmHg 和（或）舒张压≥90mmHg，并于产后12周恢复正常，尿蛋白（－），少数患者可伴有上腹部不适或血小板减少，产后方可确诊
子痫前期	
轻度	妊娠20周以后出现收缩压≥140mmHg 和（或）舒张压≥90mmHg；尿蛋白＞0.3g/24h 或随机尿蛋白（＋）；可伴有上腹不适、头痛等症状
重度	血压持续升高：收缩压≥160mmHg 和（或）舒张压≥110mmHg，尿蛋白＞5.0g/24h 或随机尿蛋白≥（＋＋＋）；血清肌酐≥106μmol/L，血小板＜100×10⁹/L；血 LDH 升高；血清 ALT 或 AST 升高；持续性头痛或其他脑神经或视觉障碍；持续性上腹不适等
子痫	子痫前期孕妇抽搐不能用其他原因解释
慢性高血压并发子痫前期	高血压孕妇妊娠20周以前无尿蛋白，若出现尿蛋白≥0.3g/24h；高血压孕妇妊娠20周后突然尿蛋白增加或血压进步升高或血小板＜100×10⁹/L
妊娠合并慢性高血压	妊娠20周前收缩压≥140mmHg 和（或）舒张压≥90mmHg（除外滋养细胞疾病），妊娠期无明显加重；或妊娠20周后首次诊断高血压并持续到产后12周后

子痫多发生于妊娠晚期或临产前，称为产前子痫；少数发生于分娩过程中，称为产时子痫；约25%发生在产后48h 内，称为产后子痫。子痫典型发作过程：先表现为眼球固定，瞳孔散大，头扭向一侧，牙关紧闭，继而口角及面部肌肉颤动，数秒后全身及四肢肌肉强直（背侧强于腹侧），双手紧握，双臂伸直，发生强烈的抽动。抽搐时呼吸暂停，面色青紫。持续1～1.5min，抽搐强度减弱，全身肌肉松弛，随即深长吸气而恢复呼吸。抽搐期间患者神志丧失。病情转轻时，抽搐次数减少，抽搐后很快苏醒，但有时抽搐频繁且持续时间较长，患者可陷入深昏迷状态。抽搐过程中易发生唇舌咬伤、摔伤甚至骨折等多种创伤，昏迷时呕吐物可造成窒息或吸入性肺炎。

患者发生重度子痫前期或子痫时易导致并发症发生，常见有胎盘早剥、脑出血、心力衰竭、急性肾功能衰竭、DIC、胎儿窘迫、胎儿生长受限、死胎等。

2. 体征 如下所述。

（1）高血压：高血压是指持续血压升高至收缩压≥140mmHg 和（或）舒张压≥90mmHg。舒张压不随患者情绪变化而剧烈变化，是妊娠期高血压诊断和评估预后的一个重要指标。若间隔4h 或4h 以上的2次测量舒张压≥90mmHg，可诊断为高血压。

（2）尿蛋白：尿蛋白是指24h 内尿液中蛋白含量≥300mg 或相隔6h 的2 次随机尿液蛋白浓度为30mg/L（定性＋）。蛋白尿在24h 内有明显波动，应留取24h 尿做定量检测。留取尿液时避免阴道分泌物或羊水污染尿液。

（3）水肿：特点是自踝部逐渐向上延伸的凹陷性水肿，经休息后不缓解。水肿局限于膝以下为"＋"，延及大腿为"＋＋"，延及外阴及腹壁为"＋＋＋"，全身水肿或伴有腹水为"＋＋＋＋"。因水肿致体重异常增加是多数患者的首发症状。

3. 辅助检查 如下所述。

（1）尿常规检查：尿蛋白定性、定量检查，尿比重检查。根据24h尿蛋白定量确定病情严重程度。

（2）血液检查：测定血红蛋白、血细胞比容、血浆黏度、全血黏度以了解血液浓缩程度。重症患者应测定血小板计数、凝血时间，必要时测定凝血酶原时间、纤维蛋白原和鱼精蛋白副凝试验（3P试验）等，以了解有无凝血功能异常。测定血电解质及二氧化碳结合力，以及时了解有无电解质紊乱及酸中毒。

（3）肝、肾功能测定：血清丙氨酸氨基转移酶、血清天门冬氨酸氨基转移酶、血尿素氮、肌酐等测定。

（4）眼底检查：眼底视网膜小动脉变化是反映妊娠期高血压疾病严重程度的一项重要参考指标。眼底检查可见眼底小动脉痉挛，动静脉管径比例可由正常的2：3变为1：2，甚至1：4，出现视网膜水肿、渗出、出血，甚至视网膜剥离。

（5）其他检查：如心电图、超声心动图、胎盘功能、胎儿成熟度检查等，视病情而定。

评估时注意分析患者的高血压和蛋白尿情况，特别应注意评估有无头痛、视力改变、上腹不适等自觉症状，这些是判断疾病严重程度的重要指标。同时要注意评估胎儿宫内的状况及患者有无并发症的发生。

（三）心理－社会资料

妊娠期高血压疾病症状不明显时，患者及家属往往表现出淡漠、不重视。当病情加重时患者因担心自己及胎儿的健康，又常表现出紧张和焦虑情绪。

三、护理诊断/合作性问题

1. 体液过多 与水钠潴留及营养不良性低蛋白血症有关。
2. 有母儿受伤的危险 与发生抽搐、昏迷及胎盘供血不足有关。
3. 潜在并发症 胎盘早剥、心力衰竭、急性肾功能衰竭、DIC、脑出血等。

四、护理目标

（1）水肿减轻或消失。
（2）患者病情得到控制，母儿受伤的危险性降低。
（3）患者病情缓解，未发生并发症，或并发症及时发现并处理。

五、护理措施

（一）一般护理

指导患者增加富含蛋白质、维生素、铁、钙及锌的食物，每日补充钙剂2g。不限盐和液体摄入，但对于全身水肿者应适当限盐。保证充足的睡眠，取左侧卧位，每日休息不少于10h。左侧卧位可减轻子宫对下腔静脉的压迫，使回心血量增加，改善子宫胎盘的血供。

（二）心理护理

鼓励患者说出心理感受，并对其表示理解。向患者说明本病是可逆的，在产后多能恢复正常。向患者解释治疗方法及护理措施，增强信心，使其积极配合治疗和护理。

（三）病情观察

观察生命体征，尤其是血压的变化；观察有无头晕、视物模糊、上腹不适等自觉症状的出现；观察患者有无腹痛或阴道流血，并注意腹壁的紧张度；水肿患者注意预防和观察压疮的发生；记录24h液体出入量，进行尿蛋白检查等；重症患者注意预防和观察并发症的发生；子痫前期患者产后3~6日高血压、蛋白尿等症状仍可出现甚至加剧，要加强监测。

（四）治疗配合

1. 妊娠期高血压患者　可以住院也可以在家治疗。注意休息，多左侧卧位。对于精神紧张或睡眠欠佳者可以使用镇静剂，如地西泮2.5~5mg，每日3次。间断吸氧，改善机体供氧。加强饮食营养，保证充足的蛋白质、糖类和钙的摄入。密切监护母儿状况，每日测体重、血压，了解有无头痛、视物不清、上腹不适的症状，听胎心音，自数胎动了解胎儿宫内状况。如有异常应及时到医院就诊。

2. 子痫前期　应住院治疗，防止子痫及并发症发生。治疗原则是休息、镇静、解痉，有指征地降压、利尿，密切监测母胎状态、适时终止妊娠。

遵医嘱按时给予药物治疗时，应明确药物的作用、用法，注意观察药物的疗效，并能识别药物不良反应，避免毒性作用的发生。

（1）解痉药物：首选硫酸镁。硫酸镁有预防子痫和控制子痫发作的作用，适用于先兆子痫和子痫。

1）作用机制：①镁离子能抑制运动神经末梢释放乙酰胆碱，阻断神经肌肉接头间的信息传导，使骨骼肌松弛；②镁离子刺激血管内皮细胞合成前列环素，抑制内皮素合成，降低机体对血管紧张素Ⅱ的反应，从而缓解血管痉挛状态；③镁离子通过阻断谷氨酸通道阻止钙离子内流，解除血管痉挛、减少血管内皮损伤；④镁离子可提高孕妇和胎儿血红蛋白的亲和力，改善氧代谢。

2）用药方法：可采用肌内注射或静脉给药。①静脉给药：首次负荷剂量25%硫酸镁20mL加于10%葡萄糖液20mL中，缓慢静脉注入，15~20min推完，或者加于5%葡萄糖100mL快速静滴。然后将25%硫酸镁60mL加于5%葡萄糖液500mL静脉滴注，滴速1~2g/h。②肌内用药：用法为25%硫酸镁20mL加2%利多卡因2mL，臀肌深部注射，夜间给药时应用，睡前停用，肌内注射易出现局部肌肉疼痛，不易被患者接受。

3）硫酸镁毒性反应：正常孕妇血清镁离子浓度为0.75~1mmol/L，治疗有效血清镁离子浓度18~30mmol/L，若高于3.5mmol/L即可发生中毒症状。中毒首先表现为膝反射消失，继而全身肌张力减退及呼吸抑制，严重时心搏骤停。

4）用药注意事项：用药前及用药过程中应监测：①膝反射是否减弱或消失；②呼吸不少于16次/min；③尿量每24h不少于400mL或每小时不少于17mL；④备有硫酸镁解毒剂10%葡萄糖酸钙，出现毒性作用时立即停用硫酸镁，静脉注射10%葡萄糖酸钙10mL，5~10min推完，必要时可以每小时重复1次，直至呼吸、排尿和神经抑制恢复正常。

（2）镇静药物：可用于硫酸镁有禁忌或疗效不明显者，常用地西泮和冬眠合剂，分娩期应慎用，以免药物引起胎儿呼吸抑制。用药过程中注意卧床，监测血压，以免发生意外。

（3）降压药物：用于血压过高，特别是舒张压≥110mmHg或平均动脉压≥140mmHg者，预防胎盘早剥及脑出血的发生。选用的药物以不影响心搏出量、肾血流量及子宫胎盘灌注量为宜。常用药物有肼屈嗪、拉贝洛尔、硝苯地平等。注意监测血压情况，为了保证子宫胎盘血液灌注，血压不能低于130/80mmHg。

（4）扩容药物：用于血液浓缩的患者。采用扩容治疗应严格掌握其适应证和禁忌证，并应严密观察患者的脉搏、呼吸、血压及尿量，防止肺水肿和心力衰竭的发生。常用的扩容剂有人血白蛋白、全血、平衡液和低分子右旋糖酐。

（5）利尿药物：用于全身性水肿、急性心力衰竭、肺水肿、脑水肿或血容量过多且伴有潜在性脑水肿者。常用药物有呋塞米、甘露醇。用药过程中应严密监测患者的水和电解质平衡情况以及药物的毒副作用。

适时终止妊娠指征包括：①重度子痫前期患者经积极治疗24~48h无明显好转者；②重度子痫前期患者孕龄>37周；③重度子痫前期患者孕龄<34周，胎盘功能减退，胎儿成熟度检查胎儿已成熟者；④重度子痫前期患者孕龄<34周，胎盘功能减退，胎儿成熟度检查胎儿未成熟者，可用地塞米松促进

胎肺成熟后终止妊娠；⑤子痫控制后2h可考虑终止妊娠；⑥妊娠期高血压、轻度子痫前期的孕妇可期待至足月终止妊娠。终止妊娠的方式，根据具体情况选择剖宫产或阴道分娩。①引产：适用于病情控制后，宫颈条件成熟者。密切观察产程进展和疾病变化，若发现异常及时告知医生。尽量缩短第二产程，第三产程注意预防产后出血，禁用麦角新碱类药物。②剖宫产：适用于宫颈条件不成熟，不能在短期内经阴道分娩者；引产失败者；胎盘功能明显减退，或胎儿已有窘迫征象者。

（五）特殊护理

子痫患者的急救护理：

1. 协助医生控制抽搐　患者一旦发生抽搐，应尽快控制。硫酸镁为首选药物，必要时可加用强有力的镇静药物，同时使用20%甘露醇250mL快速静脉滴注降低颅内压。

2. 专人护理，防止受伤　在病床边加床档，防止抽搐、昏迷时坠地摔伤。子痫发生后，首先应保持呼吸道通畅，并立即给氧，用开口器或于上、下磨牙间放置一缠好纱布的压舌板，必要时舌钳固定舌以防咬伤唇舌或致舌后坠的发生。患者仰卧头偏一侧，以防呕吐物吸入呼吸道或舌头阻塞呼吸道。必要时，用吸引器吸出喉部黏液或呕吐物，以免窒息。患者昏迷或未完全清醒时，禁止给予饮食和口服药，以防误入呼吸道而致吸入性肺炎。

3. 减少刺激，以免诱发抽搐　患者应安置于单人暗室，保持绝对安静，避免声、光刺激。一切治疗活动和护理操作尽量轻柔且相对集中，避免刺激患者。

4. 严密监护　密切注意血压、脉搏、呼吸、体温及尿量，记录出入量。详细观察记录病情、检查结果及治疗经过，为医生制定治疗方案提供依据。及时进行必要的血、尿化验和特殊检查，及早发现脑出血、肺水肿、急性肾衰竭等并发症。

5. 为终止妊娠做好准备　子痫发作后部分会自然临产，应严密观察及时发现产兆，并做好母子抢救准备。根据医嘱做好终止妊娠的准备。

六、护理评价

（1）患者水肿减轻或消失。

（2）患者病情得到控制，血压恢复正常，母儿无受伤。

（3）无并发症发生。

七、健康教育

（1）孕期指导合理饮食与休息：进食富含蛋白质、维生素、铁、钙、镁、硒、锌等微量元素的食物及新鲜蔬果，减少动物脂肪及过量食盐的摄入。每日补钙1~2g能有效降低妊娠期高血压疾病的发生。保持足够的休息和愉快心情，保证每天睡眠10h，坚持左侧卧位。

（2）加强产褥期卫生保健，预防慢性高血压，告知患者高血压有持续可能，放出院后一定要定期复查血压，产后12周仍为高血压者，说明患者已发生慢性高血压，应长期用降压药控制血压。

（3）避孕1~2年，再次怀孕时早期应到高危门诊就诊检查，接受产前检查和孕期保健指导。

（康瑞霞）

第四节　前置胎盘

一、疾病概要

正常胎盘附着于子宫体部后壁、前壁或侧壁。妊娠28周后若胎盘附着于子宫下段，甚至胎盘下缘达到或覆盖宫颈内口处，其位置低于胎儿先露部时，称为前置胎盘（placenta previa）。前置胎盘是妊娠晚期出血的主要原因之一，是妊娠期的严重并发症，若处理不当可危及母儿生命。前置胎盘的发病率，国内报道为0.24%~1.57%。

　　妊娠晚期子宫峡部逐渐拉长形成子宫下段，但附着于子宫下段及宫颈内口的胎盘不能相应伸展，与其附着处错位而发生剥离，致血管破裂而出血。阴道流血时间的早晚、反复发作的次数、流血量的多少与前置胎盘的类型有关。按胎盘边缘与子宫颈内口的关系，前置胎盘可分为完全性前置胎盘、部分性前置胎盘、边缘性前置胎盘（图6-4）。

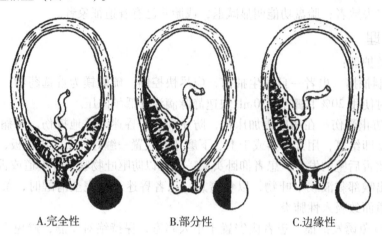

A.完全性　　　　　　B.部分性　　　　　　C.边缘性

图6-4　前置胎盘的类型

　　1. 完全性前置胎盘（complete placenta previa）　子宫颈内口全部为胎盘组织所覆盖，又称中央性前置胎盘。

　　2. 部分性前置胎盘（partial placenta previa）　子宫颈内口部分为胎盘组织所覆盖，出血情况介于完全性前置胎盘和边缘性前置胎盘之间。

　　3. 边缘性前置胎盘（marginal placenta previa）　胎盘附着于子宫下段，边缘不超越子宫颈内口。

　　前置胎盘的典型症状是妊娠晚期或临产时，突发性无诱因、无痛性、反复阴道流血。患者可因大量阴道出血导致出血性休克和胎儿死亡。

　　前置胎盘的处理原则是止血、抑制宫缩、纠正贫血和预防感染。根据患者的一般情况、孕期、胎儿成熟度、出血量及产道条件等综合分析，制订具体方案，是期待疗法还是终止妊娠。

二、护理评估

（一）健康史

病因目前尚不明确，可能与以下原因有关。

　　1. 子宫内膜病变　当子宫内膜有过损伤或瘢痕（如产褥感染、多产、剖宫产或多次刮宫、子宫内膜炎），可引起子宫内膜病变，使子宫蜕膜血管生长不良、营养不足，胎盘为摄取足够的营养而扩大面积，伸展到子宫下段，形成前置胎盘。

　　2. 胎盘面积过大或胎盘形状异常　多胎妊娠或巨大儿形成过大面积的胎盘，伸展至子宫下段或遮盖宫颈内口；或有副胎盘延伸至子宫下段。

　　3. 受精卵发育迟缓　当受精卵到达宫腔时，因其尚未达到植入条件而继续下移植入子宫下段，在该处生长发育而形成前置胎盘。

　　4. 宫腔形态异常　子宫畸形或子宫肌瘤等使宫腔的形态改变致胎盘附着在子宫下段。

　　5. 其他　有报道吸烟、吸毒者可引起胎盘的血流减少，缺氧使胎盘代偿性增大，从而增加前置胎盘的危险。

　　评估时除个人健康史外，在孕产史中尤其注意识别有无剖宫产术、人工流产术及子宫内膜炎等前置胎盘的易发因素；此外，妊娠过程中特别孕28周后，是否出现无痛性、无诱因、反复阴道流血症状，并详细记录具体经过及医疗处理情况。

（二）身体状况

1. **症状** 妊娠晚期或临产时，突发性无诱因、无痛性阴道流血是前置胎盘的典型症状。出血的时间及量因前置胎盘不同类型而不同。中央性前置胎盘发生初次出血的时间早，约在妊娠 28 周左右，反复出血的次数频繁，量较多，有时一次大量阴道流血即可使患者陷入休克状态。边缘性前置胎盘初次出血发生较晚，多于妊娠 37～40 周或临产后，量也较少。部分性前置胎盘介于两者之间，反复多次或大量阴道流血，可致患者出现贫血，贫血程度与阴道流血量成正比，出血严重者可发生出血性休克。前置胎盘患者常见的并发症有胎儿窘迫、早产、产时或产后出血、植入性胎盘和产褥感染。

2. **体征** 腹部检查：子宫大小与停经月份一致，胎方位清楚，胎先露高浮，约 1/3 患者出现胎位异常，其中以臀先露较为多见。胎心音可以正常，也可因患者失血过多致胎心音异常或消失。前置胎盘位于子宫下段前壁时，可于耻骨联合上方听到胎盘血管杂音。临产时检查，宫缩为阵发性，间歇期子宫肌可以完全放松。

3. **辅助检查** 如下所述。

（1）超声检查：B 型超声可清楚看到子宫壁、胎头、宫颈和胎盘的位置，胎盘定位准确率达 95% 以上，可反复检查，是目前最安全、有效的首选方法。但是在妊娠中期 B 型超声检查提示前置胎盘者，一般不诊断为前置胎盘，而称为胎盘前置状态，因为妊娠中期胎盘面积占宫腔面积的 1/2，到妊娠晚期减少到 1/3～1/4，所以胎盘位置有可能改变为正常。

（2）产后检查胎盘及胎膜：胎盘的前置部分可见陈旧血块附着，呈黑紫色或暗红色；若胎膜破口处距胎盘边缘小于 7cm，则为前置胎盘。

评估时注意判断患者是哪种类型的前置胎盘，阴道流血量有多少，是否会导致失血性休克，胎儿有无宫内窘迫情况，是否有感染征象发生，有无子宫收缩等产兆发生。

（三）心理－社会资料

患者及其家属可因突然阴道流血而感到恐惧或焦虑，既担心患者的健康，更担心胎儿的安危，可表现为恐慌、紧张、手足无措等。

三、护理诊断/合作性问题

1. **潜在并发症** 出血性休克、早产。
2. **有感染的危险** 与胎盘剥离面靠近子宫颈口，细菌易经阴道上行感染有关。
3. **有受伤的危险（胎儿）** 与产妇大出血缺氧导致胎儿窘迫或早产儿发育不成熟有关。

四、护理目标

（1）患者出血能得到控制，生命体征稳定，未发生早产。
（2）患者未发生感染。
（3）胎儿平安。

五、护理措施

（一）一般护理

期待疗法期间多食高蛋白及含铁丰富的食物，如动物肝脏、绿叶蔬菜以及豆类等，纠正贫血，增强机体抵抗力，促进胎儿发育。住院观察，绝对卧床休息，尤以左侧卧位为佳，并定时间断吸氧，每日 3 次，每次 1h，以提高胎儿血氧供应。此外，还需避免各种刺激，以减少出血机会。医护人员进行腹部检查时动作要轻柔，禁做阴道检查及肛查。

（二）心理护理

鼓励患者及家属说出心中的焦虑、恐惧和担心的感受，认真解释期待疗法的目的，增加患者的信心和安全感，使其积极配合治疗和护理。

（三）病情观察

严密观察并记录患者生命体征，阴道流血的量、色、气味及一般状况，监测胎儿宫内状态，观察有无规律宫缩等产兆发生，发现异常及时报告医师并配合处理。

（四）治疗配合

配合医生做好辅助检查以明确诊断。需要剖宫产手术治疗的患者要做好术前准备，开放静脉通道，抗休克处理。可以经阴道分娩者可予试产。人工破膜后，胎头下降可压迫胎盘前置部位而止血，并可促进子宫收缩加快产程。若破膜后胎先露部下降不理想，仍有出血或分娩进展不顺利，应立即改行剖宫产术。

（五）特殊护理

1. 期待疗法护理　期待疗法适用于孕周＜34周、胎儿体重＜2 000g、胎儿存活、阴道流血量不多、母儿一般情况良好者。期待疗法时主要给予止血、抑制宫缩、促进胎肺成熟、预防感染处理。护理时应注意：

（1）观察病情：监测生命体征，密切观察阴道流血量，定时听取胎心音，必要时进行胎儿电子监护，发现异常及时通知医生。

（2）预防早产：指导患者取左侧卧位或前置胎盘的同侧卧位，绝对卧床休息，血止后方可轻微活动，禁止性生活；每日间断吸氧，每次20min，提高胎儿血氧供应；保持平和心态，必要时给予地西泮等镇静剂。应用宫缩抑制剂，常用药物有硫酸镁、羟苄羟麻黄碱、沙丁胺醇等。

（3）提高胎儿存活率：估计孕妇近日需终止妊娠者，若胎龄＜34周，应促进胎儿肺成熟。地塞米松每次6mg，每日2次，肌内注射，连用2日，有利于减少产后新生儿呼吸窘迫综合征的发生。情况紧急时，可羊膜腔内注入地塞米松10mg。妊娠35周以后，子宫生理性收缩频率增加，前置胎盘出血率随之上升，因此期待治疗至36周，各项指标均说明胎儿已成熟者，可适时终止妊娠。

2. 终止妊娠患者的护理　终止妊娠指征：孕妇反复发生多量出血甚至休克者，无论胎儿成熟与否，为了母亲安全应终止妊娠；胎龄＜36周，出现胎儿窘迫者；出血量多危及胎儿生命；胎龄≥36周；胎儿成熟度检测提示胎肺已成熟；胎儿已死亡或出现难以存活的畸形者。剖宫产是处理前置胎盘主要的手段，术前应积极纠正贫血、预防感染、备血、做好处理产后出血及抢救新生儿的准备。阴道分娩仅适用于边缘性前置胎盘，估计短时间内能结束分娩的经产妇。

（1）抗休克护理：患者取休克卧位，保暖，吸氧，开放静脉通道，交叉配血，及时输血、输液，迅速补充血容量，维持生命安全。严密监测生命体征，每10～15min测量1次血压、脉搏、呼吸并记录，有条件的进行心电监护。记录24h液体出入量，防止急性肾功能衰竭。

（2）预防感染护理：术中严格无菌操作，术后保持外阴清洁，每天2次会阴擦洗，每次大小便后及时清洗会阴。术后应用抗生素，注意观察体温及腹部伤口情况。复查血象，及时发现感染征象。

（3）手术护理：做好急诊剖宫产手术前各项护理准备。备血，备皮，留置导尿管，做药物过敏试验，护送患者入手术室，做好术中护理配合。

六、护理评价

（1）患者出血得到控制，生命体征稳定。
（2）患者无并发症发生。
（3）体温正常，无感染征象发生。

七、健康教育

（1）计划受孕的妇女应戒烟、戒毒，避免被动吸烟。搞好计划生育，避免多产、多次刮宫或引产，预防感染，减少子宫内膜损伤和子宫内膜炎的发生。

（2）强调适时、必要的产前检查，对妊娠期出血，无论量多少均应就医，做到及时诊断、正确处理。

（3）产褥期禁止盆浴、性交，保持身体清洁舒适，防止感染。做好计划生育的指导工作，产后42日复诊。

（田　甜）

第五节　胎盘早剥

一、疾病概要

妊娠20周后或分娩期，正常位置的胎盘在胎儿娩出前，部分或全部从子宫壁剥离，称为胎盘早剥（placental abruption）。胎盘早剥是妊娠晚期的一种严重并发症，往往起病急、进展快，若处理不及时，可危及母儿生命。胎盘早剥的发病率国内报道为0.46%～2.1%。

胎盘早剥的主要病理变化是各种原因导致底蜕膜出血，形成胎盘后血肿，引起胎盘自附着处剥离。按病理生理变化特点，分为显性剥离（外出血）、隐性剥离（内出血）和混合性出血3种类型（图6-5）。

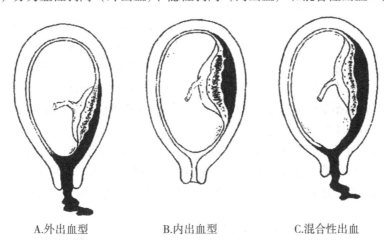

A.外出血型　　　　　　B.内出血型　　　　　　C.混合性出血

图6-5　胎盘早剥的类型

严重的胎盘早剥可能发生凝血功能障碍，因为剥离处的胎盘绒毛和蜕膜可释放大量的组织凝血活酶，进入母体血液循环，激活凝血系统而发生弥散性血管内凝血（DIC）。内出血严重时，血液向子宫肌层内浸润，引起肌纤维分离、断裂、变性，此时子宫表面呈紫蓝色瘀斑，尤其在胎盘附着处更明显，这种情况称为子宫胎盘卒中。子宫肌层由于血液浸润，收缩力减弱，可导致产后出血。尤其合并DIC时，更容易出现难以纠正的产后出血和急性肾衰竭。

胎盘早剥主要表现为妊娠晚期持续性腹痛，伴或不伴阴道流血，病情的严重程度与剥离面的大小及剥离的类型有关。

胎盘早剥的处理原则是纠正休克、及时终止妊娠、防治并发症。终止妊娠的方法根据胎次、早剥的严重程度、胎儿宫内状况及宫口开大等情况而定。

二、护理评估

（一）健康史

病因目前尚不十分清楚，其发病可能与以下因素有关。

1. 血管病变　如妊娠期高血压疾病、慢性高血压、慢性肾脏疾病等可致底蜕膜螺旋小动脉痉挛或硬化，引起远端毛细血管缺血坏死以致破裂出血，血液流至底蜕膜层形成血肿，导致胎盘自子宫壁剥离。

2. 机械性因素　如腹部受撞击、挤压，摔伤或行外倒转术纠正胎位时动作粗暴等，可造成血管破裂而发生胎盘早剥。此外，脐带过短或因脐带绕颈、绕体等相对较短时，分娩过程中胎儿下降牵拉脐带也能造成胎盘早剥。

3. 子宫静脉压突然升高　妊娠晚期或临产后，患者长时间仰卧位，增大的妊娠子宫压迫下腔静脉可使子宫静脉瘀血，静脉压升高，导致蜕膜静脉床瘀血或破裂，造成胎盘早剥。

4. 子宫内压力突然下降　羊水过多，破膜时，羊水流出过快；双胎分娩第一个胎儿娩出过快，均可使子宫收缩致宫腔缩小而发生胎盘错位引起剥离。

5. 其他　吸烟、吸毒、营养不良、子宫肌瘤（尤其是胎盘附着部位肌瘤）等与胎盘早剥有关。

注意询问有无胎盘早剥的高危因素，如慢性高血压、慢性肾脏疾病、外伤等病史。并注意了解孕产史及本次妊娠过程中有无阴道流血、腹痛、急性失血或休克等情况出现。

（二）身体状况

胎盘早剥的临床特点是妊娠晚期突然发生的腹部持续性疼痛伴或不伴阴道流血。腹痛程度与胎盘后积血多少呈正相关。

根据病情严重程度，Sher 将胎盘早剥分为 3 度。

Ⅰ度：多见于分娩期，胎盘剥离面小，患者常无腹痛或轻微腹痛，贫血体征不明显。腹部检查见子宫软，大小与妊娠周数相符，胎位清楚，胎心率正常。产后检查见胎盘母体面有凝血块或压迹。

Ⅱ度：胎盘剥离面为胎盘面积的 1/3 左右。主要症状是突然发生持续性腹痛、腰酸或腰背痛，疼痛程度与胎盘后积血量成正比。无阴道流血或流血量不多，贫血程度与阴道流血量不相符。腹部检查见子宫大于妊娠周数，子宫底随胎盘后血肿增大而升高。胎盘附着处压痛明显（胎盘位于子宫后壁则不明显），宫缩有间歇，胎位可扪及，胎儿存活。

Ⅲ度：胎盘剥离面超过胎盘面积的 1/2，临床表现较Ⅱ度重，患者可出现恶心、呕吐、面色苍白、四肢湿冷、脉搏细数、血压下降等休克症状，休克程度大多与阴道流血量不成正比。腹部检查子宫硬如板状，宫缩间歇期不能松弛，胎位扪不清，胎心消失。如患者无凝血功能障碍属Ⅲa，有凝血功能障碍属Ⅲb。

胎盘早剥可发生严重的并发症，主要为 DIC、出血性休克、产后出血、急性肾衰竭、羊水栓塞、胎儿窘迫、早产和死胎。

（三）辅助检查

1. B 型超声检查　正常位置的胎盘 B 型超声图像应紧贴子宫体部后壁、前壁或侧壁，若胎盘与子宫壁之间有血肿，可在胎盘后方出现液性低回声区，暗区常不止一个，并见胎盘增厚。

2. 实验室检查　主要了解患者贫血程度及凝血功能。并发 DIC 时进行筛选试验（血小板计数、凝血酶原时间、纤维蛋白原测定），结果可疑者可做纤溶确诊试验（凝血酶时间、优球蛋白溶解时间、血浆鱼精蛋白副凝试验）。情况紧急时可抽取肘静脉血 2mL 于一干燥试管中，轻叩管壁，7min 后无凝血块形成或形成易碎的软凝血块，表明凝血功能障碍。

评估时注意分析患者属于哪种类型的胎盘早剥，病情严重程度属于哪度，是否出现出血性休克表现，有无胎儿窘迫，有无肾功能衰竭、凝血功能障碍等并发症。

（四）心理 - 社会资料

因反复大量出血，患者感到自身和胎儿的生命受到威胁，并由于可能切除子宫而表现出紧张、害怕甚至恐惧。

三、护理诊断/合作性问题

1. 组织灌注量不足　与大量出血有关。

2. 潜在并发症　弥散性血管内凝血、急性肾功能衰竭、产后出血。

3. 恐惧　与担心自身及胎儿生命安全有关。

四、护理目标

（1）患者出血能得到控制，生命体征稳定。

（2）无凝血功能障碍、产后出血和急性肾衰竭等并发症发生。

（3）恐惧及悲哀情绪减轻，积极配合治疗和护理。

五、护理措施

（一）一般护理

指导患者进食高蛋白、高热量、高维生素、富含铁剂的食物，嘱患者绝对卧床休息，取左侧卧位，做好床边护理。

（二）心理护理

解除恐惧心理，鼓励患者说出心里的感受，解释病情及救护措施，使患者增强信心，积极配合治疗及护理。提供心理支持，患者因病情严重失去胎儿或因子宫切除而悲伤时，允许家人陪伴，要将患者安排在没有新生儿的病房，以免触景生情。

（三）病情观察

严密监测患者的血压、脉搏、呼吸、心率、尿量并记录。观察阴道出血量、颜色、性状、有无凝血块、出血量与失血程度是否相符。注意子宫的高度与妊娠月份是否相符，判断宫缩强度。检查胎方位是否清楚，胎心率是否正常，有无胎儿窘迫的表现。

（四）治疗配合

1. 经阴道分娩 轻型患者一般情况良好，宫口已扩张，估计短时间内能结束分娩，可考虑经阴道分娩。可行人工破膜。必要时静脉滴注缩宫素促进产程进展。产程中应密切观察心率、血压、宫底高度、阴道流血量以及胎儿宫内状况，一旦发现病情加重或出现胎儿窘迫征象，应行剖宫产结束分娩。

2. 剖宫产 剖宫产适用于重型胎盘早剥特别是初产妇，不能在短时间内结束分娩者；出现胎儿窘迫征象，需抢救胎儿者；产妇病情恶化，胎儿已死，但不能立即分娩者；破膜后产程无进展者。剖宫产取出胎儿与胎盘后，立即注射宫缩素并按摩子宫。发现有子宫胎盘卒中，配以按摩子宫和热盐水纱垫湿热敷子宫，多数子宫收缩转好。若宫缩无法恢复，发生难以控制的大出血，可在输血的同时行子宫次全切除术。

3. 防治并发症 观察患者有无出血倾向，检查凝血功能，判断有无凝血功能障碍。观察尿量，肾功能检查有无肾功能衰竭，发现异常及时通知医生。观察子宫收缩情况，及时发现子宫胎盘卒中，应用宫缩素增强宫缩，必要时行子宫切除术。

六、护理评价

（1）患者出血得到控制，生命体征稳定。

（2）患者未发生并发症。

（3）患者恐惧及悲哀情绪减轻。

七、健康教育

（1）鼓励孕妇在妊娠晚期适量活动，避免长时间仰卧；避免腹部外伤等，防止胎盘早剥。

（2）产后注意纠正贫血，预防感染。根据产妇情况指导是否给予母乳喂养。对死产者，指导产妇采取退乳措施，产后 42 天到产科门诊复查。

（孝媛媛）

第七章

危重症监护

第一节 神经系统重症监护

中枢神经损伤患者的神经系统危重症治疗目标是预防和（或）尽可能减少继发性脑损伤，并优化在危重症患者中经常出现紊乱的各种生理参数。迄今为止，NICU 医生不仅需要处理已损伤的中枢神经系统的专科情况，同时需要处理发生于 ICU 的心、肺、感染和其他的各种并发症。在接下来的数章节中我们会详细讨论 TBI ICU 治疗中可能出现的并发症。本章目的是提供重度 TBI ICU 治疗的概述和具体方法。另外，姑且不论是否原发性脑损伤，我们还会回顾一些经常出现在危重患者身上的神经综合征。

我们将特别讨论以下问题：①TBI 患者的初始评估，特别注意气道、呼吸和循环（ABC），尽可能避免缺氧和低血压。②ICP 增高和脑水肿的处理。③TBI 患者的低温疗法。④预防诸如感染和深静脉血栓形成之类的 ICU 常见并发症。⑤神经系统并发症的监测和处理，如癫痫、垂体功能不全、脑神经损伤、行为异常、危重症相关性神经病和肌病。

一、初始评估

绝大多数 TBI 患者进入 ICU 之前，已在急诊室进行了评估，接受了一些基本的干预治疗。然而，到了 ICU 之后，应审慎地对患者进行重新评估，回顾其病史、影像学检查资料和实验室检查结果。此时总是从 ABC 评估开始。转运患者经常可能会伴随并发症的发生，有时匆忙转运患者到 ICU 时甚至会出现电梯过小不能容纳患者和医护人员的情况。因而，对气管插管的患者需要评估插管的位置、供氧情况和呼吸状态；对非气管插管的患者需要再做气道评估，患者是否具备气道保护和维持气道通畅的能力。一旦到达 ICU 需即刻重新评估患者的生命体征，强调任何缺氧和低血压都应该立刻处理。急诊室和 ICU 医疗组之间的交班尤为重要。要确保把重要的信息传达给 ICU 的医生。有时碰到患者在急诊室或院前进行气管插管困难时，应将此信息清楚地告知 ICU 治疗组，以利于医生在 ICU 治疗期间作出合理的拔管或气管切开的决定。同时，单次的缺氧或低血压事件常常没有被记录在医疗档案中，也可能对患者的最终预后造成很大的影响。由于创伤机制使得 TBI 患者可能会合并其他不显而易见的损伤。

急诊室和创伤小组的综合评估应包括详细的体格检查。在 TBI 后患者的检查并不可靠时，胸部、腹部、骨盆的 CT 检查可能是必要的。需用 X 线或 CT 检查来评估颈椎情况，在确定排除颈椎损伤前应维持其稳定性。同样需对患者进行评估以排除长骨骨折的可能性。最后，在早期评估中，貌似无关紧要的检查发现可能会影响患者的治疗进程。例如，隐匿的头皮裂伤没有早期清创和缝合，或缝合线没有及时拆除均可能导致住院期间的创口感染。ICU 治疗组需要识别和注意到这些问题。总而言之，TBI 患者到达 ICU 之后的初始评估包括深度关切的 ABC 管理、详细的病史询问和体格检查，还包括此前与施行救治人员的良好交流，全面地回顾转入 ICU 之前的影像学检查资料和实验室检查结果。

二、缺氧和低血压的处理

在任何医学领域长时间的缺氧和低血压都会产生确定性的不良后果。然而，并没有随机的对照试验研究它们对患者预后的影响，基于显而易见的伦理学问题，将来也不可能进行。单次缺氧或低血压事件在危重症患者的救治过程中并非罕见，可出现在气管插管或镇静治疗过程中，亦可以是原发性损伤或疾病导致的结果。在过去的30年，TBI后的继发性损害对预后的不良影响已被充分认识，多项研究提示，即便是单次的缺氧或低血压事件也需要避免。

Miller等在1978年发表的一篇重要文章中报道了针对100例重度TBI的前瞻性队列研究结果，该研究评价的不良事件包括低血压、缺氧、贫血和高碳酸血症，每一因素均与致残率和死亡率增加有关。该研究中低血压的定义是单次收缩压<95mmHg。可惜的是，低血压并没有被独立于其他因素进行分析，需进一步研究来阐明单一因素对TBI患者预后的影响。

Chesnut等通过前瞻性研究获得717例院前TBI患者的确定性信息，他们评估了低血压对TBI预后的影响，发现其为预后不良的独立因素。另外发现单次记录在案的低血压事件患者的死亡率增加了1倍，同时致残率也增加。该研究同时发现，到急诊室之前低血压已被纠正的患者较未纠正的患者的情况要好。在一项前瞻、对照、双盲、多中心试验评估7.5%高渗盐水治疗TBI患者的研究中，Vassar等发现根据复苏的效率重度TBI低血压患者血压的上升与预后改善相关。上述发现强调了TBI患者在院前、急诊室和ICU中优化血压的重要性及其对预后的深刻影响。不幸的是，低血压和缺氧在重度TBI治疗的早期并不少见。在一项50例采用直升机转运TBI患者的队列研究中发现，缺氧（SaO_2<90%）的发生率为55%，低血压（收缩压<90mmHg）的发生率为24%。两者均对临床结果产生不良影响。最后，在一项107例病例的研究中发现，早期低血压并非缺氧，可预测死亡率，多次低血压事件的风险系数从2.1上升到8.1。

总之，低血压和缺氧对TBI患者的临床结局会产生不良影响。应早期在院前和急诊室预防和纠正缺氧和低血压。在ICU和住院期间更需快速和积极地处理，以避免反复发生的低血压和缺氧对患者造成的不良临床结局。

三、控制颅内压增高

顽固性ICP增高是重度TBI最为担心的后果。因为ICP持续增高会影响脑灌注压（CPP），减少脑血流（CBF），出现脑缺血、脑疝，引起死亡。ICP治疗的目的是维持全脑和局部CBF，以满足受损脑组织代谢的需要，避免由于低灌注导致的继发性脑损害。基于此，历来临床医生着力于所谓的垂直途径目标性控制以优化ICP，时常涉及影响受损脑组织的其他一些因素。然而，现已产生大量关于优化CPP的理论。我们将讨论以下两种模式，包括现今的一种更为"水平式"的控制ICP增高的方法。

多年来已认识到TBI患者治疗中并发的ICP的问题。在1979年发表的一项回顾性研究中发现，100例控制ICP<15mmHg患者的预后较同期其他研究报告中没有积极控制ICP患者的预后更好。Narayan等接着回顾性研究了207例重度TBI患者，控制ICP<20mmHg。控制ICP<20mmHg患者的预后较没有成功控制的患者更好。这两项研究提出了一个显而易见的问题：在临床实践中ICP控制的目标是多少？在一个关于428例ICP监测的研究中，对预后不良的预测因素分析后提示ICP的阈值为20mmHg与伤后6个月临床结局的良好相关。经典意义上的控制ICP<20mmHg已成为标准，然而不同的研究提出了不同的目标值，最近有报道质疑以孤立的目标治疗ICP。

Chambers等在一项291例患者的观察性研究中，希冀采用ROC曲线来确定ICP和CPP阈值与预后的关联。当ICP>10mmHg时，ICP预测不良预后的灵敏度上升；然而在ICP为30mmHg时，ICP预测预后的灵敏度仅61%。在一项27例患者的前瞻性研究中，ICP控制阈值分别为20mmHg或25mmHg，当CPP维持在70mmHg或颈静脉血氧饱和度（SjO_2）维持在54%以上，则预后在两组中没有差别。这些研究提示对于重度TBI控制ICP采用"一个尺码到底"的方式可能并不足够，对于患者应个体化采用不同的治疗阈值。例如，很多研究者孤立地确定ICP治疗阈值，有些则采用CPP为目标的治疗模式。

在一项34例重度TBI患者的研究中，积极地扩容，让患者处于平卧位，必要时使用儿茶酚胺类药物将CPP维持在70mmHg以上，总体死亡率为21%，其中归因于ICP不能控制所致的死亡率为8%。这是第一个报道认为CPP为目标的治疗模式可能优于ICP为目标的治疗。然而，该病例系列研究的34例患者并未随机化，尽管多年来其深刻地影响着临床实践，后续的研究一直质疑这种 CPP 为目标的治疗模式。重度 TBI 患者维持 CPP >70mmHg 与 ARDS 发生率上升有关，没有证据说明改善了临床结局。有研究者评估了不同 CPP 阈值对 TBI 预后的影响。在一项病例的系列研究中 Young 等报道，维持 CPP >60mmHg 患者的预后良好，即使包括那些 ICP 偶然高至 40mmHg 的患者。在回顾其 12 年的临床实践后，中国台湾的一个治疗组发现采用改良的 CPP 目标，即 CPP >60mmHg，与以往的 CPP >70mmHg 相比，该治疗的并发症更少且预后更好。在一项 429 例重度 TBI 的回顾性研究中发现，ICP >20mmHg 或 CPP <55mmHg 患者的死亡率大幅度上升，同样过高的 CPP（>95mmHg）与预后更差相关。2007 年 BTF 和 AANS 出版的《重度 TBI 救治指南》回顾了这些研究，推荐 CPP 应维持在 50～70mmHg，同时 ICP <20mmHg。

很多因素通过不同的病理生理机制导致 ICP 增高，临床医生应采用一个系统化的方法来处理颅内压增高，从"低技术"到"高技术"递增的方法分辨特定的问题，采用针对性治疗，即采用"水平化"方案。若导致 ICP 增高的病因可被甄别且确定，则不需要采用特别激进的方法来治疗。例如，ICP 增高是由于头偏向一侧引起，把头、颈部置于身体轴位，使头部静脉回流增加则可解决 ICP 增高问题。另外，抬高床头，确保头高脚低位 30°～45°，亦可取得同等效果。若 ICP 增高由于患者烦躁、缺氧和（或）疼痛所致，当然需明确并加以处理。其他因素导致的不宜确定的 ICP 增高包括 CSF 循环通路堵塞（可能脑室内积血）、占位性病变、脑缺血和（或）脑水肿。CSF 循环通路堵塞可通过放置脑室管解决，必要时偶然进行 CSF 外引流来治疗；脑缺血可通过升高血压来增加 CBF；脑过度灌注可用血管收缩剂治疗；而占位性病变则需外科手术清除。

脑水肿的处理和高渗疗法需强调个体化。

多个因素可导致颅内压增高，这决定了颅内压增高的处理应该个体化，或称为"水平化"方案，而不是采用垂直化或递进式的方法（图 7-1）。

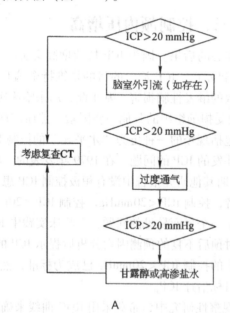

A

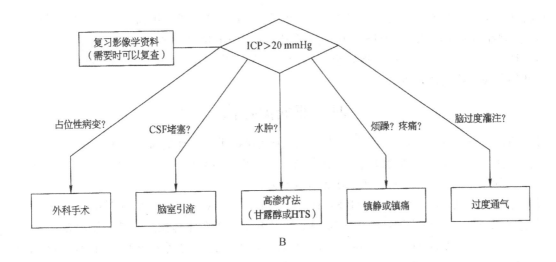

图 7-1 （A）垂直化和（B）水平化方法处理颅内压增高

（一）脑水肿和高渗疗法（使用甘露醇或高渗盐水）

经典意义的脑水肿分为"血管源性"或"细胞毒性"。血管源性脑水肿被认为是由于血脑屏障（blood-brain barrier，BBB）破坏致细胞外水分堆积所致。TBI 后脑水肿的机制并不清楚，以往都认为创伤早期的脑水肿为血管源性，然而，最近 MRI 的研究提示 TBI 后脑水肿源于细胞毒性。近来的基础研究发现，一组细胞壁蛋白质对脑组织水分的弥散起着重要的调节作用。尽管上述系预防和治疗脑水肿极有前景的靶向干预领域，但目前的治疗通常需遵循以下基本原则。

从 1960 年开始高渗疗法即被应用于脑占位效应和 ICP 增高的治疗，迄今为止仍是治疗的主要手段。理想的渗透性制剂应该潴留在血管内，以减轻脑水肿。历来甘露醇是最常用的渗透性制剂，被用于神经危重症脑水肿和 ICP 增高的治疗。有研究显示，甘露醇可降低 TBI 患者的 ICP，但不巧的是从来没有随机研究提示甘露醇能改善 TBI 患者的预后，有关甘露醇的治疗将容后讨论。HTS 已成为甘露醇治疗 TBI 和其他神经急症所致脑水肿和 ICP 增高的替代制剂。首先，我们将回顾使用甘露醇治疗 TBI 的证据，然后讨论 HTS 相对于甘露醇的潜在优势，最后，对临床实践给出推荐意见。

甘露醇能有效降低 TBI 患者的 ICP。甘露醇的优点是，作为一种被首选使用的渗透性制剂，相对地不通过完整的 BBB，可降低血液黏滞度，继而减少机械阻力，而且剂型完备，已有长时间的使用经验。然而，给 TBI 患者使用甘露醇应考虑一些副作用，它会通过受损的 BBB 堆积在脑组织，可能导致水分弥散至脑组织产生"反跳性"ICP 增高。同时其以原型从尿液排泄，起始为一种扩容剂，继而为一种利尿剂，可能导致低血压和 CPP 过低导致继发性脑损伤。相对于甘露醇的上述不良反应，HTS 可能有优势，因而 HTS 被越来越多地用于治疗脑水肿和 ICP 增高。

HTS 最初作为创伤性低血压患者救治的一种复苏液体。尽管在该研究中 7.5% HTS 对所有患者而言并没受益，但亚组分析发现，它改善了 TBI 患者的预后。后续的研究主要集中在 ICP 增高和脑水肿的治疗，并取得了很有前景的临床结果。HTS 相对于甘露醇的理论优势在于 HTS 更加不易通过完整的 BBB，其作为一种持续的扩容剂并不产生继发性利尿作用，但具有免疫调理特性而减轻炎症反应的作用。另外，Vialet 发现 HTS 能有效治疗甘露醇治疗无效的顽固性 ICP 增高。可惜的是，这项仅仅 20 例患者的研究是迄今为止最大宗的采用 HTS 和甘露醇治疗 ICP 增高的对比研究，而且没有比较两种制剂的等渗剂量。同样，不同的 HTS 研究采用了不用浓度的 HTS，从 1.9%~29% 不等，有含糖的和（或）醋酸钠的，导致了直接对照的困难。因而，需要更多的研究来确定 ICP 增高治疗的理想的渗透性制剂，阐明 HTS 的理想的配方及输注方法。

（二）总结

总而言之，ICP 增高是重度 TBI 的严重并发症。其治疗方法应系统化并保持一致性，必须考虑患者的个体化特征。某些 CPP 维持充足的患者能耐受更高水平的 ICP。CPP 维持在 50 ~ 70mmHg 时已经足够，ICP 需控制在 20mmHg 以下。HTS 和甘露醇可用于治疗 ICP 增高。神经危重症医生必须保持清晰的头脑，需和神经外科医生密切合作以指导患者的治疗。尽管苯巴比妥治疗和大骨瓣减压术未被证实有效，但在其他积极治疗失败时可采用。

四、亚低温疗法

在过去的 60 余年，亚低温疗法作为一种可能的神经保护手段被研究证实，通过不同机制减轻了继发性脑损伤。其作为神经保护剂的机制仍存在争议。在处理心脏骤停时发现亚低温疗法对减轻继发性脑损伤有效，但未证实亚低温疗法对临床 TBI 患者的有效性。

国家急性脑损伤研究：亚低温（NABIS：H）是一个随机的对照试验，研究了诱导性亚低温对急性 TBI 患者的治疗效果。268 例病例被随机分为 33℃ 低温组和 37℃ 正常体温组。结果显示无显著差异。研究者从临床前期工作中发现 TBI 后早期降温最为有效。虽然如此，患者入组的时间为伤后 6h，达到目标体温的平均时间是（8.4 ± 3.0）h。最迟降温的 1/4 病例达到目标温度的平均时间为（12.7 ± 2.0）h。有趣的是，对一个非事先设定的亚组分析后发现，102 例到院时体温低于 35℃ 的患者很快达到了目标设定温度，临床结果明显改善（RR = 0.8，95% CI 0.6 ~ 1.0），具有统计学显著差异。后来，美国神经疾病和脑卒中研究院（NINDS）资助了 NABIS：H II 试验，旨在前瞻性研究到院时低体温患者的亚低温治疗效果，以期证实前一次试验研究的亚组分析的结果。与 NABIS：H 试验几乎同期进行的一个日本很小规模的试验，对 TBI 患者在伤后 3 ~ 4h 内实行快速低温治疗，快速降温组 26 例患者的预后明显好于正常体温组。

NABIS：H II 试验有望在 2010 年入组完毕。同时，事实上，全美的 ICU 即使不采用亚低温疗法，也采用非常积极的手段以维持正常的体温来治疗 TBI。发热在入住 ICU 的 TBI 患者中极为常见，其危害着已损伤的脑组织，维持正常的体温可能更加有益，最近的救治指南亦是如此推荐的。可惜的是，除了出于研究目的，目前没有充分证据推荐对重度 TBI 患者常规采用亚低温疗法治疗。

五、ICU 救治中的非神经系统论题

重度 TBI 患者常需气管插管和机械通气，在 ICU 治疗期间常需使用镇静剂和约束带，放置鼻饲管或口饲管、中心静脉导管、导尿管、直肠袋和其他侵袭性手段监测和随访血流动力学和生理状态。对这些患者的治疗非常复杂，易于发生与 ICU 治疗相关的各种各样的并发症。在下面的几个小节，我们将讨论常规的 ICU 治疗，如呼吸机使用、营养、感染预防；还将讨论其他 ICU 并发症的治疗，如呼吸机相关性肺炎（ventilator - associatedpneumonias，VAP）、导管相关性脓毒血症和菌血症、静脉血栓形成、褥疮和溃疡及其他使治疗和结局复杂化的情况。

（一）呼吸机治疗和呼吸机相关性肺炎治疗

呼吸衰竭是重度 TBI 最常见的非神经系统的器官功能不全。虽然如此，但鲜有研究评估 TBI 患者的呼吸机治疗。近年来有试验开始着眼于研究 TBI 后使用呼吸机的机制及机械通气对预后的影响。一个小型的前瞻性试验对 21 例 TBI 患者进行随机分组，容量控制通气模式组的 PEEP 设定为 0，另一组的 PEEP 设定为 8cmH_2O，经过 5 日的机械通气，PEEP 为 0 组患者出现了异常的呼吸机制，而中等水平的 PEEP 似乎可以预防此种异常，而此情况是否影响患者的最终结局还不得而知。在一项 137 例 TBI 患者的前瞻性观察性研究中发现，机械通气 > 24h，有 31% 的患者出现急性肺损伤（acute lung injury，ALI），ALI 是死亡和预后不良的独立预测因素。现今，还不清楚患者的最佳通气模式，以达到优化的呼吸机制和最大限度地减少 ALI 的目的。在危重症 TBI 患者 VAP 常见，且与致残率与死亡率上升有关。VAP 的发生率为 10% ~ 25%，其死亡率为 10% ~ 40%。此外，并发 VAP 患者的住院时间和费用均增加。VAP 根据机械通气后发生时间的早晚分为早发型（< 4 日）和迟发型（> 4 日）。早发型 VAP 采用覆盖典型的社区微生物的抗生素进行治疗，如大环内酯类（如阿奇霉素）和第三代头孢菌素（如头孢曲松）。迟发型 VAP 常需考虑由院内获得性病原菌所致，具有较高的耐药性可能，因此治疗时需使用更

广谱的抗生素。经验告诉我们，革兰阳性菌以耐甲氧西林金葡菌（MRSA）为主，此时用万古霉素较适合；革兰阴性菌以铜绿假单胞菌常见，头孢吡肟（马斯平）、庆大霉素、妥布霉素、亚胺培南、哌拉西林或他唑巴坦等均是适合的抗生素，可供选择。临床医生需熟悉其环境中的细菌谱情况以指导抗生素选择。先选择广谱抗生素治疗，待确切的病原菌检查结果出来后改用适宜的抗生素，被认为是一种更为安全和有效的治疗 VAP 的方法。目前鲜有特别针对 TBI 患者 VAP 的资料。

在一项针对 60 例 TBI 患者 VAP 的前瞻观察队列研究中，Zygum 等将多发伤与单纯 TBI 患名进行对照，结果发现多发伤患者发生 VAP 的风险更高；与没有发生 VAP 的 TBI 患者相比，发生 VAP 患者的机械通气时间更长，入住 ICU 和住院的时间更长，气管切开率更高。

VAP 的预防策略主要是最大可能地减少口呕部细菌定植和减少口咽部分泌物和胃内容物的误吸。在对一个内科 ICU 86 例患者的随机研究中，Drakulovic 等比较了半卧位与平卧位两种体位患者的 VAP 发病率，细菌学确认的肺炎在半卧位组的发病率为 5%，而平卧位组为 23%，尽管死亡率没有差别。据我们所知，目前还没有其他的试验研究针对半卧位对 VAP 发病率的影响。这种成本低又相对简单的措施对患者的 VAP 发病率的影响巨大，应被常规使用。除了床头抬高外，硫糖铝与 H_2 受体拮抗剂相比在预防应激性溃疡时可减少 VAP 的发病率。故当患者出现较小的胃肠道出血风险时应该使用硫糖铝预防应激性溃疡。Cocanour 等采用美国疾病预防和控制中心（CDC）院内感染预防指南全力提高医务工作人员的依从性，使 VAP 的发病率从每 1 000 通气日 22.3 ~ 32.7 例下降至 0 ~ 12.8 例。这证明预防 VAP 只需一个简单而重复的过程就可以获得一个有意义的结果。简单的方法如床头抬高、医务人员洗手、当怀疑 VAP 时合理使用抗生素，就可以降低 VAP 的发病率，减少 TBI 患者的 ICU 费用和住院时间。

虽缺乏随机的试验研究，但对于 TBI 的治疗主张早期进行气管切开。为了确定 TBI 患者气管切开的标准，Gurkin 等做了一个长达 6 年的对创伤资料库数据的回顾性分析，结果显示 GCS≤8 分、创伤严重评分（ISS）≥25 分、呼吸机使用时间 >7 日，是气管切开的预测因素。他们建议早期气管切开以降低致残率和住院时间。另一项针对 355 例患者的回顾性研究分析发现，早期气管切开和晚期气管切开比较，其死亡率、机械通气时间或 VAP 发生率没有差别，但早期气管切开患者的 ICU 治疗时间缩短。这需要用前瞻性研究来进一步证实。

（二）导管相关性感染

在 ICU 经常使用中心静脉导管（centralvenous catheter，CVC），可用它输液、给予营养和药物、监测血流动力学状况。导管感染是很常见的并发症，可增加患者的致残率、死亡率和住院时间。导管相关性血流感染（catheter - related bloodstreaminfection，CBSI）与 10% ~ 20% 的死亡率有关。它使住院时间延长，使每个患者增加 10 000 美元的住院费用。可是 ICU 患者的病情非常严重，CVC 往往是他们治疗的必须组成部分。因此，我们重点讨论 ICU 患者可采取哪些方法来预防 CBSI。

CVC 的置管部位与感染和血栓性并发症相关。一项随机试验研究提示，锁骨下静脉置管的静脉血栓形成和感染的发生率较股静脉低。虽然未将颈静脉和锁骨下静脉进行对照研究，但现有的证据提示锁骨下静脉置管静脉血栓形成和感染的发生率更低。研究证实抗生素导管有助于预防 CBSI，氯己定（双氯苯双胍己烷或洗必泰）和磺胺嘧啶银导管可使 CBSI 的发生率从每 1 000 置管日 7.6 例下降至 1.6 例。在预防 CBSI 方面，米诺环素和利福平导管较氯己定和磺胺嘧啶银导管更有效。然而出于性价比考虑，抗生素导管应该在感染率 >2% 的情况下使用。

在严格无菌的条件下置管会降低 CBSI 的发生率并降低医疗费用。插管前采用氯己定消毒皮肤比安尔碘或乙醇更有助于预防 CBS。有经验的治疗者在放置 CVC 的过程中和此后的管理过程中需更谨慎小心，以减少并发症发生。方便时可采用超声波引导下穿刺，但该方法对放置锁骨下导管并无特别作用。在治疗不再需要导管时应尽早拔除，尽管放置 3 日以上感染率会增加，但没有证据说明需预防性地更换导管。当怀疑 CBSI 时应从 CVC 和周围血管两处取血培养，虽然阳性培养结果不能绝对证实 CBSI（因为存在导管细菌定植和抽血污染的可能），但培养结果阴性则有 99% 的阴性预测值，几乎可排除 CVC 为感染源。怀疑 CBSI 的初始治疗应覆盖革兰阳性菌和革兰阴性菌，致病菌确定后改用适宜的抗生素，当血培养结果阴性时则停药。

（三）深静脉血栓形成的预防和治疗

危重症患者常出现静脉血栓形成，它是患者致残和不良预后的原因之一，后者往往由于肺动脉栓塞（pulmonary embolism，PE）所致。在没有预防的情况下，约20%的重度TBI患者会发生深静脉血栓形成（deep venous thrombosis，DVT）。通常认为常规筛选发现的小腿静脉DVT不至于造成明显的临床不良事件，但近端静脉堵塞可能引起PE。据报道TBI住院期间PE的发生率<1%。然而由于其可能直接危及生命，另外使对TBI患者使用抗凝剂存在极大的困难，因此预防DVT在重型TBI ICU的治疗中具有重要地位。

通常可采用机械压迫或使用肝素类药物来预防DVT。但没有随机的对照研究来比较TBI或其他颅脑疾病这两种模式对预防DVT的效果。一项前瞻性观察性研究评估了气压装置对预防DVT的作用，共有523例神经外科患者，包括89例TBI患者。TBI患者DVT的发生率为0，而其他患者为3.8%。另一项前瞻性观察性研究对150例TBI患者到达急诊室24h内使用依诺肝素进行评估，虽然使用依诺肝素后DVT的发生率仅为2%，但由于24例患者中有2例因进行性出血需要进行开颅手术，因而将研究方案改变为到达急诊室48h后使用依诺肝素。虽然DVT的预防已成为TBIICU治疗的组成部分，但几无证据可用以指导临床医生实践。我们喜欢在住院开始即使用气压装置，在复查CT证明颅内出血稳定的前提下，在入院后24h内给予预防性肝素类药物治疗。最近的救治指南对使用气压装置和（或）肝素类药物预防DVT做了Ⅲ级推荐，但缺乏充足的文献证据对肝素类药物开始使用的时机作出推荐。

（四）输血问题

脑外伤后维持血细胞比容>30%的说法缺乏证据支持。在一项多中心随机对照的危重症输血要求试验（TRICC）亚组分析中，将67例中度和重度TBI患者分为目标血红蛋白7～9g/dl组和10～12g/dl组，结果发现他们的30日死亡率、ICU入住时间、总住院时间没有明显差别。相反，现有证据显示输血会导致免疫调节紊乱和ALI，而且创伤患者输血与致残率与死亡率上升有关。因而目前应该采用限制性输血策略，除非患者有明显的血容量不足、血流动力学不稳定、EKG异常、心血管疾病或脑组织氧分压低。

（五）营养问题

营养对TBI的影响研究得不多。一项前瞻性对照试验研究了38例TBI患者，分别将他们分为早期肠外营养组（<7日）和延迟肠内营养组（2周内）。结果发现，早期肠外营养组相对于延迟肠内营养组的生存率更高，处于正氮平衡，人血白蛋白水平也更高。作者得出结论，早期肠外营养改善了TBI的生存率。然而，同一研究小组后来的一项研究，将51例TBI患者在伤后3日内随机分为全胃肠内组或胃肠外营养组，发现两组的死亡率和致残率并无差异，作者提出第一项研究的阳性结果系延迟肠内营养组患者营养不良所致。但营养支持的途径和剂型仍有争议。

目前并没有针对TBI患者肠内或肠外营养不同剂型研究的报道，为维持足够的氮平衡，在创伤患者的绝大多数肠内营养制剂中推荐蛋白质含量>15%。虽然支链氨基酸可改善脓毒血症的预后，补充谷氨酰胺可降低感染的发生率，但这些发现尚未在TBI患者身上得到证实。关于喂养途径，尽管与经空肠喂养相比经鼻、胃饲养仍有人忧虑会增加误吸的可能，但事实上在比较营养需求、并发症和（或）患者的预后时并没有显示一种途径比另一种途径更具有优越性。最后，高血糖与TBI的临床不良结局具有良好相关性，但将其作为疾病严重程度的标记和决定不良预后的确定因素仍有争议。关于这个论题仅有的结果源自Van den Berghe等进行的前瞻性研究，即强化胰岛素治疗试验的亚组分析。将63例需要3日或3日以上机械通气的TBI患者分为强化治疗组和对照组。强化治疗组的平均ICP（P=0.003）和最高ICP（P<0.0001）均低于对照组。同样强化治疗组获得理想CPP需要的血管活性药物剂量更低（P=0.01），癫痫的发生率也低（P<0.0001），但两组间的死亡率没有差别。上述发现和对死亡率的影响需要更大规模的前瞻性研究来证实。目前推荐血糖<200mg/dl。

总之，TBI的重症监护治疗常涉及各种因素，均可以严重影响患者的临床结局。治疗应周全，尽量避免并发症，最近指南推荐提供的系统性方法，对严重TBI患者来说可最大限度地减少了治疗方案的随意性，以期改善患者的预后。

（六）神经病学综合征

严重 TBI 和一些危重症患者可能出现的神经系统问题如下：脑疝综合征、危重 TBI 患者的癫痫、危重症相关神经疾病和肌病、垂体功能不全和电解质紊乱。

1. 脑疝综合征　创伤或其他危重症患者严重脑水肿时均可出现脑疝。脑组织水平或垂直方向的移位不但会导致脑血管受压、脑神经受牵拉、CSF 循环通路阻塞，还会造成潜在的不可逆的病理改变。我们会描述特定的脑疝综合征，通常临床症状以头到尾类型进展。脑疝综合征常常出现于危重症治疗过程中，快速甄别并充分调整治疗是非常必要的。

（1）大脑镰或扣带回疝：大脑半球的侧方移位将皮质扣带回挤压于大脑镰，导致大脑前动脉（ACA）、大脑大静脉和周围组织受压，使已存在的脑缺血和水肿加重，ACA 区域的梗死会产生下肢无力、感觉缺失、运动不能、失用、意志缺失、无动性缄默、皮质运动性失语和大小便失禁。大脑大静脉受压会导致深部脑区的血流障碍，使 ICP 增高。

（2）海马沟回或天幕裂孔疝：颞叶或颞窝扩展性病变会造成颞叶海马沟回向中线移位。脑疝过程会产生经典的临床体征。同侧动眼神经和大脑后动脉（PCA）被钩回和天幕缘挤压，同侧瞳孔散大常为最初的临床表现，PCA 受压会出现枕叶梗死。另外，邻近的中脑受推移与对侧天幕缘挤压使对侧大脑脚受压，产生假性定位体征的偏瘫，即偏瘫与病变同侧，称之为 Kernohan 切迹综合征。

（3）中央型或天幕裂孔疝：大脑半球经天幕切迹的中央型脑疝使脑干向下移位。基底动脉的内侧穿支扭曲受压导致血流灌注受损。脑干缺血产生意识障碍（反应下降或不能解释的躁动）。脑干向尾端移位使第 Ⅵ 脑神经与岩韧带被挤压，产生外展麻痹。

（4）枕骨大孔疝：幕上或后颅结构向尾端移位会使脑组织（如小脑扁桃体）移位低于枕骨大孔。延髓的心跳和呼吸中枢受压会产生致命性后果。

2. 颅脑创伤的癫痫问题　TBI 后癫痫发作可出现在外伤即刻（即发型）、伤后 1 周内（早发型）或伤后数周数月（迟发型）。伤后 1 周内的癫痫发作源于外伤的急性并发症。所有 TBI 患者癫痫的发生率为 2%，但此数据因外伤的严重程度而变化很大。在重度 TBI 患者，经典数据提示 12% 的患者会出现早发型癫痫。抗癫痫药物常规被使用于治疗外伤后癫痫，但问题在于外伤急性期是否应常规采用抗癫痫药物预防癫痫以及使用时间多久，在临床实践中万象丛生。最近的试验和指南可供于临床医生参考。

在一项随机双盲的安慰剂对照试验中，404 例重度 TBI 患者在伤后 24h 内开始使用安慰剂或苯妥英钠治疗 1 年。使血苯妥英钠浓度维持在有效治疗浓度范围内。伤后 7 日，苯妥英钠组癫痫的发生率为 3.6%，安慰剂组为 14.2%（RR = 0.27，P < 0.001）；在第 8 日到第一年末，苯妥英钠组癫痫的发生率为 21.5%，安慰剂组为 15.7%；到第二年末，苯妥英钠组癫痫的发生率为 27.5%，安慰剂组为 21.1%。作者的结论是，重度 TBI 后第一周预防性使用苯妥英钠对降低癫痫发生有好处。虽然该研究明确了临床显性癫痫的预防问题，但亚临床癫痫对重度 TBI 致残率和死亡率的影响问题仍未解决。

一项针对 94 例中度和重度 TBI 患者伤后 14 日持续脑电监测（cEEG）的前瞻性观察性研究发现，22% 的患者出现惊厥性和非惊厥性癫痫，6 例患者出现癫痫持续状态。半数以上为非惊厥性发作，仅靠 EEG 诊断。所有 6 例癫痫持续状态患者均告死亡，而未发生癫痫患者的死亡率为 24%。虽然在急诊室就开始使用抗癫痫药物并维持足够的血药浓度，但癫痫仍可发生。

重度 TBI 后预防癫痫的最新推荐是，TBI 明确诊断后即开始使用抗癫痫药物，并持续 7 日，此为以上研究的结果。基于上述中度至重度 TBI 非惊厥性发作的发生频率，是否对相对较轻的 TBI 患者给予抗癫痫药物预防，仍是一个悬而未决的问题，需要更大规模的研究，以确定根据 cEEG 监测来决定 TBI 患者是否使用抗癫痫药物加以预防及确定需要治疗超过 7 日的患者。

3. 危重症相关多发性神经病和肌病　危重症神经病和肌病（critical illness polyneuropathy myopathy，CIPNM）是近 10 年被认识越来越充分的一个综合征统一体，是 ICU 长时间治疗的严重结果。ICU 治疗期间出现的神经肌肉无力以往被认为是肌肉萎缩或疲劳的结果，但电生理和肌肉活检提示有明确的病理生理改变，且往往在 ICU 中没有得到充分的认识。

机械通气 1 周以上的患者 CIPNM 的发生率为 25% ~63% 。检查的时机、CIPNM 的诊断标准和 ICU 入住的初始原因影响了 CIPNM 的发生率。CIPNM 的临床表现主要包括远端肌肉的无力和消瘦，以下肢为甚。面部肌肉无力较罕见。如果患者存在远端肌肉无力、明显的面部肌肉运动反应迟钝、深腱反应减弱，应高度怀疑 CIPNM。30% 的患者仅表现为运动症状，但是可伴随感觉缺失。虽然肌酐激酶可轻度升高，但实验室检查具有非诊断性意义。虽然感觉神经电位可能正常，但神经传导和肌电图检查会显示上下肢运动性和感觉性轴突功能不全。可以采用神经和肌肉活检的方式来加以诊断。一项对 30 例发生 CIPNM 的患者进行肌肉活检的前瞻性研究发现，有 37% 的患者有神经病性改变，40% 的患者有肌病性改变，23% 的患者两种改变均有。在 CIPNM 患者的骨骼肌中发现淋巴细胞激活产生的致炎和抗炎细胞因子，提示了有炎症反应过程参与。目前没有一致的 CIPNM 诊断标准，考虑到其对患者预后的影响，对适合的患者应作出明确的诊断。

采用特定的电生理和临床标准诊断发现，CIPNM 的发生与急性生理年龄和慢性健康评估（APACHEⅢ）以及全身炎症反应综合征（SIRS）相关联。在 98 例机械通气患者的前瞻性研究中发现，有 33% 的患者发生了 CIPNM。脓毒血症和以多脏器功能衰竭为评价的疾病严重程度是 CIPNM 的其他危险因素。可用于评估预防和治疗 CIPNM 方面的资料非常有限。在 Van denBerghe 等进行的对 3 日以上机械通气的 TBI 患者采用电生理测试以确定 CIPNM 发生率的强化胰岛素治疗研究中发现，胰岛素强化治疗组 CIPNM 的发生率为 29% ，而对照组为 52% 。强化胰岛素治疗的抗炎作用可用来解释上述获益的原因。目前，我们几乎不了解 CIPNM 的预后情况，同时亦缺乏足够的治疗方法。然而在出现呼吸机脱机困难、呼吸机依赖的 ICU 环境中，认识到 CIPNM 直接影响了患者的治疗和资源的利用。对 CPINM 的认识同样会影响康复的方法和对康复的期望值。对于这方面需进一步的研究。

4. 垂体功能不全和电解质异常　垂体后叶与水平衡的调节有关。垂体后叶损伤所致的综合征通常在 TBI 早期出现，并已得到很好的认识，包括抗利尿激素异常分泌综合征（SIADH）和尿崩症（DI）。垂体前叶功能不全导致的神经内分泌紊乱往往不太明显，常在 TBI 后数月趋于明显。垂体前叶释放多种激素影响着生长、肾上腺、生殖和甲状腺的功能。垂体损伤会出现相关受累靶器官的症状。生长激素缺乏在成人可能没有明显的临床表现，但在儿童表现为骨成熟延缓和生长缓慢。肾上腺皮质激素水平低下会产生应激相关性疲乏、低血压、发热、认知改变。下丘脑多巴胺抑制功能丧失在女性会产生高泌乳素血症、溢乳、排卵停止；在男性可有女性乳房特征、阳痿。性腺功能减退是促性腺激素缺乏的表现，如性欲减退、阳痿、停经、第二性征丧失。甲状腺调节着机体的代谢，任何下丘脑 - 垂体轴损伤均可出现甲状腺功能低下，症状包括认知能力下降、基础代谢率下降、畏冷、易疲劳感、贫血。下丘脑一垂体轴的完全破坏会导致甲状腺功能完全低下致全身系统功能不全。

TBI 后出现神经内分泌功能不全的危险因素包括累及额叶的创伤、颅底骨折、伤后记忆缺失大于 24h 。在以下患者应高度怀疑垂体前叶功能不全：不能解释的低血压、体重减轻易疲劳感、性欲丧失、抑郁。需进行尿和血浆渗透压的检查，T_4 和 T_3 摄取试验，血睾酮（3 个样本的平均值）、促甲状腺素、促卵泡素、促黄体素、生长激素和可的松水平的测定。患者若有异常结果需请内分泌科会诊。

ICU 患者钠离子紊乱非常常见，正常的钠平衡依赖于许多因素，肾素 - 血管紧张素 - 醛固酮系统调节肾脏钠和水的重吸收，刺激口渴感。在渗透压上升和容量调节不足时抗利尿激素（ADH）分泌增多，减少了水在肾脏的排出。TBI 可改变上述系统的平衡导致低钠血症或高钠血症。低钠血症是最常见的钠离子紊乱，据报道其发生率为 9% 。以下 3 种综合征可产生低钠血症：SIADH、脑性盐耗综合征（CSW）、心因性烦渴。因为在 ICU 通常监测患者的液体摄入情况，在这里我们主要讨论 SIADH 和 CSW。

（1）抗利尿激素异常分泌综合征：SIADH 是 TBI 后低钠血症的最常见原因，发生率为 2% ~5% ，据报道在重度 TBI 患者中可高达 33% 。TBI 的不同机制可促进 ADH 释放，包括 ICP 增高、高碳酸血症、下丘脑功能不全、渗透压感受器反应性改变和药物影响。SIADH 的临床诊断标准为：低钠血症、血容量正常、低血浆渗透压、低尿量排出、高尿钠、尿渗透压大于血浆渗透压、ADH 水平升高。治疗时首先应控制液体入量，避免使用低张性液体。对于严重和顽固性病例，必要时可口服或鼻饲去甲环素

（300mg，4~6h）、氟氢化可的松（0.1~0.2mg/d）、HTS（500mL数小时内给予）。

（2）脑性盐耗综合征：TBI第二周出现的低钠血症可能系CSW所致。其发生机制可能系心房利钠因子释放增加和肾性失钠所致。临床特点为低钠血症伴低血容量、高尿量排出、血浆渗透压正常或升高。每日体重测量有助于评估患者的容量状态。此时，治疗的重点是补充水分和盐。最近，Conivaptan作为精氨酸－加压素受体拮抗剂，被研究用于治疗等容量和高容量患者的低钠血症。该药及其同类药物在TBI低钠血症的治疗中可能会发挥作用。

（3）尿崩症：TBI后DI相对少见，但重度TBI或下丘脑－垂体轴损伤可导致ADH分泌不足。患者出现高钠血症伴多尿烦渴、低血容量、血浆渗透压升高而尿渗透压下降，可凭借给予垂体加压素后谨慎的液体剥夺试验来作出诊断，治疗可采用垂体加压素和补充液体。

（4）医源性高钠血症：甘露醇联合呋塞米或高渗盐水以控制ICP会导致高钠血症；气管插管或气管切开致慢性液体丢失，发热或出汗均可升高血钠水平；苯妥英钠、卡托普利、Narcan和乙醇可抑制ADH分泌；早期鼻饲可升高血钠水平。所以上述因素均可致医源性高钠血症，调整水和电解质摄入可纠正之。

（5）其他电解质紊乱：TBI后的血钾调节可受影响，多种机制可致低钾血症。由于应激致醛固酮分泌增加，促进了钾离子的排泄；过度通气致呼吸性碱中毒，促使钾离子向细胞内转移致血钾水平下降；饮食、呕吐、恶心和药物（如利尿剂、甘露醇、抗生素或皮质类固醇激素）均可致低钾血症。低钾血症的临床症状包括心脏传导异常、乏力、腱反射减退。治疗应着力于去除潜在原因和补钾。高钾血症常源于代谢性酸中毒、肾功能衰竭、肾上腺皮质激素水平低下。给予葡萄糖或胰岛素会增加细胞内钾的吸收。

低镁血症可由过量排尿、碱中毒、脓毒血症、利尿剂和氨基糖苷类药物引起。镁离子和钙离子之间的关系提示低镁血症可增加钙相关兴奋性毒性作用所致的继发性损伤。临床表现包括乏力、搐搦、腱反射亢进和认知改变。治疗可通过口服或静脉补充。

（6）自主神经功能异常：TBI后儿茶酚胺大量释放，导致心血管功能处于高动力状态，表现为高血压、心动过速和心排血量增加。虽然高动力状态通常渐渐消退，但外伤后高血压可以持续存在，下丘脑室旁核损伤可影响血压的调整。眶额回皮质的损伤会破坏迷走神经活动和心血管交感张力。β－受体阻滞剂可有效地控制任何相关的反射性心动过速。β受体兴奋剂、钙离子拮抗剂、血管紧张素转化酶抑制剂亦可采用，但急性期血管扩张剂应予以避免，它可导致低血压，影响脑灌注压。体温升高应筛查感染情况，但在某些患者，并不总能找到感染源，即使给予足够的抗生素治疗，升高的体温亦不能下降。苯妥英钠是一常见的发热原因，此时会出现皮疹。有时需考虑中枢性发热，可表现为轻至中度的发热，亦可出现重度或波动性发热。体温调节中枢位于下丘脑，下丘脑损伤可致体温反应异常。治疗可用解热药和冰毯降温。普萘洛尔（心得安）和溴隐停有助于中枢性发热的治疗。最近的一项针对6例患者的观察显示，采用加巴喷丁治疗有效。

总而言之，重度TBI患者出现的神经综合征会导致呼吸机依赖，使得住院时间延长，预后更差。识别和合理处理上述综合征有助于获得更好的临床结局。

六、结论

危重TBI患者是一特殊的群体，需要专业技术进行合理的治疗。神经危重症医生治疗的目的是预防继发性脑损伤，强调处理影响危重症患者的常见问题。初始评估着眼于ABC，避免缺氧和低血压。继而，ICP和CPP必须达到最优化；感染的预防、快速识别和合理治疗；DVT的预防、诊断和治疗；ICU其他并发症的常规筛选识别和治疗。这些治疗是复杂的，公共卫生机构应制定标准化方案以避免评估和治疗中的差错。

（梁晓凤）

第二节 呼吸系统重症监护

一、气管插管及机械通气的适应证

神经外科手术患者可能因为各种理由需要进行气管插管来机械通气。危重患者呼吸窘迫时最紧急的处理是，在对呼吸衰竭病因评估的同时进行呼吸道及通气管理。

虽然神经外科手术患者进行气管插管与机械通气的适应证很多，然而，任何患者精神状态水平下降不能保持气道通畅、咳嗽或清除呼吸道内分泌物都是 NICU 中最普通的适应证，这种损害可能是由于原发通气功能失调所致。通常，当患者的 GCS < 10 分时，应该被认为是呼吸窘迫的高危患者，危险程度随评分下降而增加。当患者的精神状态减弱时，最关注的是不能维持呼吸道通畅而造成的吸气危险，尽管气体已充分氧化。任何患者由于中枢神经系统（CNS）病变导致呼吸动力下降，或者由于神经功能失调所致的通气不足，都需要进行气管插管。呼吸衰竭的种类与原发"泵"的失调相关。然而，也有一些患者呼吸动力是增加的（如发热、呼吸功增加），由于呼吸肌疲劳而迫使气管插管。存在低氧血症、肺泡氧分压（PaO_2）< 50mmHg 或严重的呼吸过度、动脉血二氧化碳分压（$PaCO_2$）45mmHg，特别是无潜在肺疾病证据时，同样需要机械通气。尽管非侵袭性通气（NIV）广泛应用于高碳酸血症与低氧血症型呼吸衰竭，但不应用于神经缺陷或不能保护呼吸道的患者，因此 NIV 很少作为急性神经损伤所致的急性呼吸衰竭治疗的常用工具。

呼吸衰竭按病因分类为"泵衰竭"和"肺衰竭"将是有帮助的。泵衰竭与损伤呼吸功能的条件有关，肺衰竭与损伤气体交换的条件有关。甚至在肺功能受到保护时，任何限制胸壁充分运动及胸廓容积的条件都将不成比例地需求呼吸肌做功、需求更多的氧，从而导致呼吸衰竭。同样，泵功能正常的患者，肺泡壁组织疾病影响氧化及二氧化碳去除时，也存在呼吸衰竭的危险。NICU 中的泵衰竭更普遍，继发于患者潜在性神经疾病，可能源于中枢神经系统受抑制、呼吸肌的严重萎缩，或者神经肌肉紊乱。

尽管呼吸衰竭可以分为泵功能衰竭和肺功能衰竭两类，但当评估病因和治疗时应该考虑更多的组成。总之，呼吸系统包括：①中枢神经系统。②周围神经系统。③神经肌肉系统。④胸腔与胸膜。⑤上呼吸道。⑥心血管系统。⑦下呼吸道，包括肺泡。正常的呼吸依靠所有的系统精妙错综的功能。任何一个或者多个系统的功能障碍都将引起呼吸衰竭。

呼吸衰竭也可以分为高碳酸血症型呼吸衰竭与低氧血症型呼吸衰竭。一般，与泵衰竭相关的疾病将导致高碳酸血症型呼吸衰竭，与肺衰竭相关的疾病将导致低氧血症型呼吸衰竭。如果患者的临床情况恶化，随之两种情况会同时发生。

在 NICU 机械通气的目的是频繁的呼吸支持，给患者提供充分的通气直到引起呼吸衰竭的病因解决。

二、机械通气对脑灌注压的作用

遭受了重大脑损伤的神经外科患者通常在治疗过程中需要机械通气，机械通气的目的和方法在神经麻醉和 NICU 中成为争论的焦点已有 40 多年了。脑损伤能导致血压、血流的急剧变化，以及脑部的炎症反应。随着神经系统疾病的进展，肺部综合征，如神经性肺水肿（NPE）、ALI 和 ARDS 均与发病率和死亡率增高有重要关系。这章将阐述神经系统损伤患者的通气管理策略。

（一）病理过程

成人正常的 ICP < 10mmHg，一旦 ICP > 20mmHg，是需要通过治疗降低压力的一个指征。脑灌注压（CPP）是平均动脉压（MAP）与 ICP 的差值。CPP = 60mmHg 是亟须治疗的最低值。Monro - Kellie 学说认为任何颅内容积的增加（脑、血流、CSF）都会使 ICP 增高。如果以上 3 个中任意 1 个容量增加，势必导致其他两个容量改变。但是，随着容量的增加，代偿机制也会使 ICP 增高。

（二）呼气末正压通气的作用

呼气末正压通气（positive end-expiratorypressure，PEEP）用于神经外科疾病患者是一个争议，因为 PEEP 能升高中心静脉压，从而使 ICP 增高。更重要的是，降低的右心室舒张压、降低的血压和随升高的胸内压或 PEEP 而降低的心排血量，都能导致 CPP 降低。已有许多小样本的实验着眼于研究 PEEP 对 ICP 和 CBF 的影响。高水平的 PEEP 对那些颅内自动调节功能受损的患者是有害的，因为这些患者的 ICP 如果已经在曲线的高点则不能忍受升高的颅内容积。这些因素潜在地导致局部缺血，并导致神经系统损伤的恶化。由于机械通气而导致的 ICP、CBF 的改变，是否对临床结果有影响现在尚缺乏数据。

近期，Muench 等针对 10 位患有急性呼吸系统病变合并先前就有循环系统动脉瘤（Fischer 3 级出血）的病例进行了研究。该研究预测，如果 PEEP 升高了 $5\sim20cmH_2O$ 超过 7 日，CBF 和 MAP 将会降低。而且，ICP 会随着 PEEP 升高而增高。但是，尽管 PEEP 持续升高，恢复的 MAP 会使 CBP 保持在正常范围。在第七日，其中的 6 位患者发展为血流动力学相关的血管痉挛。亚组分析发现，发展成血管痉挛的患者和未出现血管痉挛的患者无差异。MAP 和 CBP 随着 PEEP 的升高而降低，之后随血流动力学的支持而恢复正常。虽然，升高的 PEEP 对脑灌注有影响，但并没有临床的相关性。

McGuire 等进行了一个相似的研究，对一组遭受严重脑损伤需要机械通气的患者给予不同水平的 PEEP，用于评估 CPP 和 ICP 的变化。患者分别以 10mL/kg 和 15mL/kg 流速的潮气量通气给氧，这对于现行的推荐值来说是高值。然后随机将患者的 PEEP 调成 0、5、10、15 cmH_2O，这些设定至少保持 5min，记录血流动力学参数、ICP、CPP。结果发现 $PEEP\leq15cmH_2O$ 的 ICP 增高（平均 18.8mmHg）患者没有明显的 ICP 或 CPP 的改变。

（三）过度通气

要快速降低 ICP，过度通气是可行的最有效的方法之一。颅内血管的 CO_2 反应是调节 CBF 的固有生物学机制。实验性研究采用软膜窗技术通过调节细胞外液的 pH 清楚地显示 CO_2 对颅内血管的作用。CO_2、HCO_3^- 在这些血管中并不直接发挥作用。虽然即便是轻微的 TBI 就能降低脑血管对 $PaCO_2$ 变化的反应，但大多数中度或重度 TBI 患者至少保持一定程度的 CO_2 反应。结果，过度通气会持续降低 ICP。

尽管过度通气能有效地降低 ICP，但是并不主张这种治疗方法，主要原因是，它同时对 CBF 也有作用。现在的《TBI 的治疗指南》推荐，避免在受伤后第一个 24h 当 CBF 还相当低时使用过度通气治疗，随后，当 ICP 增高时可以适度地采用过度通气治疗。$PaCO_2$ 每降低 1mmHg，CBF 会产生 3% 的变化。早期的研究使用 Kety Schmidt 方法，$PaCO_2$ 从 37mmHg 降低到 19mmHg 时，导致 CBF 从 45mL/（100g·min）降低到 25mL/（100g·min）。颅内氧摄取是增加的，但是氧消耗［颅内氧代谢率（$CMRO_2$）］没有变化。只有当 $PaCO_2$ 降低到 10mmHg 时，$CMRO_2$ 才会降低，意味着局部缺血也许是由于 CBF 的降低引起。对 TBI 患者的研究显示出了相同的模式：过度通气导致 CBF 持续降低以及颅内氧摄取提高，直到 $PaCO_2$ 降到特别低时 $CMRO_2$ 才会降低。但是 TBI 患者经常由于脑损伤使局部区域出现低灌注，这些患者可能由于过度通气对于 CBF 的区域性的作用而更易受损。现在使用正电子发射断层检查（PET）的研究显示，$PaCO_2$ 降低到 $25\sim30mmHg$ 时能降低局部的 CBF，甚至出现在脑的低灌注部位。另外，过度通气也增加了脑的低灌注部位，但在这个 $PaCO_2$ 下，局部的 $CMRO_2$ 没有明显降低。当前的研究结果说明，过度通气通常能降低 CBF，提高脑低灌注部位的比例，但是，在临床实践中，这个 $PaCO_2$ 通常不会导致局部缺血。

过度通气对重度 TBI 的血流动力学的影响已经被多次研究，过度通气并没有持续性的神经系统保护的作用。一个随机的临床试验显示了慢性过度通气对于 TBI 患者的负面影响。利用一个皮质受损的模型进行试验性研究，结果显示，TBI 后过度通气 5h 会增加海马神经元的丢失。自动调节的复杂作用、局部缺血的作用和外伤本身的作用使得数据的比较有点复杂。总之，过度通气仅仅起到暂时性的作用，现在已有更多决定性的方法用于处理水肿，过度通气应该只简单地用于急性情况。

三、NICU 的监测

重症医学的出现可能要追溯到开始使用 Swan-Ganz 导管进行床旁血流动力学监测的时候。尽管存在争议，但这种导管彻底改变了病房内的监测并且能获得足够的病理学信息。虽然这个主题的讨论不在这章的范围内，但需要指出的是，对这类病情复杂的患者进行呼吸力学、气体交换等功能的监测是非常重要的。正如前面提到的，在NICU中要确保CPP稳定与建立呼吸力学及多模式监测（CBF、脑氧、脑内微透析）密不可分。

（一）气道峰压

气道峰压或吸气峰压是指放松的患者在正压通气吸气末所测得的最高压力。它代表了需要克服呼吸机环路、气管内插管、气道以及肺和胸腔弹性回缩力的总和。

在完全放松的患者且无气管受阻和明显的来自呼吸机环路、气管插管、分泌物阻力的情况下，气道峰压可以反映肺泡压。然而，气道峰压常受到呼吸机环路、插管、气道阻力的影响，所以气道峰压常不能反映肺泡压。在使用小号气管插管，并有明显气道阻力或分泌物的情况下，呼吸需耗费很大能量，而高气道峰压不能提示气压伤的存在。

在胸腹弹性负荷增加的患者身上，也观察到压力峰值的增加，如病态肥胖、极度水肿，或大量腹水，但这种压力增高尚不能使肺泡破裂。若气道峰压突然增加应该引起人们怀疑气胸、严重支气管痉挛、大呼吸道肺不张、肺水肿或黏膜堵塞形成。

（二）平台期压力

接受辅助控制通气（assist control ventilation，ACV）的放松的患者在被动吸气结束时给予吸气停顿，将导致气道开放压力［气道峰压（P_{aw}）］立即下降到较低的值［平台压（P_{plat}）］，通常 3～5s 后达到。P_{aw} 和 P_{plat} 之间的差异代表了阻塞性原因。因此，P_{plat} 反映了肺和胸壁的顺应性，而 P_{aw} 还反映在吸气过程中气道的电阻特性。高 P_{plat} 多见于弥漫性肺部疾病的患者，如 ARDS 或多叶性肺炎；高 P_{plats} 也出现在病态肥胖或胸壁畸形（例如，脊柱后侧凸）的患者，它是胸壁顺应性下降的反映。

机械通气时不断地强调监测 P_{plats}，是为了防止呼吸机所致的肺损伤（ventilator - induced lunginjury，VILI）。一个健康的肺，$35cmH_2O$ 压力就能使肺膨胀到其最大容积。在急性肺损伤或肺水肿的患者，肺总容积会因肺泡减少或闭塞而显著减小。因此，每次呼吸机辅助呼吸提供的潮气量将使更多兼容区域的肺组织膨胀。由此产生的更高的 P_{plat} 可能导致更多兼容区域肺泡的过度膨胀。肺泡过度膨胀是造成 VILI 的机制之一。

几个随机对照试验对 P_{plat} 维持在 $35cmH_2O$ 以下的 ARDS 患者进行了评估，根据更多的研究表明维持 $P_{plats} < 35cmH_2O$ 可以改善生存。维持 $P_{plats} < 35cmH_2O$ 也已被证明，可以减少炎症标志物，并可降低 ARDS 患者多器官功能衰竭的发病率。对于 P_{plat} 显著升高的 ARDS 患者，伴有或不伴高碳酸血症的通气压力控制，已经被认为能避免呼吸机引起的肺损伤。

（三）内源性呼气末正压通气

在呼气末，肺泡及气道压力等于大气压。在呼气末，当肺内压超出大气压时，内源性呼气末正压通气（$PEEP_i$）或自动 PEEP 产生。$PEEP_i$ 可导致胸内压增加和呼气末肺容积增加。

继发于哮喘或肺气肿的潜在气流阻塞的患者可能无法完全呼气。在这种情况下，如果没有足够的呼气时间允许充分地呼气，将导致进行性的肺过度膨胀和发生 $PEEP_i$。

胸内压增加将导致严重的血流动力学后果，如静脉回流减少和心排血量降低。此外，逐渐的过度膨胀使呼吸肌缩短，并将其置于不利的机械地位，从而使呼吸肌做功增加。

$PEEP_i$ 也可能发生在严重气流阻塞的患者、在高潮气量通过小口径在位气管插管进行通气的患者，或在所选择的呼吸机设置导致因呼气时间不足而允许呼气来维持静止呼气末肺容积的患者。在这些情况下，患者不能在下次吸气开始前完全呼气，从而导致进行性的空气滞留。

在这里描述两种测定 $PEEP_i$ 的方法。静态 $PEEP_i$ 的测定通过在呼气末阻断呼吸机的呼气部分，导致肺部压力及呼吸机压力平衡，这时 $PEEP_i$ 水平就可以从呼吸机的压力表上读取。现代呼吸机是以自动化的方式完成的。动态 $PEEP_i$ 是测量吸气开始时胸内压下降的量。

（四）顺应性

顺应性是指压力每变化一个单位时的容积改变。如果以气道压力为横坐标，通气量为纵坐标作图，由此产生的曲线（P－V曲线）的斜率代表的就是顺应性。该曲线在其两端并不呈直线，将达平台期时可检测到一些点位被称为拐点。

静态顺应性的计算公式如下：

$$Ctot = VT／（P_{plat} － 总 PEEP）$$

在这里，VT是潮气量，总PEEP是外源性PEEP和内源性PEEP的总和。一个正常人的肺顺应性为 $50 \sim 80mL／cmH_2O$。

四、机械通气

（一）设置呼吸机

1. 吸入氧浓度　通过提高吸入氧浓度（FiO_2）和（或）增加正在被通气的肺容积，可以提高 PaO_2。如果患者在插管前在特定的 FiO_2 水平下处于适当的氧饱和状态，那么类似的 FiO_2 水平可以作为一个初始设置，否则，初始通气支持可将 FiO_2 水平设置为人们普遍接受100%。然后应迅速将 FiO_2 水平最大限度地调整到最低，以减少潜在可能的氧气中毒。

2. 潮气量　传统上用于通气患者的潮气量为 $10 \sim 15mL／kg$，但现有数据表明，这个容量可能会造成肺泡过度膨胀和VILI。目前建议，将潮气量设置为 $6 \sim 10mL／kg$。这对于ARDS和支气管痉挛的患者特别重要。我们特别需要认识到，这些新的"保护呼吸机战略"可能不适用于胸壁顺应性下降的疾病，如脊柱侧后凸及肥胖的患者。

3. 吸气流速　吸气流速，单位为L/min，决定提供的潮气量有多快，吸气时间（TI）反应了潮气量和气流速度的比值，公式如下：

$$TI = VT（L）／流速（L／min）$$

呼气时间（TE）是由吸气流速和呼吸机频率决定的。如果将其设置为10次/min，呼吸周期时间（Ttot）就是6s。呼气时间＝呼吸周期时间－吸气时间。吸气时若使用特定的吸气流速模式会引起流速的改变。这些模式包括长方形、斜升、斜降、正弦流量模式。

吸气和呼气之间的关系可用吸呼气时间比（I：E）表示，正因明确了这个，吸气流速设置时应考虑到会影响吸气时间和吸呼气时间比。

4. 呼吸频率　一旦设置了潮气量和吸入气氧分压，呼吸频率（RR）也该设置。这应该考虑到患者的实际速率需求、预计通气需求、对呼吸时呼吸频率设置的影响。

除非患者处于镇静或瘫痪状态，呼吸频率 $<10 \sim 15$ 次/min 即耐受性很差。肺水肿和炎症产生的神经体液反馈一般会导致浅而快的呼吸模式。另外，实际RR和呼吸机设定的频率之间的差异将导致低耐受呼吸模式的吸呼气时间比倒置。

呼吸机设定的频率，应当尽可能接近患者自己的呼吸频率。若实际的呼吸频率太快将导致不能完成有效的机械通气。患者镇静和瘫痪后，我们可能需要迅速寻找引起呼吸急速的原因（疼痛、不适、发热等）。

5. 吸呼气时间比　吸气和呼气所用的时间比值被称为吸呼气时间比（I：E）。I：E值并不是由操作者设定的。它由许多不同参数的改变产生，至今仍在讨论中。正常的自主呼吸的人群，有足够的时间来排空吸入的潮气量。但在某些病理状态下，如哮喘、COPD，呼气流速的下降使得患者需要更多的时间排空吸入的肺容量。

VT和f保持不变，如果吸气流速增加，吸气时间将减少，I：E值降低（例如1：2降至1：4）。在相同的条件下，降低吸气流速则会有相反的效果。

如果保持吸气流速和f不变，VT降低，也将会缩短吸气时间和降低I：E值。

保持VT不变和恒定的吸气流速，同时降低f，则会引起呼吸周期时间延长；吸气时间保持不变，则呼气时间延长。

（二）机械通气的基本模式

机械通气的基本模式描述了一组特性或变量的特殊设置（周期、触发和限制），即界定如何提供通气。

1. 辅助控制通气　ACV 是最常见的机械通气模型，最初应用于因高碳酸血症或低氧血症引起的呼吸衰竭患者。在 ACV 模式中，医生设置最小气流速率和 VT（或压力）。患者可能会触发呼吸机以较快的速率运转，但设定的容量（或压力）将会在每次呼吸之间进行传递。像上述描述的一样，在辅助控制（AC）模式中，呼吸机能够被气流或压力触发。假如设定为压力触发呼吸机启动，则患者必需产生一定的压力（通常为 $1 \sim 3cmH_2O$）才能打开电磁阀接受辅助呼吸。如果呼吸机被设置为流量触发后，随着患者的吸气，呼吸机将会感知到电路基准流量的递减，而仅提供一次呼吸。如果患者无自主吸气，呼吸机将会依据设定的呼吸频率进行定时触发。

VT 通常设定在 $6 \sim 10mL/kg$。在肺气肿患者，大量的气体将优先供给疾病最严重和顺应性最差的区域。结果，提供的气体大部分将不能进行气体交换，将促使形成动态的过度通气，启动内源性 PEEP，降低心排血量和加重通气/血流比值失调。ARDS 患者的肺顺应性降低，VT 大量增加将引起更多区域的肺组织过度扩张促使形成 VILI。

控制通气（controlled mechanical ventilation，CMV）模式是 ACV 的前体，它提供强制性的独立于患者自主呼吸周期外的固定速率的 VT。CMV 的主要缺陷是患者会感到不适，即由于与患者自主呼吸不同步的强制性呼吸活动增强引起。当患者的临床情况改变时（如 $PaCO_2$ 增加和 pH 下降）也不能改变他们的每分通气量（VE）。

2. 同步间歇强制性通气　同步间歇强制性通气（synchronized intermittent mandatory ventilation，SIMV）是一与患者吸气同步的通气模式。呼吸以设定的速率和容量进行。在强制呼吸期间，允许患者依据需求或连续的气流自发呼吸。PS 的滴定水平或持续气道正压通气（continous positive airway pressure，CPAP）也可支持自发呼吸。SIMV 期间，每个时间周期被分成强制时期和自主时期。如果一个患者被嘱咐采用 6 次/min 的 SIMV，每个周期即为 10s，在每个周期的最初阶段，与患者呼吸同步的呼吸机将提供一个预定的 VT。如果在这个最初阶段患者没有努力，在自主时期呼吸机 – 传递呼吸将给予患者，以确保备份的气流速度。自主时期，患者努力吸气没有触发机械通气，则 VT 有患者的自主呼吸决定。

SIMV 起初被认为可减少碱中毒和虚脱的发生，以及随着时间逐渐减少的呼吸机辅助呼吸次数。相反，两项随机的对照试验已经清晰地显示 SIMV 延长了 T 片段或 PS 的衰减过程。

3. 压力支持通气　与 ACV 相反，压力支持通气（pressure support ventilation，PSV）是一压力预设、气流循环的呼吸机通气模式，旨在支持自主呼吸。通过每次努力的吸气，患者触发呼吸机，从而维持呼吸循环中预设的压力水平。

吸气末当流速减慢时，压力增加停止。依靠通气模式，当流速 <5L/min，或流速降低小于 25% 的最大吸气流速时，吸气循环结束。通过增加压力达预设值以上，吸气循环也会终止，同时表明呼气已经开始。已设定的、可应用的压力值并没有标准，但大体上，当压力测定接近最大 VT $>5 \sim 7mL/kg$ 时，RR 降低（如，RR≤35 次/min），患者的呼吸功递减（辅助吸气肌的活动减少）。患者保持吸气周期时间长度和吸气深度的稳定，会影响总的由呼吸机和流速原件提供的，以呼吸 – 呼吸为基础的支持的比例。VT 由 PSV 的综合设置、患者的用力情况和内在肺部结构而决定。

PSV 已成功用于有足够呼吸参数设置的患者的部分提醒策略。PSV 可减少吸气负荷量，但是肌肉去负荷可能是多变的，并且依靠内在的呼吸病理生理机制。在 COPD 患者，当过度通气坚持到患者中枢呼吸阶段，PSV 也许是增加呼吸量的原因。这也许会导致患者不同步通气。

4. 压力控制通气　大多数在目前 ICU 中患者接受的机械通气都是运用不同形式和流量控制的通气模式；一个预设的 VT 在每次呼吸时都被提供。在流量控制的通气中，当通气压力随着气道、肺或者胸腔结构变化时，流量恒定地被控制着。压力控制通气（pressure control ventilation，PCV）是一个压力受限的通气，当 VT 随着气道阻力、肺、胸腔内结构变化而变化时，气道的压力被恒定地保持。结果，随着每次自主呼吸，依靠呼吸系统中抵抗力和弹性复合物活力的变化，患者会得到一个变化的 VT。在 PVC 中，速率、压力限制、吸气时间在呼吸机上都可设置。呼吸从预设频率开始（时间循环），气体流入患者呼吸系统，直至达到预设压力。这时，气流被降低到最小流速，被要求保持气道压力在预设水平，直到吸气时间结束。

PVC 被用于临床，设置中增加的 P_{aw}（表明增加了肺泡压力）与患者产生的 VILI 有关。已经有 ARDS 的病例使用了此通气模式，治疗时需要良好的气道压力的控制，而其他的模式不能达到充分通气和（或）给患者供氧。PVC 通常比通气量限制的通气能产生更高的气道压力，但是肺泡压力更低。进行 PVC 模式机械通气的患者必须处于镇静状态（使用镇定剂）和（或）本身就是瘫痪者，以达到足够的舒适度和有效的通气。

一个随机的对照试验对 PVC 和通气量限制的通气进行了比较。两种通气模式被调整到保持 $P_{plats} <$ $35cmH_2O$。这个研究证明，在通气量限制组，死亡和多器官功能衰竭的发生率增加，但是通过多变量分析，通气模式并不是死亡的预测指标。尽管 PVC 有理论上的优点，但是要求延长使用镇静药和麻醉药都是麻烦的，而且常规地采用这种通气模式在目前是无保证的。

5. 持续气道正压通气和呼气末正压通气　持续气道正压气通气（continuous positive airway pressure, CPAA）是一个呼吸支持的模式，适用于有自主呼吸的患者。在呼吸循环中，呼气和吸气时一个持续的压力一直施加在气道内。CPAA 的压力水平是由内科医生调整的唯一一个变量。

CPAA 和 PSV 通常联合起来使用。CPAA 和 PSV 联合使用被用来降低触发一次机械通气时呼吸的用力。CPAA 和 PSV 联合或单独用于患者撤离呼吸机时，以防止小气道的塌陷和肺不张。非侵入性的 CPAA 装置通常被用来治疗睡眠呼吸综合征，最近被用于急性呼吸衰竭的患者。在 ARDS 或充血性心力衰竭引起的呼吸衰竭患者的机械通气的设置中，降低肺顺应性也许会导致明显的肺泡塌陷、增加肺泡反流和造成难治性血氧不足。在使用这些机械通气的患者中，PEEPe 被用作为一种连接技术，来阻止肺泡塌陷，重建肺泡，通过增加呼气末肺容积及减少肺间反流，从而提高氧化。在 ARDS 患者中，PEEPe 的选择可根据以下两种方法：①谨慎地根据氧化和肺的结构测量 PEEPe。②在建构一个压力 - 容量曲线 LIP 的基础上，测定 PEEPe。两种 PEEPe 测定方法的选择，并没有对临床效果产生显著影响。最近，Pelosi 等进行了一项研究，观察关于 PEEPe 的临床指南和压力 - 容量曲线分析之间的相关性。

另外，PEEPe 在机械通气辅助或支持模式中，在降低患者呼吸工作负荷方面也很有用。

$PEEP_i$ 通气模式中的患者在他们从呼吸机获得气流前，必须克服一个巨大的压力。这会导致呼吸机激发困难、延迟呼吸装置、增加呼吸工作、通气不同步。一些作者支持应用 PEEPe 模式，在呼吸循环中来帮助激发。尽管增加 PEEPe 也许会降低被要求激发通气的呼吸工作负荷，但是要记住在很多病例中，过度通气和 $PEEP_i$ 都是获利条件，可随着治疗而改变设置。要强调的是，减轻支气管痉挛、降低 I：E 值在治疗策略中是非常重要的。

但是，PEEPe 有明显的缺点。它能增加胸廓内压力，减少静脉回流，并降低心排血量和氧气的运输。PEEPe 在肺的顺应性方面有很大的影响，会使正常的肺泡过度伸张，导致肺泡空间的部分丧失。应关注 PEEPe 的压力水平，尤其在更高水平时，也许会导致。

（三）特殊情况下的机械通气：ARS 和神经性肺水肿

急性神经性疾病患者，患呼气性肺炎、急性肺损伤、ARDS 和神经性肺水肿（neurogenic pulmonary edema, NPE）的危险增加。在复杂的脑损伤中，这些疾病使并发症显著增加，并使预后变得复杂。在这里，我们要讨论这些疾病的病理生理机制及它们的机械通气支持策略。

NPE 是一种有生命危险的，几种急性神经系统疾病的并发症之一，包括蛛网膜下出血（SAH）、脑间出血、脑损伤、癫痫。在对 457 个 SAH 患者的一系列研究中发现，6% 的患者有严重的神经性肺水肿。年龄增加及更差的 SAH 临床分级和 NPE 相关。血管外肺水（EVLW）含量的增加导致缺氧，增加的程度和肺间反流和缺氧的程度直接相关。血流动力学的分析数据和测量肺水肿液体蛋白质的组成，在人类和动物模型中，在 NPE 发生的机制方面，都促进了两个矛盾的理论的发展。

流体静力学机制的支持者指出，水肿液与细胞质内蛋白质的比值低下和频繁出现左心室功能失调支持肺静脉和肺泡毛细血管压力增高，认为是 NPE 的原因。相反，一些患者水肿液中蛋白质水平增高，说明肺泡毛细血管的渗透性增加。另外，左心室指数［肺动脉楔压（PAWP）、中心静脉压和心脏指数］可能正常。在 NPE 动物模型中，在脑池内注射藜芦碱，结果发现大脑一旦损伤，肺血流量就增加，并伴随显著的肺动脉和左侧动脉压力的增加，被认为是因为大量交感神经功能失调而导致。在这个模型中，肺高压和 EVLW 相关。在人类，SAH 患者的肺动脉压力为 110/60mmHg。导致这种情况的肺水肿是由于流体静力学的原因，但是高压会干扰肺泡毛细血管（不能维持压力），随之导致渗出性或高渗性肺水肿的形成。因此，在不同 NPE 的患者，可通过流体静力学机制、高渗透性机制，或两者结合来解释 EVLW 的增加。

是否能准确知道患者的病因是很重要的。因为除了直接威胁生命外，NPE 导致的严重缺氧会加重神经损害。正压通气和高水平的 PEEP 在临床经常使用，并且通过减少心排血量和临近的中枢静脉的流量使中枢灌注下降。

Kahn 等对 ALI 患者的发生例数、危险因素，以及合并 SAH 的结果进行了研究。研究发现在他们医院 ICU 治疗中合并 SAH 的 170 例动脉瘤患者中，27% 发生了 ALI，18% 发生了 ARDS。疾病严重程度的增加、Hunt 和 Hess 评分等级增加、严重败血症及血灌注都各自和 ALI 相关。相反，ICP 和血管痉挛和 ALI 的发展不相关。这个研究的局限是，没有对由于左心灌注不良导致肺水肿的左心室灌注压进行评估。总而言之，ALI 是 SAH 的一个常见并发症，与不良预后相关。未来的研究需要评估采用预期肺保护策略对脑损伤患者 ALI 和 ARDS 的发病率的影响。

有趣的是，在一些病例中，阻止 SAH 后血管痉挛会导致肺水肿。这包括维持高的血压、高的血容量、血液稀释有助于预防血管痉挛。这就是所谓的"3H"疗法。对预防血管痉挛的"3H"疗法进行系统的回顾发现，几乎没有精心设计的前瞻性研究。然而，由于高血容量，肺水肿和心力衰竭的后果是可能出现的。

目前的证据显示，保护性肺通气结合低潮气量（6mL/kg）和低 P_{plat}（≤30cm H_2O）将使死亡率降低。死亡率的降低可能与毛细血管膜的进一步破坏减少有关，也可能与炎症因子减少有关，或者是两者都有。这里没有对急性 TBI 患者进行机械通气的研究，但是存在两个重要的问题是，应用 PEEP 通气以及它对 CPP 和高血容量治疗的影响（例如，蛛网膜下隙出血的患者）将关系到患者的发病率和死亡率。针对这些问题有两项研究可能直接给出了构想。第一个试验，研究者随机地指定 549 例 ALI 和 ARDS 患者接受或低或高的 PEEP 通气量的机械通气，并发现预设的 PEEP 和 FiO_2 的联合有不同的记录。采用平均 PEEP 值通气 1~4 日，低压 PEEP 通气组的平均值是（8.3±3.2）cmH_2O，高压 PEEP 通气组的平均值是（13.2±3.5）cmH_2O（P<0.001），出院前的死亡率分别是 24.9% 和 27.5%（P=0.48；组间差异的 95% CI 为 -10.0~4.7%）。1~28 日，没有进行呼吸支持的患者，低压 PEEP 通气组的平均值是（14.5±10.4）cmH_2O，高压 PEEP 通气组的平均值是（13.8±10.6）cmH_2O（P=0.50）。这项实验的结果表明 ALI 和 ARDS 患者不管是应用低的还是高的压力水平的 PEEP 进行通气，他们的临床预后是相似的，没有明显的差异。在这些病例中 PEEP 通气的压力水平远低于预期原因显著改变的 CPP。第二个实验相对地比较保守，对 1 000 例 ALI 患者应用为期 7 日的液体疗法。最初的死亡发生在第 60 日。保守治疗组的 60 日死亡率是 25.5%，而改进治疗组是 28.4%（P=0.30，组间差异的 95% CI 为 -2.6~8.4%）。最初 7 日内保守治疗组的液体累积量的平均值为（-136±491）mL，而改进治疗组的平均值为（6 992±502）mL（P<0.001）。保守治疗改善了肺功能并且缩短了持续性机械通气的时间，在重症监护期间也没有增加肺以外的器官衰竭。尽管这项研究支持了保守治疗，但同时也显示液体量的增加不一定增加 ARDS 的死亡率。这些研究是否能够应用于 NICU 还不完全清楚，但认为它们的病理生理机制是相似的，低潮气量策略尤其值得考虑。

（四）并发症

1. 呼吸机相关性肺炎　医院获得性肺炎（hospital - acquired pneumonia，HAP）通常存在细菌性病原体，在美国 HAP 是目前常见的第二大院内感染，并且存在较高的死亡率和发病率。HAP 的出现使得每个患者的住院时间延长了 7～9 日，增加了住院费用。尽管 HAP 不是值得报告的疾病，但现有数据表明在住院患者中发生 HAP 的概率是 5‰～10‰。而对于持续机械通气的患者可高达 6‰～20‰。

相对于下呼吸道分泌物的定量痰培养患者，那些通过定量或半定量痰培养确诊的患者发生呼吸机相关性肺炎（VAP）的概率可能是其 2 倍。

在 ICU 所有的感染中，HAP 的发病率高达 25%，使用的抗生素的患者发生 HAP 甚至超过 50%。VAP 在气管插管患者的发生率为 9%～27%，ICU 中进行持续性机械通气的患者几乎有 90% 发生 HAP。

在持续机械通气患者中，VAP 的发生率随通气持续时间的延长而增加，入院早期发生 VAP 的风险最大，据统计在持续通气的前 5 日，每日发生率约 3%，第 5～10 日每日发生率约 2%，10 日后每日发生率约 1%。因为多数机械通气是短期的，VAP 约有一半在持续通气的最初 4 日内发生。

特定的病原体和结果对 HAP 和 VAP 的患者来说肺炎发作的时间是流行病学重要的变量和风险因素。在住院的最初 4 日内出现 HAP 和 VAP 被认为是早期发作，通常有较好的预后，并且多由抗生素敏感性细菌引起。住院 5 日或 5 日后发作的 HAP 和 VAP 多由多重耐药性病原体引起，并且与患者的死亡率和发病率的增加有关。然而，HAP 早期发作的患者可优先接受抗生素治疗，这样的患者在其发作后的 90 日内发生多重耐药性细菌定植和感染的风险很大，并且应该像 HAP 或 VAP 后期发作的患者一样接受相似的治疗。HAP 的自然死亡率可能高达 30%～70%，但是多数严重的 HAP 的患者是死于基础疾病，而不是肺炎。在对数例 VAP 病例的对照研究统计后发现，与 HAP 有关或归因于 HAP 的死亡率为 33%～50%。死亡率的增加与细菌，尤其是假单胞菌、不动杆菌属，药物而不是外科疾病，以及无效的抗生素治疗相关。

（1）预防：气管插管和持续机械通气与 HAP 有显著的关系，应尽可能地避免。尽管非侵袭性持续通气可供患者选择，但其在神经障碍急性期的应用受到限制，因为它需要患者的配合。一些特殊的策略一直被应用于缩短持续性机械通气，如改进镇静的方法、脱机协议。几项研究显示，通过应用特殊设计的气管内导管对声门下的分泌物进行持续的吸引，可以显著地降低 VAP 早期发作的概率。

把患者置于仰卧位，对呼吸道分泌物吸入和 VAP 来说是一个显著的因素。几项研究显示，仰卧位可增加误吸的发生率，通过把患者置于半仰卧位来降低 VAP 发生率成为可能。

（2）诊断：目前 VAP 的治疗指南强调，要应用临床和微生物学的标准去确定肺炎的存在。随着新的或先进的放射技术的应用，有 2/3 的临床特征（发热 >38℃，白细胞计数增多或减少，或者脓性分泌物）都是作为抗生素治疗的确切标准。目前治疗指南推荐使用定量培养的方法，可通过支气管肺泡灌洗物、气管内吸引物或防污染样本刷获取下呼吸道分泌物。

（3）治疗：治疗 HAP 最值得考虑的是，是否让患者面临多重耐药性病原体的风险。住院时间的长短也是重要的因素，住院时间超过 4 日者面临发生多重耐药性病原体感染的风险很大。及时并适当地进行经验性治疗极其重要。因为延迟治疗将导致额外的医院死亡率。因此对 VAP 的患者及时进行经验性治疗是很有必要的。抗生素的应用应该以微生物学数据为基础，在患者应用抗生素 2～3 日后，应该对患者重新进行评估。如果病原体培养呈现阳性，应该给予抗生素升级以预防细菌耐药。抗生素治疗初期要足量，如果没有分离出假单胞菌，抗生素治疗可缩短至 7～10 日，而不用持续应用 14～21 日。

2. 呼吸机诱发肺损伤和气压性损伤 气压性损伤的概念在 60 年前由 Macklin 和 Macklin 提出，但在过去的十几年中机械通气造成损伤的多种机制才被阐明。总体来说，多项研究确定 4 种特殊的 VILI：①局部的压力或应力迫使细胞和组织的形状和容积改变，使其不能持续地进行呼吸。②所谓的低容积损伤与肺泡的反复作用有关，这一作用使界面剪应力对内衬的气道上皮造成损伤。③肺大疱表面区域的震动导致其表面活性物质失活，并且是表面活性物质吸附和降解的动力学因素，还与表面活性物质的聚合状态有关。④在邻近组织结构之间，不同性质的应力作用相互依赖的机制导致细胞和组织发生应激。

如前所述，最近采纳多种策略以最大限度地减少危重患者 VILI 的持续存在。机械通气的肺保护策略（使用较小的潮气量和充分利用正压通气）已被证明可以降低死亡率以及炎症介质的表达。

与在肺泡表面活性物质生产或功能导向损害的 VILI 不同，气压伤指的是气胸、纵隔气肿的存在，并作为机械通气的并发症之一。虽然有显著的发病原因，但至少有一项研究表明 ALI 患者与正常人在气压伤的死亡率方面没有差异。

（五）撤除机械通气

机械通气是非常有益的，但它也与严重的并发症有关，如心排血量降低、ICP 增高、导致 VAP 和 VILI。给患者撤除机械通气仍然是重症监护最具挑战性的内容。有 20% ~ 25% 机械通气患者初步尝试撤机失败，将需要较为集中和长期的努力。对于需要多管齐下的机械通气患者，有大于 40% 的时间花费在撤除呼吸机的过程中。这一比例在特定的疾病，如慢性阻塞性肺病（COPD）会更高，他们将花费 60% 的时间用于尝试撤除呼吸机。

1. 确定呼吸衰竭的病因　机械通气安全撤离之前，要查明异常突发的呼吸衰竭，且要显示对治疗反应良好的迹象。确定呼吸衰竭的生理原因对于区分呼吸衰竭三大类原因是很有用的：①低氧性呼吸衰竭。②呼吸泵衰竭。③心理因素。

低氧性呼吸衰竭可能是低通气、受损的肺气体交换能力下降，或者混合静脉血的氧含量减少的结果。胸部 X 线检查、体格检查、肺泡 - 动脉血氧梯度变化对于区分肺内分流是很有用的，生理无效腔的增加和肺泡低通气亦可以是发生低氧性呼吸衰竭的原因。

呼吸泵衰竭被一些作者认为是撤除机械通气后所致呼吸衰竭最常见的原因。呼吸泵衰竭，可能会发生在呼吸需求超过呼吸机泵能力的任何时候。呼吸泵衰竭亦可能会出现在以下情况：通气负荷增加（即使是正常呼吸泵患者）而增加通气无效腔的时候；败血症和（或）发热而导致的代谢率增高的时候；碳水化合物的负载增加而导致 CO_2 产生增加的时候；或由于不适当地提高呼吸中枢反应的时候。另一方面，吸气驱动受损、膈神经功能障碍，或者严重的呼吸肌功能障碍（如隐匿性神经肌肉疾病、电解质紊乱）导致呼吸泵容量下降，难以维持正常的或仅轻度增加的通气负荷。

中枢性呼吸困难可见于中枢神经系统结构受损、镇静剂滥用、代谢性碱中毒。横膈功能障碍可见于寒冷导致的膈神经功能障碍或心胸手术直接损伤横膈。横膈受损还见于上腹部手术。

过度通气作为严重哮喘或者 COPD 治疗失败的因素之一，常常被忽视。过度通气导致横膈长度变短，这就导致了横膈处在压力长度曲线的不良状态。这也改变了横膈纤维方向发生一致性的改变，而且缩短了吻合区的长度，这些因素导致了横膈压力总和能力的下降。

ICU 常遇见许多因素可导致呼吸肌功能障碍，包括营养不良、电解质紊乱（低磷酸盐血症、低钾血症、低钙血症、低镁血症）和甲状腺功能障碍。另外，当患者平静呼吸时，呼吸肌萎缩是机械通气时间延长的结果。对猪的研究发现，5 日平静或者横膈完全不活动的机械通气将干扰横膈的收缩和活动，而神经传导和神经肌肉传导不受影响。对健康狒狒的研究发现，11 日的机械通气和神经肌肉阻滞可改变血流动力和血氧含量和（或）肺功能，横膈的韧性和强度可受到明显损害。基于这些研究得出结论，由于横膈功能受损导致的机械通气时间延长与潜在的肺部疾病无关，但缺乏类似对人类的研究。

2. 患者需在何时准备停止机械通气　在机械通气停止前，应该有相关的准备措施。最重要的必备措施应是解决或者明显改进可能导致呼吸衰竭的因素。患者应在尽量少使用或者不需要血管加压素的情况下，能够保持血流动力学的稳定；应排除败血症或高热；应停止镇静剂和神经肌肉阻滞剂。患者应该保持清醒、警觉，分泌减少，并保持呼吸道通畅。在停止机械通气前应纠正严重的水、电解质和代谢紊乱，保证有足够的气体交换，需监测 PaO_2/FiO_2 值、FiO_2（≤50%）、PEEP（≤5cmH_2O），还需保证足够的呼吸肌强度 [最大吸气压力（MIP）或负向吸气压≤ -25cmH_2O]。

3. 预测机械通气停止后的结局　在过去的几年里，许多研究都致力于寻找可预测机械通气停止后结局的指标。尽管在停止机械通气前需评估有足够的肺气体交换，但是气体交换的变异使预测价值下降。尽管足够的动脉血氧浓度是停止机械通气所必需的，但很明显，这个指标对停止机械通气后结局的预测十分有限。

呼吸系统的强度和耐受性是停止机械通气后结局的最大决定因素。Sahn 和 Lakshminarayan 首先致力于研究简易的床边指标来辅助评价非连续性通气支持。在一项包含 100 例病例的研究中，借助肺活量计检测静息每分通气量（minuteventilation，MV）（最大持续通气超过 15s）、最大自主通气量（maximal voluntary ventilation，MVV）和最大吸气压（maximal inspiratory pressure，MIP）。结果，有 76 例 MV <

10L/min，MIP≤ － 30cmH$_2$O，MVV 两倍于静息 MV，能够完成 2h 插管随机呼吸试验，可顺利地拔除通气管。另外 7 例 MIP≤ － 25cmH$_2$O，平均 MV 为 10.2L/min，尽管不具备两倍静息 MV，也可拔除通气管。相比之下，17 例 MIP > － 22cmH$_2$O 的患者，无法拔除通气管。

然而，这些标准运用于后续的研究却不能得到类似的结果。Tahvanainen 等在评价 47 例机械通气患者时，发现 MIP < － 30cmH$_2$O 作为停止机械通气的指标，导致了 11 例患者全部呈假阴性，而 23 例患者中 8 例呈假阳性。

在一个随机呼吸试验中，通过观察快速浅表呼吸、不同步或矛盾胸腹运动、辅助呼吸肌运动，来预测不良的机械通气终止，引起了对停止机械通气呼吸模式的研究。

Yang 和 Tobin 通过监测呼吸频率（f）和 V_T 来观察快速浅表呼吸指数 f/ V_T。从 36 例患者得到数据，而且发现 f/V_T 为 105 次/（min·L），可最好地区分为什么那些患者会出现机械通气终止失败，什么样的患者可成功。研究人员在 64 例患者中验证这一结果，并与传统的终止指数比较。f/V_T < 105 次/（min·L）预示终止机械通气成功。阳性预测值和阴性预测值分别为 0.78 和 0.95。对机械通气少于 2 周的患者，f/V_T < 105 次/（min·L）可预测 80% 的患者可以成功终止机械通气。

Epstein 尝试找出 f/V_T 值预测终止通气成功而最终失败的原因。逐渐证实，f/V_T < 100 次/（min·L）的 14 例患者中 1 例发生机械通气终止失败是由于起始的呼吸程序，然而发现一个新的问题，比如心功能衰竭和上呼吸道梗阻是最常见的重新插管的原因。该项研究证实了 f/V_T 的高阳性预测值。这也说明在无法反映潜在的呼吸失败的病理生理原因时，该指标不准确（如心功能衰竭），或者该指标监测时原因不明确（如喉头水肿所致的上呼吸道梗阻）。

Ely 等针对 300 家心脏病监护室的非连续性通气模式进行随机前瞻性研究，每日观察试验组患者（n = 149）的呼吸功能，以保证那些患者的间歇呼吸能力。参加间歇呼吸试验的患者需满足 5 项指标，如 PaO$_2$/FiO$_2$ < 200mmHg、PEEP < 5cmH$_2$O、吸气时足够的咳嗽、f/V_T < 105 次/（min·L）、不需要镇静剂或者血管加压素。受试者满足这些要求后，接受 2h "T" 形管呼吸间歇试验。内科医生观察到该组患者成功地完成了该项试验。每日只观察对照组患者，不做任何处理。接受该项研究的受试者接受平均时间为 4.5 ~ 6 日的机械通气，与对照组相比 P = 0.003。受试组患者自行拔管、再插管、接受气管切开术和机械通气 > 21 日的发生率明显下降。另外，ICU 对受试组的花费也明显下降。这就强调了特殊策略的必要性，即每日监测将要终止机械通气的患者。

很重要的是，要认识到可以成功停止辅助通气的患者并不意味着能够成功地拔除通气管。临床评价对判断患者能否安全地拔除通气管是十分重要的。重要的需要考虑的因素包括：患者的意识水平用以反映足够的通气、通气量的反映、咳嗽和清理呼吸道的能力。其中一个最难评价的因素是上呼吸道的状况。喉头水肿可能导致呼吸失败，特别对于呼吸潜能下降的患者。有些研究者倡导做漏气试验，即保持支气管气体丢失。漏气试验对判断拔除通气管后的阳性结局具有可靠性和相对的灵敏性，但是该试验的特异性很低。尽管如此，很明显，大多数研究显示大约 80% 的患者在间歇呼吸试验后拔除了通气管，而剩余的 20% 患者在拔除通气管前需要更多的关注，但大部分最终还是拔除了通气管。

4. 间歇呼吸试验　一旦患者表现出呼吸衰竭的潜在因素得到改善，停止辅助呼吸的努力就可以尝试。阻断 "T" 形管的机械通气系统是终止辅助呼吸的最简单方法。机械通气时间较短的患者（< 7 日），或者停止辅助呼吸的问题已解决，可在 "T" 形管循环中进行间歇呼吸试验。传统的方法是，放置 "T" 形管循环 2h。如果患者没有出现呼吸受阻的表现，比如鼻部问题、食管问题、腹部矛盾运动、氧浓度下降、低或者高血压，可以拔除通气管。如果出现了不耐受的表现，则机械通气恢复或者终止辅助呼吸的再次尝试需在 24h 后。大约 75% 的患者在经历了 "T" 形管间歇呼吸试验后可以耐受辅助呼吸终止。两小时间歇呼吸试验最近也受到挑战。在一个超过 500 例患者的研究中，接受 120min 呼吸间歇试验的患者与接受 30min 呼吸间歇试验的患者进行对比。两组患者在通气管拔除率、通气管拔除时间达 48h、院内死亡率方面无明显差异。

对于难以停止辅助通气的患者，机械通气需不连续地逐渐停止。短间歇通气试验可在辅助控制模式下的间歇期进行。试验的耐受时间可以缓慢增加，一旦患者可以耐受 2h 间歇呼吸试验，终止辅助通气就可完成，并拔除通气管。

两项随机对照研究前瞻性地比较了 3 种不同脱机技术的功效：间歇指令通气（IMV），压力支持（PSV）和自主呼吸试验。Brochard 等发现，与其他方法相比，用 PSV 方法 21 日后，更多的患者能够成功撤机。这个小组还报道，用 PSV（5.7 日）技术比用自主呼吸试验（8.5 日）或 IMV（9.9 日）的撤机时间显著短。相比之下，Estaban 等发现每日 1 次的自主呼吸试验导致拔管比 PSV 快 3 倍，且比 IMV 快大约 3 倍以上。在每日 1 次的自主呼吸试验和间歇性自主呼吸试验（每日至少尝试 2 次）之间没有明显差异。这些研究中的一些差异用不同的标准来评估脱机和脱机完成耐受力差的结果。患者耐受 $5cmH_2O$ 的压力支持 2h 在 Brochard 等的研究中被认为可以拔管，而在的 Estaban 小组的研究中是 $8cmH_2O$。在 IMV 应用过程中，一旦患者能够以 5 次/min 呼吸的支持速率耐受 2h，Estaban 等认为可以拔管；相反，Brochard 小组的标准要求患者以 4 次/min 呼吸的速率耐受 24h（重大的通气挑战）。

这两项的研究结论相似，即对需要脱机的患者进行 SIMV 还不是很有效，但至于压力支持或"T"形管间歇呼吸试验是否是较好的脱机方法，结论是不同的。总体而言，如果适当地选择患者，且任何一种方法实施适当，无论是压力支持或"T"形管间歇呼吸试验脱机技术都是可以成功的。

图 7-2 的脱机流程图包含了先前已讨论的以循序渐进方式进行的脱机方法。

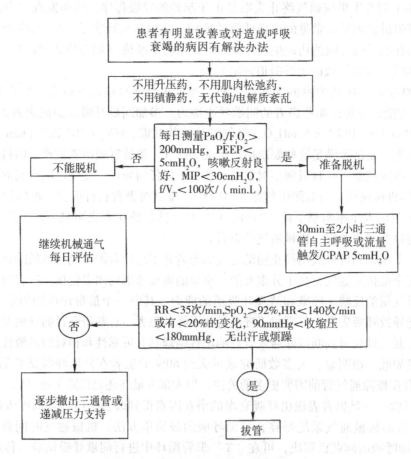

图 7-2 呼吸机患者的评估及脱机流程

（六）长期机械通气

从在支气管中插入导管起，患者可能需要 2 周的插管时间。然而，患者显著不适、反复插管导致的支气管表面损伤，或反复插管导致的上呼吸道水肿或阻塞，使这些患者可能需要在早期进行气管切开术。任何未能在 1 周内改善或预计需要人工气道管理超过 2 周的患者可能会受益于气管切开。一项回顾性研究发现，插管时间 >21 日后，气管插管与较高的脱机失败率、更长的 ICU 治疗时间、更高的 ICU 死亡率联系在一起。

对于疾病不断发展的患者，如重症肌无力危象或吉兰－巴雷综合征，谨慎的做法是在气管插管之前等待 14 日。这就给了患者应对免疫治疗或自行恢复的时间。2 周后，约 1/3 的患者可能不再需要气管插管和机械通气。

五、RICU 及 SICU 的经验教训

最近，各种呼吸系统以外的治疗被确认为对改善 ICU 中患者的预后非常重要。

（一）输血

一个具有里程碑意义的前瞻性随机试验比较了自由派与保守派对在 ICU 中不表现活动性出血，且无潜在心脏疾病患者的输血"阈值"，发现输血前的血红蛋白水平应是 7.0g/L，而不是 9.0g/L，这样的结果导致输血更少和无不良的预后。事实上，在不十分严重的患者中，如用低的 APACHE Ⅱ（急性生理和慢性健康评价Ⅱ）分数来衡量，在"限制输血"组中患者的死亡率下降，这被认为是伴随感染风险增加的非去白细胞、红细胞免疫抑制的效果。多项研究发现，输注异体血制品是术后感染和术后肺炎发生的一个因素，而血液储存的时间长度作为另一个调节风险的因素。在一个前瞻性随机的对照试验中，去白细胞、红细胞血制品的使用导致术后感染的发生率降低，尤其使接受大肠癌手术患者肺炎的发病率降低。对于常规地输注红细胞，应推行限制性输血的触发政策。去白细胞、红细胞血制品的输注是否将进一步降低患者肺炎的发病率仍有待确认。

（二）胰岛素治疗

Van den Berghe 等对 1 548 例入住 SICU 的患者随机分组，对他们进行强化静脉注射胰岛素治疗，以使血糖水平保持在 80～110mg/mL，或对血糖水平 >215mg/mL 的患者进行常规静脉注射胰岛素治疗及常规护理，使血糖降为 180～200mg/mL。强化胰岛素治疗可降低死亡率。在 ICU 强化胰岛素治疗的死亡率为 4.6%，而常规胰岛素治疗的死亡率为 8.0%（P<0.04）。在入住 ICU 超过 5 日的患者中，强化胰岛素治疗的死亡率为 10.6%，而常规胰岛素治疗的死亡率为 20.2%（P=0.005）。强化胰岛素治疗也降低了院内的死亡人数。此外，使用强化胰岛素治疗方案治疗的患者较少发生败血症、入住 ICU 日期较短、很少需要延长机械通气和肾脏替代治疗，且在 ICU 患者中常见的并发症——神经病的发生率也较低。在医院 ICU 的后续研究中，预计至少住院 3 日的 1 200 例患者被随机分为强化胰岛素治疗组（目标血糖为 80～110mg/mL）或使用胰岛素泵常规胰岛素治疗组（目标血糖为 180～200mg/mL）。虽然意图只收治在 ICU 呆 3 日或以上的患者，但实际上 1 200 例患者中只有 767 例患者待这么久。在作为一个整体的两个治疗组之间住院死亡率的比较没有差异，但两组疾病的发病率却有差异。强化胰岛素治疗组中新发生的肾损伤更少（5.9% 对 8.9%）、机械通气脱机更早和从 ICU 和医院出院更提前。在 ICU 度过至少 3 日的 767 例患者的亚组分析中，强化治疗组中患者的住院死亡率较低（43% 对 52.5%，P=0.009，需要治疗的人数为 10）。另一方面，在入住 ICU 少于 3 日的患者中，强化治疗组中患者的死亡人数更多（26.8% 对 18.7%，P=0.05）。在入住 ICU 少于 3 日的强化治疗组中患者的疾病发病率也降低了。

（三）睡眠状态的日常停止

Kress 等对一个医院 ICU 中接受机械通气的患者进行了一项随机对照试验。60 例患者参加了对照组，68 例患者参加了干预组。在干预组，调查者中断了每日的镇静剂注入，等待患者直到醒来且可以听从指示，或等待患者直到变得不舒服或者不安，才恢复输液。如果恢复使用镇静剂，使用以前剂量的一半，并根据需要调整。对照组只在 ICU 医疗团队作出决定时才中断镇静剂。干预组中患者的机械通气时间较短（4.9 日对 7.3 日，P=0.004），入住 ICU 的平均时间也较短（6.4 日对 9.9 日，P=0.02）。他们还需要较少的诊断测试以评估心理状态。

（四）败血症的研究进展

或许，在败血症的管理中最重要的一个方面是早期开展积极的综合治疗。在 Rivers 等的研究中，采用改进的三腔导管来进行早期目标导向治疗，旨在改善心排血量、血红蛋白，且使死亡率降低（早期

目标治疗组 30.5% 对标准治疗组 46.5%，P = 0.009）。重组人活化蛋白 Cr - APC 治疗严重败血症全球评价（PROWESS）的研究是一个多中心的随机对照试验，其结果表明，r - APC 治疗［也称为 drotrecogin alfa（活性）或 Xigris（Eli Lily&Co.）］与安慰剂相比，可以使严重败血症或败血性休克的死亡率下降 6%。对亚组的分析表明，在 APACHE II 评分为 25 或更高以及有两个或多个器官功能障碍的患者中，r - APC 治疗可改善生存。接受 r - APC 治疗也与出血风险增加（3.5% 对 2.0%，P = 0.06）联系在一起。在 PROWESS 试验中，r - APC 在严重败血症确诊后 24h 内开始使用。

一个第二大型的随机对照试验，在当药物并没有降低死亡率时，提前终止了不太严重的败血症（如无或一个器官功能障碍）患者的药物使用，并对 r - APC 与安慰剂的疗效进行了比较。这项研究并没有解决给药时间。未来的研究将努力探索 r - APC 和其他抗凝剂管理的最佳时机，有助于确定其在严重败血症及感染性休克早期阶段的作用。

（王　芳）

第三节　循环系统重症监护

TBI 与心血管系统之间存在着复杂的关系，因而其临床表现多样。TBI 可以导致心脏损伤、高血压和低血压，并可导致心肌自律性不稳定。初始血压常常可以作为 TBI 预后判断的重要指标。在后续治疗中，良好的血压与 CPP 的管理是 TBI 重症监护治疗的基石，它在减轻继发性脑损伤方面起着非常重要的作用。

一、体循环血压

TBI 患者常表现为体循环血压升高，这是因为 TBI 导致的应激反应使儿茶酚胺大量释放，这与动脉瘤可导致 SAH 及脑卒中等脑损伤相似。

很早之前我们就已经知道 ICP 增高可引发交感神经介导的代偿性反应——库欣反应。这是为了保持足够的 CPP 的反应，它能被手术或药物性交感神经切除而阻断。

以后的一些试验表明，即使没有 ICP 增高，仅仅 TBI 就可使机体释放大量的肾上腺素、去甲肾上腺素进入体循环系统。

在临床研究中的发现与之类似，表现为体循环中儿茶酚胺升高伴血压升高的反应。

低血压是 TBI 常见的临床表现。它常常与低氧相关联，并且是预后不良的一个独立危险因素。通过对创伤性昏迷数据库中 717 例严重 TBI 病例的分析发现，其中 35% 的患者表现为低血压，其死亡率增加了 150%。在儿童患者，即便其收缩压 >90mmHg，但只要低于同龄人收缩压的 75% 就提示预后不良。

早期低血压常提示有损伤更严重。通过比较低血压的发生地点（院外、急诊室、ICU），Coates 等人发现早期低血压（收缩压 <90mmHg）表现比延迟的低血压在预测患者不良预后方面更具有准定性。

下列因素被认为可能是 TBI 后低血压的原因。例如伴有其他系统创伤、急性失血、低氧、心脏挫伤、心肌顿挫以及内分泌系统功能障碍。

不伴其他系统损伤等合并因素的单纯的 TBI 也可导致低血压。一项某一诊治中心对 231 例合并低血压的钝性损伤患者的连续性研究发现，合并低血压的单纯脑损伤占 30%。其他研究也有类似结果。

在儿童创伤者其比例更高，单纯 TBI 患儿中有 43% 合并低血压。动物实验更加支持该结果：合并 TBI 的猪模型能降低心血管系统对失血性休克的反应，在没有失血时也能导致低血压。

一些报道表明低血压可能由相应的肾上腺功能障碍所致。一项对 80 例严重 TBI 患者血清中可的松促肾上腺皮质激素检测的研究发现，近半数患者有肾上腺功能不全。在年龄更低、损伤更严重以及早期出现缺血症状的患者中其发生率更大。同时低血压也与依托咪酯、丙泊酚、戊巴比妥等药物的使用有关。另一项对 29 例需使用缩血管药物的严重 TBI 患者进行大剂量肾上腺皮质激素激发试验的研究，用于发现是否存在肾上腺功能不全。48% 接受氢化可的松替代治疗的患者产生相应的血流动力学改变。严重 TBI 后皮质激素随机试验（corticosteroid randomization after significant head injury，CRASH）对该类患者的激素替代试验进行了进一步的阐述。该试验针对 TBI 48 h 后的患者，随机静脉注射安慰剂与甲泼尼龙作为对照，结果表明注射激素组患者的死亡率相对于安慰剂组有轻微增加。

其他类型脑损伤后体循环血压管理的教训

TBI 后的脑损伤机制复杂，其部分病理生理机制与急性缺血性卒中、原发性颅内出血、动脉瘤性蛛网膜下腔出血等类似。因此，TBI 后血压管理的策略与这些疾病具有相似性。

缺血性脑卒中患者在入院时常合并高血压，80% 的急性脑卒中患者在收入急诊室时伴有血压升高，之后血压逐步下降，尤其在发病后第一个 24～48h。血压下降的程度与原发卒中的程度及缺血卒中的亚型有关。血清及唾液中皮质醇水平与血压急性升高的程度具有相关性，表明这是一种应激反应。

高血压及其血压升高的程度已经被证实对脑血管病的预后会产生不利影响。最近的一项急性脑卒中欧洲合作研究组织（European cooperativeacute stroke study，ECASS）对 620 例患者随机给予组织型纤溶酶原激活物和安慰剂进行纤溶治疗的对照临床研究，用以了解卒中后短时间内的血压变化及其对远期预后的影响。卒中后第一个 72h 内血压升高与患者 90 日后良好预后概率的降低具有相关性。若住院治疗后第一个内血压变化减少，其预后也显示出类似的相关性。其他研究也进一步证实了急性期血压的变化对预后有消极影响，这可能是自主神经功能障碍的一种反应。

血压变化与急性卒中的死亡率并非呈线性关系，而呈 "U" 形曲线关系。另两个大型的前瞻性研究已经表明，较低血压水平（指正常血压或低血压范围）的脑卒中其死亡率明显增加。

高血压在当时可能是引起出血转化的重要的危险因素，可能导致使脑低灌注区转化为脑梗死区。

在缺血性脑卒中治疗中控制高血压可能使其远期预后获益，但在急性期可能有害。在一项对 115 例急性卒中患者的前瞻性研究中，降低收缩压与更糟糕的临床预后具有独立相关性。在对部分前循环梗死患者的研究中发现，降低舒张压也具有类似的相关性，这项研究是通过西欧静脉注射尼莫地平卒中试验（INWEST）得出的，该试验是对急性卒中患者静脉使用钙通道阻滞剂的试验性研究。

颅内出血（intracranial hemorrhage，ICH）常有高血压表现并且与预后不良相关。高血压被怀疑可能是造成血肿增大的原因，此现象在初始出血 24 小时内极常见，并与神经疾病恶化和预后不良有相关性。

急性高血压是否是导致血肿扩大的原因还是原有损伤加重的表现，目前仍不清楚。在急性期，与缺血性卒中一样，伴有高血压的颅内出血血压控制的最佳方案仍不清楚，高血压可能促使血肿扩大，但是低血压可能加重血肿周围组织缺血。血肿周围组织缺血的数据很多自相矛盾。通过一些动物实验我们发现，在与出血相连接的部位有一过性的血流减少现象，且合并血流自主调节障碍。然而，这些发现受到其他研究者的质疑。一项对 ICH 患者进行 MRI 弥散灌注成像试验的研究表明，出血周围组织存在低灌注，但并没有出现缺血。另一项对类似病例进行的小样本脑部 PET 检查的研究发现，血压中度下降后在血肿周围并没有显著的血流灌注降低，表明其自主调节功能仍完好。Qureshi 等建议把 ICH 后的局部脑血供及代谢分为 3 个阶段。第一阶段是冬眠阶段，主要表现为出血周围组织的低灌注及低代谢。本质上代谢与灌注有相关性，但并不是缺血。这个阶段持续约 2 日。第二阶段为第 2～14 日，是再灌注阶段，主要表现为血肿周围有很多片状正常的或高灌注的区域。14 日后为血供正常阶段，局部脑血流灌注及代谢完全恢复正常。

二、大脑自主调节功能与血压

在正常生理情况下，大脑血流灌注的变化很小，CPP 的变化不会造成血流灌注的巨大变化，这就是大脑的自主调节功能。CPP 的定义是 MAP 与 ICP 的差值。在大脑血循环良好的情况下，ICP 很低，约 5mmHg，因此 CPP 大致等于 MAP。只有当 CPP 降至 50mmHg 以下时脑灌注血流才略微下降，而只有当 CPP ＞150mmHg 时大脑血流灌注才增加。脑血流自主调节主要发生于小动脉及微动脉。

保持 CPP 的恒定性在 TBI 患者 ICP 增高时极其重要。TBI 患者的脑血流自主调节功能受损非常常见。因此，相对来说即便是很轻微的血压下降就可能增加脑低灌注、脑缺血的极大风险。患者存在 ICP 增高时，降低血压更易使脑灌注减少。维持血压极其重要，要重视低血压的负面效应导致的低灌注现象频繁发生。一项 189 例 TBI 患者的随机对照试验，将 CPP > 70mmHg 的患者与 ICP 目标治疗方案组的患者进行比较，发现 CPP > 70mmHg 组患者 SjO₂ 下降的情况更少，并且对整体预后有影响。

相反，合并自主调节功能受损和血脑屏障破坏不全的急性高血压患者可能出现 ICP 异常、脑水肿加重。尽管这种现象在动物实验中已经被验证，但在临床研究中还未能明确。继发的高血压还可能对其他脏器造成负面影响。在一项针对脑血流为目标或 ICP 为目标治疗的随机试验中，ARDS 的发生率是对照组的 5 倍。

三、神经源性心脏损伤

很久以来就已经认识到脑损伤可以导致心肌损伤。与高血压的发生机制一样，其发生被认为是儿茶酚胺突然释放导致心内膜下缺血所致。该机制已经在 TBI、ICH、缺血性卒中尤其是 SAH 的研究中被充分证实。在 6% ~ 45% 该类患者中可检查发现血清心肌酶谱、肌酸激酶、肌钙蛋白升高。这些酶的升高与神经损伤的严重性和高死亡率有相关性。通过病理学检查发现心内膜下层出现伸缩带坏死，心肌细胞处于过度收缩状态。

除了心肌酶谱升高以外，在 28% SAH 患者中发现了心脏收缩功能不全。其血流灌注研究或者冠状动脉造影检查往往正常和在小宗病例显示的一样。这种心室功能不全至少被认为是部分可逆的。

对该类心脏功能异常的治疗仍没有最佳的方案，需要在维持足够的 CPP 以保证脑血流和降压以保护心肌这两方面之间取得平衡。β 受体阻滞剂被认为可以对抗儿茶酚胺对心肌的损伤作用，从而对心脏有益。

四、自主神经功能障碍

心律失常、心电图改变及其他心脏自主神经功能障碍已在重度 TBI 的患者中被观察到。部分病例的发病机制与前述的神经源性心肌损伤有关联，但大部分都没有心脏功能损害的证据。实验室和临床的一些证据表明，岛叶皮质、下丘脑、延髓的损伤是导致自主神经系统异常活动的原因。其心脏的临床表现为一系列的症候群，例如特殊仪器才能检测到的轻微的心率异常，或表现为交感神经风暴，或者心律失常。

心率变异异常常在亚急性期随着神经功能的恢复趋向于正常。有人认为心率的严重不正常可能预示着预后不良。心电图的变化在脑损伤后常见。包括 ST 段抬高或压低、T 波倒置、QT 间期延长。这些表现促使寻求可能的原因，比如心脏损伤或者代谢异常。临床可见各种各样的心律失常，尤其常见于外伤的急性期。

周期性发热、心动过速、高血压、各种异常强直体位、多汗、呼吸急促等是 TBI 后自主神经功能障碍的表现。这些症状被称为阵发性自主神经风暴、间脑发作、急性中脑综合征、交感风暴、丘脑 – 中脑失调综合征。通常发生在年轻的弥漫性轴索损伤的患者或累及脑干损伤的患者。已经有成功使用苯二氮䓬类、阿片类、β 受体阻滞剂、溴隐亭、可乐定、加巴喷丁等药物治疗的报道。这些症状常见于损伤后 1 周内，也可能持续数周甚至数月。

五、血压控制的血管活性药物选择

对于 TBI 患者，控制血压首先考虑的是选择一个简单可靠静脉滴注的药物，以保证 CPP 在理想的范围内。因此静脉给药抗高血压药物常是一线用药，如果需要还可以追加口服治疗。硝普钠的效力强，但在 TBI 患者的使用中必须小心谨慎，因为众所周知它可导致因脑血管扩张而引起的 ICP 增高，也可以导致脑血管自主调节功能损害。尼卡地平是一种短效的钙通道阻滞剂，在大部分患者它的药效好，且可静脉用药。当有显著心动过速时应避免使用。艾司洛尔控制心率的效果好，但降血压的作用不显著。目前还没有一个对上述药物进行比较的研究。在 ICH 的比较研究中发现，静脉点滴尼卡地平控制血压效果要比拉贝洛尔、肼屈嗪（肼苯达嗪）、硝普钠的效果更好。

当使用药物升高血压以维持目标 CPP 时，重要的是保证足够的心脏前负荷以及避免体循环中低血容量，以减少全身副作用。保持中心静脉压（CVP）在 8 ~ 12mmHg 作为治疗目标。α 受体激动剂（苯肾上腺素）以及混合 α 或 β 受体激动剂（去甲肾上腺素）是一线缩血管药物。一项随机对照研究表明，相对于去甲肾上腺素，多巴胺的升血压作用的可预测性不如去甲肾上腺素。如果有证据表明存在神经源性心肌功能不全，使用 α 受体激动剂升高血压被认为是无效的。在这种情况下更应选用那些主要使心肌收缩力增强的药物，比如多巴酚丁胺。小宗病例系列研究发现，米力农可能比多巴酚丁胺的升血压效果更佳。

六、降压药物的神经保护作用

除了其原本的降压作用外，部分降压药还具有神经保护作用。最近认识到，当大脑缺血时中枢神经系统血管紧张素 II 受体亚型 2（angiotensin II receptor subtype 2，AT_2）上调。在小鼠大脑局灶性缺血模型中预先给予 AT_2 拮抗剂，显示了对脑缺血的保护作用。血管紧张素酶抑制剂（angiotensin - converting enzyme inhibitors，ACEI）在缺血性卒中动物模型中似乎能减轻自由基介导的损伤。一项大型的临床试验表明，ACEI 类药物明显降低脑卒中的风险，其降压作用不显著，但该研究提出该药物可能有潜在的神经保护作用。一项小样本回顾性分析表明，在急性脑卒中前给予 ACEI 类药物与梗塞灶较轻具有相关性。

钙离子细胞内流是缺血细胞死亡的关键机制。口服钙通道阻滞剂尼莫地平治疗 SAH 可改善患者的预后，可能也是基于其神经保护作用。但该药在 tSAH 患者的治疗中并未表现出类似的作用。在动物实验中其他的钙通道阻滞剂的保护作用得到了显现，但在临床试验中其作用尚未得到肯定。

（史海平）

第八章

重症患者的护理

第一节　重症监护病房的组织与管理

一、人员要求

（一）ICU 护士应具备的基本素质

ICU 的工作特点决定了 ICU 护士应具备以下基本素质：①能适应高度紧张的工作，在短时间内持续紧张地工作，身体健康。②具有高度的灵活性、适应性。③接受新事物能力强，知识面广。④具有清晰判断问题的能力。⑤处理问题沉着、果断、迅速。⑥善于创新，逻辑思维能力强，善于发现问题、总结经验。

（二）ICU 护士应具备的业务能力

由于 ICU 收治范围广，病情复杂、危重，决定了 ICU 护士应有较强的业务能力。他们不仅应具备病理生理、临床药理、解剖学等基础知识及各专科医疗护理和急救知识，还应掌握各种监测仪器的使用、管理、监测参数和图像分析及其临床意义。基本要求包括：

（1）必须掌握急救复苏技术：包括除颤、给氧、人工通气、呼吸机的使用及动静脉穿刺术等，并要了解急救药物的性能及用药途径。遇有紧急情况，在医生到达之前，有能力独立初步急救。

（2）具有专科护理知识和技术：ICU 收治不同年龄、不同科别的危重患者，许多患者因身心受到强烈刺激，致使多系统发生生理、病理变化。因此，要求护理人员必须具有各专科护理知识和技能，包括循环、呼吸、消化、神经、血液、肾脏及小儿等专科的护理。

（3）掌握监护仪的使用：患者在监护过程中，要施行一套完整的床边监测，如心电、血压、呼吸、体温、血生化、血流动力学监测等，护士应熟练使用各种监测仪，了解监测结果的临床意义，为医生提供可靠的治疗依据。

（4）做好基础护理工作：是进行抢救和专科护理的基础，也是患者基本的生理、心理要求。此外，还要求准确执行医嘱、常规给药、注射、标本留取、护理文件的正确书写等。

（5）具有非语言交流的技能：ICU 护士应学会在非语言交流中观察病情，如对接受气管切开、人工呼吸治疗、失去语言能力的患者，护士要从其手势、表情、体态、眼神中体会到他们的需要，帮助患者克服语言障碍，度过生命危险期。

（三）ICU 护士群体素质要求

（1）ICU 内重患者多，重大抢救频繁，故要求护士能应付自如，有条不紊地工作。尤其在执行医嘱、抢救、配合检查等环节上更需要护士之间的默契配合。选择护士时应考虑其是否有协作精神，在对 ICU 护士进行培训时，也要重视协作精神的培养。

（2）在 ICU 内，医护协调显得尤为重要：某些监护病房中，一个患者的处理往往与多个医生有关，他们在对患者的治疗上相互间可能意见不一致，因此给护理人员的指导也会不一致。护理人员有时觉得一些医生在心肺复苏及一般复苏技术上不够熟练；医生也可能感到护理人员在这个特定领域里的知识是一种威胁，因而对护理人员的态度非常傲慢。医护之间的性格差异也会影响他们之间的合作。作为护士，应以患者的救治为重，主动协调各种关系。应明白，只有在工作中齐心协力，团结合作，才能保证护理质量，提高救治率。

（四）ICU 护士要保持动态平衡

对 ICU 工作和发展来讲，需一批训练有素质的护理人员并相对固定、专业化，而护士的流动也应受到重视。在补充新生力量的同时，可将已受到训练的技术骨干根据情况调到普通病房。由于在 ICU 工作过的护士能胜任最繁重、危急的医疗任务，并掌握了一套完整的危重患者抢救、护理技术，故可带动其他科室的技术力量，提高科室护理质量。因而，ICU 就成为医院重要的教学基地，是培养、输送护理人才的场所。保持 ICU 护士有序的动态平衡，将能为整个医院护理质量的提高提供有力的支持。

二、ICU 的护理管理

（一）充分发挥护士长的管理职能

护士长是 ICU 护理工作主要负责人之一，ICU 工作质量的优劣与护士长有密切关系。护士长必须对医护小组、患者及家属具有强烈的责任感，具备整体、系统处理危重患者的专业知识和技术，他们应具备以下条件：

（1）具有丰富的临床知识，掌握疾病的生理和病理过程，了解重患者护理要求，指导护士工作。

（2）具有不断发展、改进管理体制的管理能力。

（3）交流技能：学会如何进行有效的交流是非常重要的。护士长在处理各种关系、制订计划、获得各种信息、评价工作效果等环节均需要交流，交流是建立良好的工作关系和高效率进行工作不可缺少的技能。

（4）树立威信：掌握生理、病理、心理学和仪器使用等方面的专业知识和熟练的技术，并保持不断更新的状态是护士长权威的基础，护士长应通过敏捷的思维和独立的工作能力向医生、护士证明自己的能力，取得他们的信任。

（5）了解护士的心态，给予他们必要的心理支持：ICU 紧张的工作，不断更新的仪器、技术都给 ICU 护士带来巨大的压力。ICU 护士常有健康失望，如生理症状可见慢性疲劳和衰弱，感情症状可有忧郁、精力缺乏和心态不平衡。护士长有责任掌握他们的心态，爱护护士，根据不同情况，给予心理及行为上的支持鼓励，切不可把护士所表现出来的行为心理变化简单地归为年龄、家庭、工作态度等问题看待。

（二）仪器的使用及管理

ICU 患者需要依靠各种仪器和药物来调节机体生理功能，以维持生命。因此，正确掌握使用和管理这些仪器的技能，在维护患者的生命功能中将会起到举足轻重的作用。

1. ICU 内装备的仪器　①急救复苏器材：如气管插管、喉镜、除颤器、起搏器等。②呼吸器材：如呼吸机、潮气量计、峰值流量计等。③循环用器材：如各种血流动力学监测仪、生理记录仪、辅助循环设备等。④小型化验室：可以进行血气、血生化及血常规等检查。⑤其他器材：如静脉切开包、气管切开包、开胸包、缝合包、动脉加压输血器、容量泵、微量注射器泵、血液净化器等。

2. 仪器管理的一般规则　①应配有专门的技术人员，负责调试、应用、维修及保养。②使用时要详细阅读说明书，把说明书放在仪器旁或贴于仪器上，以便于查阅。③使用前需详细检查、核对。各种仪器最好要根据过去使用经验和使用说明作一核对表，将此表置于仪器上，以便使用者在使用前迅速进行核对。例如，用除颤器前要核对的内容应包括：检查地线是否接好，输出功率显示盘是否到零，电极纱布的生理盐水或胶水是否充分，确定同步或非同步除颤转换电键的位置等。④使用后正确调整和检查，使其处于良好的备用状态，如果机器出现故障，要根据说明书或由主管专业人员维修。⑤制定仪器、设备的消毒规范。为防止交叉感染，仪器在使用后均应按要求严格消毒，再存放保存。如呼吸机的湿化瓶要用2%过氧乙酸浸泡，晾干后存放。⑥各种仪器每半年或一年定期检查一次，并对检查情况进行登记。

三、ICU 的护理规章制度

严格执行各项规章制度是良好护理质量的保障，ICU 的工作性质决定了护士不仅要执行普通病房的一般工作制度，更要强调消毒隔离、抢救制度及岗位培训制度等。

（一）消毒隔离制度

ICU 内获得性感染是威胁患者生命的重要因素之一，积极预防和控制感染对预后具有重要意义。

1. 诱发因素　ICU 获得性感染的危险因素包括两个方面，即机体因素和环境因素。机体因素包括原有疾病，特别是免疫抑制或缺陷、糖尿病、肾衰竭和肝衰竭等，以及气管或血管内插管、留置导尿管、胃内 pH 升高、长期仰卧位等。环境因素包括空气和所使用装置的污染、无菌操作不严及交叉感染。

2. 消毒措施

（1）ICU 设施：人体是室内空气中微生物的发源地，人员流动越大，室内空气污染就越严重，因此要减少人员流动。进入 ICU 前应设有缓冲地带，供进出人员换鞋、更衣、洗手等。

（2）空气消毒：保证 ICU 空气洁净是防止交叉感染，提高危重患者抢救成功率的重要条件之一。ICU 应设置空气滤过器，以层流方式净化空气，保证空气的洁净度。目前，国外检测空气净化度采用"白手套法"，即用白手套触摸物体表面，如无灰尘，则说明空气清洁。用于空气消毒的设备较多，目前最常用的是紫外线，正确使用紫外线消毒可使空气中的微生物减少50%～70%。

（3）呼吸机及附带设备的消毒：呼吸机内部的消毒比较困难，一般 24h 更换管道和连接物，福尔马林熏蒸或环氧乙烷消毒，2%过氧乙酸浸泡 12～20min。

（4）留置导管感染的预防：①用 70% 乙醇、0.5% 聚维酮碘消毒插管处，预防细菌沿导管旁隧道逆行入血。②插管后要妥善固定，防止移动滑出及刺激管道内壁。③局部用抗生素软膏涂于置管口周围以减少细菌侵入。④血栓形成易成为细菌繁殖灶，定时用肝素稀释冲洗可减少细菌生长。

（5）大量调查说明，很多感染完全可用简便的措施加以预防：例如，接触患者前后洗手可大幅度减少交叉感染的发生率。ICU 的工作人员要充分意识到各种感染的可能途径，从自我做起，严格要求，应做到以下几点：①更衣、更鞋、戴好帽子方可进入 ICU，外出时必须穿隔离衣，更换外出鞋。②无菌操作前必须戴口罩，严格无菌技术。③严格洗手制度。任何人皮肤上都有细菌存在，其中有少数致病菌，一旦接触易感部位，尤其是重患者，极易引起感染。因此，在接触两个患者、两张床时，或进行各种操作，以及处理尿壶、便盆后，进入或离开 ICU 后均要认真洗手。④衣帽及口罩要经常换洗，保持清洁。

（二）岗位培训制度

由于 ICU 业务范围广、监测项目繁多，ICU 应有严格的培训制度。

（1）新成员应学习、掌握五衰抢救的程序，常用仪器的使用方法、性能、各参数值及临床意义。

（2）ICU 护士应轮流到心电图室进行学习，在购入新仪器、新设施后，护士长要组织全科人员学习，迅速掌握其使用方法。

（3）培养书写合格护理记录的技能，对护士不断培训，使护理记录达到项目齐全、重点突出、内容简明扼要、能准确反映患者病情的动态变化、处理措施和效果。

（4）组织业务学习、病例讨论，不断总结临床经验，提高业务水平：例如，一般认为只要血压正常便可维持器官灌注，但机体有巨大的代偿能力，即使在心、脑、肾等重要脏器缺血的情况下，血压仍可暂时维持正常。一个临床经验丰富的护士应同时注意观察中心静脉压、尿量、肢端温度、颜色等，进行综合分析，判断器官灌注情况。

（三）抢救制度

抢救是医疗领域中技术性要求很高的一项工作，抢救能否成功，不仅是医师技术的反映，而且离不开贯穿抢救过程中的护理技能和护士的责任心，有效的护理也离不开科学的管理。抢救的基本原则是：立即进行抢救，从维持患者生命的角度来考虑具体处理措施，估计病情可能要发生的突然变化，并事先有所准备。

抢救一般分3个阶段：①用人工方法紧急维持循环和呼吸，如使呼吸道通畅，胸外叩击，按压，口对口呼吸等。②恢复自主呼吸和心率，如除颤、起搏、气管插管及机械通气。③处理并发症，如保证防治心源性休克及心衰、肺水肿、肺部感染、脑水肿及水、电解质平衡紊乱。

抢救时要做好组织工作，合理安排人力，做到忙而不乱，护理人员各司其职，密切配合。基本的人员分配如下：

（1）负责呼吸、鼻胃管等管道，保持其通畅，防止脱出。

（2）监测生命体征。

（3）药疗护士：维持生命线，如静脉输液、中心静脉和动脉插管的通畅及抢救药物的准确输入。药疗护士应熟悉急救药品的位置及药理作用。急救药品通常分3类：①抗心律失常药。如利多卡因、阿托品、异搏定、心律平等。②增加心输出量和升压药。如钙剂、多巴胺、肾上腺素等。③其他作用的药物。如皮质激素、利尿剂、碳酸氢钠等。

（4）必须有专人详细记录抢救有关资料：如患者心跳、呼吸停止及复苏过程、时间，用药情况等。

（5）专人机动：以随时提供必要的人力、物力支援。

（刘小娟）

第二节　危重患者的护理技术

一、氧气吸入疗法及护理

氧气吸入疗法是供给患者氧气，以提高动脉血氧饱和度，纠正各种原因造成的缺氧状态，维持机体的生命活动，达到治疗的目的。

（一）氧疗方法

1. 控制性氧疗　用于低氧血症同时伴有二氧化碳潴留的Ⅱ型呼衰。氧疗可能导致$PaCO_2$进一步升高，直至发展到二氧化碳麻醉，此时并不出现特殊的自觉症状与体征，因而需经常进行血气测定，特别是氧疗早期，血气变化尚未稳定时。氧疗应注意以下几点：

（1）给氧应从低浓度开始，一般氧浓度从24%开始慢慢增加。

（2）应注意给氧的持续性：如突然中断氧疗，等量的二氧化碳将占据原容氧的肺泡空间，使$PaCO_2$比氧疗前更高，PaO_2降低，缺氧会进一步加重。

（3）氧流量与吸入氧浓度的关系可通过下列公式估计：

吸氧浓度% = 21 + 4 × 氧流量（L/min）

给氧的浓度应根据患者的情况及病情而定，一般可分为低浓度给氧，给氧浓度 < 30%；中浓度给氧，给氧浓度 30% ~ 60%；高浓度给氧，给氧浓度 > 60%。

2. 高浓度氧疗　适用于单纯缺氧而无二氧化碳潴留者，为使未行气管插管的患者氧浓度 > 60%，需要应用带有单方向活瓣及贮气袋的特殊面罩，吸氧浓度可高达90%以上。

3. 高压氧疗　高压氧疗需置患者于密闭高压氧舱中，在高压环境下吸入纯氧，仅物理溶解在血浆中的氧就能满足机体的代谢需要，因而对因一氧化碳中毒、血红蛋白失去携氧能力一类的疾病有特殊疗效。

（二）给氧方式

1. 鼻导管吸氧法　是常用于治疗轻、中度低氧血症的方法，简单、方便，适用于持续给氧。此法是在鼻腔内置管，将湿化后的氧气直接输出，有单腔和双腔鼻导管两种。后者是用两根细管分别插入两侧鼻腔供氧，此法优点为吸入氧浓度较高。单侧细导管吸氧法，当导管插入鼻道10cm，给氧效果与鼻塞相似，插入5cm则实际吸氧浓度低于鼻塞法。吸氧的浓度还受患者潮气量和呼吸类型的影响。低流量鼻导管给氧应是2L/min，高流量给氧是3~6L/min，因此本法给氧浓度均在50%以下。

2. 鼻塞法 此法优点是刺激性小，易被患者接受，适用于较长时间低浓度吸氧者。鼻塞的大小应以塞严鼻孔为宜，不可过深以免塞入鼻腔。

3. 面罩给氧 有侧孔及氧控装置的塑料面罩，能输送不同浓度的比较精确的氧，其吸入氧浓度为24%、28%、35%、40%几种。根据吸入氧控制装置的标记调节每分钟氧流量，一般4~8L/min，可不更换面罩只换氧控装置就可以改换吸入氧浓度。此种面罩由于吸入氧气中掺杂了空气，不一定再进行氧气湿化，给氧浓度稳定，不受呼吸频率和潮气量的影响。长时间的面罩吸氧有时可导致面罩压迫处皮肤的破损，应注意保护。

（三）氧疗监护

（1）密切观察氧疗效果，注意观察患者的缺氧状态是否改善，病情是否减轻或好转，准确记录给氧起止时间。尤其在氧疗的初期要密切注意动脉血氧分压和二氧化碳分压的变化。

（2）供氧时应给予湿化，湿化瓶以50~70℃温水为宜，否则易导致分泌物干燥而不易咳出，加重呼吸道阻塞。

（3）安全给氧：①氧气助燃，使用与保存时应严禁明火，置于阴凉处。②运送氧气时防震动，各部位禁止涂油。③停用氧气或调节流量时，先分开鼻导管，防止高压氧冲入损伤呼吸道及肺泡。

（4）连续吸氧时应经常检查导管是否通畅，每8~12h更换一次鼻导管，24h更换鼻塞，并由另一侧鼻孔插入。

（5）吸氧治疗时要固定牢固，必要时用线绳等方法将鼻导管或鼻塞固定在耳郭上，以保证达到给氧的持续性。应加强巡视，尤其在夜间或睡眠时。

（6）防止交叉感染：给氧装置中的导管、湿化瓶、面罩、活瓣等物件，应定时更换并清洁消毒，防止交叉感染。

二、昏迷患者鼻饲

鼻饲法是将胃管从鼻腔插入胃中，然后通过该管将流质食物、液体或药物注入胃内，以供给营养和水分，达到治疗目的。

1. 操作方法 将胃管自鼻孔插至14~16cm处，再以左手将患者头部托起，使下颌靠近胸骨柄，以加大咽部通道的弧度，便于管端沿咽后壁滑行，然后徐徐插入至所需长度。昏迷患者因吞咽及咳嗽反射消失，不能合作，给插胃管带来一定的难度，反复插管可致声带损伤与声门水肿。昏迷患者插入鼻饲管时，应反复确定导管的确切位置，以免插入呼吸道。

如患者出现呛咳、呼吸急促、发绀，胃管可能误入气管，须立即拔出，稍休息后，再行插入。当导管插入50cm将听诊器放于胃部，注气于管内，胃中有气过水声；或置导管开口端于水碗内，水中有气泡都表明已插入胃中，先注入少量温开水，试验导管在胃内是否通畅，然后徐徐将溶液注入。

2. 注意事项

（1）鼻饲前，应检查并清除胃内潴留物，当回抽胃内容物 >100mL 时应该停止鼻饲2h。

（2）鼻饲时及鼻饲后，使患者床头抬高30°~45°并至少保持1h为佳，以尽量减少误吸的可能性。

（3）使用人工气道的患者进行鼻饲时，应将导管气囊充盈，减少反流造成误吸的机会。

（4）必要时可用气管插管或喉镜引导，为昏迷患者插管。

（5）长期用导管喂患者，可每周1次将导管取出以减少对黏膜的刺激。取出导管动作宜迅速，以免引起恶心，用手捏紧导管，防止管内溶液流入气管。

三、导尿的护理

导尿术是将无菌导尿管自尿道插入膀胱引出尿液的方法。它用于各种原因引起的尿潴留；手术留置尿管保持膀胱排空，防止术中误伤膀胱；休克及疑有肾功能不全和其他需密切注意每日尿量者。

1. 正确选择导尿管

（1）普通导尿管：常用于经尿道插入膀胱导尿，如多种原因引起的尿潴留。此类导尿管常用型号，男性为 F12～F14，女性为 F14～F16（"F"为法制号码，号数为管腔直径 3 倍的毫米数），可根据患者及需要而定。

（2）前列腺导尿管：前列腺肥大的患者发生尿潴留时，尿道前列腺膜部及膀胱颈部往往狭窄，普通导尿管不能插进，应选用末端弯曲且较硬挺的单弯导尿管。

（3）蕈状导尿管：导尿管腔大，末端呈蕈状，有数个较大的孔，便于尿液及血块的引流，头端膨大可起固定作用。常用于耻骨上腹腔造瘘及肾造瘘。

（4）输尿管支架管：以 F8～F10 号管为宜，适用于肾盂成形术、输尿管吻合术、肾移植术后、膀胱扩大术中输尿管和肠道吻合，既可以起支架作用，防止吻合口狭窄，又可以引流尿液。

（5）气囊导尿管：有三腔和双腔之分。双腔气囊导尿管末端有一气囊，可以充无菌盐水 5mL 起固定作用，不易滑脱，常用于保留导尿。三腔气囊导尿管气囊内注入 10mL 无菌生理盐水后起压迫止血作用，其中一腔要在术后持续膀胱冲洗时接进水管，中间较大的一腔接出水管，三腔管适用于经尿道前列腺电切术。

2. 弗来尿管的应用　导尿管有数种改良的大小及形状，软的红色橡皮管最常用于 1 次或不保留的导尿；弗来（Foley）尿管通常用于保留一段时间的导尿；单弯导尿管用于男性老年患者或疑有前列腺肥大者，以防伤及前列腺。选择尿管的依据主要视留置尿管时间的长短及尿液的外观。如尿液混浊、有沉淀或凝块时，应选择直径大的导尿管，这样既不给患者带来不适，也不使管子脱出，又有最佳的导尿效果。用于留置的尿管一般选择具有弹性的橡胶制成品，有一个 5mL（正常使用）或 30mL（用于需止血时）的球囊，当导尿管放入膀胱后用无菌生理盐水充满球囊。选用套囊时，应选用容积较小套囊的导尿管，套囊容积过大可能增加对膀胱的刺激引起痉挛，以致形成尿液沿尿管外壁"溢出"。

使用弗来尿管要注意导尿管插入的深度应从水囊下段计算，见尿后再插入 4～5cm，将 5～10mL 的生理盐水注入气囊后，轻轻回拉，有阻力时是最佳深度，严防深度不够水囊压迫尿道或膀胱颈部，如患者主诉尿道疼痛时应警惕尿管插入深度不够或脱出，应及时给予处理。

导尿前应洗手，注意摆好患者体位，导尿过程中应鼓励患者在插管时做深呼吸，转移患者的注意力，使膀胱括约肌松弛，插管时如发现导尿管的通路有阻力时，不能强行用力，因创伤性的导尿易导致泌尿系统感染及形成尿路狭窄，尿管插入后应妥善固定防止滑动和尿道牵扯。

导尿的目的是促进尿液的引流，所以应确保其通畅。如尿中有血者应每小时检查导尿管 1 次，其余患者也应经常检查，如引流不畅应及时分析原因，是内在还是外在的原因造成，出血会使膀胱内形成血块而堵塞尿管，感染会增加尿液内的沉淀物而导致堵塞。检查引流系统内有无沉淀，可用手指揉动导尿管以检查尿中沉淀物的堆积，并注意尿管有无扭转，或轻轻转动导尿管，改变其在膀胱中的位置以免导管开口贴于黏膜壁。要注意观察尿液的颜色、透明度、气味，应记录并及时报告医生。

3. 尿液的引流　持续引流者将导尿管接到尿液收集器，通常利用重力引流（尿袋在膀胱以下）。引流管密封式地与收集管相接的方式称密闭式引流，此法可减少泌尿道的感染。对其护理注意以下几点：

（1）使用一次性密闭式引流器的患者，除因阻塞需冲洗外，不进行冲洗。必要时给予重新插管。

（2）集尿系统的接头不应打开，当需要少量新鲜尿液标本时，应以无菌的方法，用小针头自导尿管远端插入引流管抽取尿液。若需要膀胱冲洗，最好选用三腔管，也可用双腔导尿管连接三通管以便无菌冲洗。

（3）引流袋的下面不可有扭结或下垂的管子，以免影响引流，过长的管子可盘在床上，每次患者变换卧位之后即应检查所有管道的通畅性。

（4）每日需检查收集系统有无沉淀及漏尿的现象，若接头脱开破坏了无菌状态，应消毒接口处，以无菌技术复原或更换集尿系统。

4. 预防尿路感染　行导尿或尿路器械操作的患者中 20%～30% 有尿路感染，其中 80% 与导尿有关。使用密闭式引流者感染率可降低，因此，不主张进行膀胱冲洗，尤其对短期留置者更无必要。

要严格各项无菌操作，严防感染，保证患者安全。密闭式引流袋可 3d 更换 1 次。应鼓励患者多饮水，使大量尿液排出。认真检查无菌包装的导管、引流袋的有效期。引流袋不可提至患者的膀胱或引流部位以上的高度，防止尿液逆流，若接头脱开必须以无菌技术复原。尿道口有分泌物时，应用手按摩使之排出，再行消毒。造瘘口周围每日用碘酒消毒 1 次，并更换无菌敷料。

5. 固定　各种导管均应妥善固定，外接的引流管应固定床旁，防止引流袋过重牵引尿管而脱出。尿道修补术后，留置的尿管妥善固定尤为重要，特别是吻合口不满意时。随时检查引流管是否通畅，如发现引流不畅或完全无尿流出，应仔细检查及时处理，防止扭曲受压。

6. 观察引流的尿色、尿量、性状并准确记录　应鼓励患者增加饮水量，以稀释尿液、减少沉淀，排出废物，维持尿量在 1 500 ~ 2 500mL/d。

7. 膀胱冲洗

（1）留置导尿者最安全有效的冲洗是在病情允许的情况下增加患者的液体摄取量，每日要鼓励患者饮水 3 000mL 以上或通过静脉注射取得。

（2）如需进行冲洗，要执行严格的无菌技术，注意动作轻柔，避免损伤器官或引起感染。每次冲洗量 30 ~ 60mL，灌注冲洗后应借重力再流出。

（3）间歇性冲洗法，此法可用密闭式输液器将冲洗液与尿管相通，减少细菌进入膀胱的机会。冲洗液要挂在比患者位置高的地方，灌注到膀胱后，再让它自由地流到尿袋中。

8. 间歇性插管　长期插管的患者易发生感染，临床经验表明，多次间断性导尿比长期留置尿管的尿路感染可减少 50%，即使在非无菌的方式下间断性插管的患者也比长期插管感染率低。

四、中心静脉穿刺置管术的护理

经皮穿刺中心静脉置管术，有颈内静脉、锁骨下静脉和股静脉等入路。由于股静脉穿刺部位清洁度差，护理观察困难，且下腔静脉易受腹压的影响，CVP 值不能正确反映右心房压力和血栓形成的机会多，因此，一般优先选用颈内静脉和锁骨下静脉。

（一）并发症的观察及护理

（1）动脉损伤：后果取决于穿刺部位，误伤颈内动脉的危险性较大，巨大颈部血肿可压迫气管，造成呼吸困难。因此，对该类患者严密观察呼吸变化，并严禁再在对侧穿刺。

（2）血气胸、失血性休克：主要发生在锁骨下静脉穿刺，术后要严密观察血压、脉搏、呼吸、呼吸音变化及有无胸痛等。

（3）空气栓塞：中心静脉开放后，受胸内压和右心舒张期影响，静脉压与大气压存在着压力差，吸气时呈负压，尤其在低血压时更应严防空气漏入。在置管操作期间，凡有空腔器械留滞在静脉内时，均应用拇指堵住开口，并嘱患者暂停呼吸，以防气体进入。如穿刺结束后有严重咳嗽、气急，应警惕可能动脉栓塞，应立即置患者于左侧卧位，叩击胸背，使气泡变细，并给予吸氧。

（4）颈内静脉右侧基本垂直注入上腔静脉右心房，因此，切忌快速滴入氯化钾、葡萄糖酸钙等对心肌活动有直接影响的药物，防止心律失常及心脏骤停。

（5）妥善固定好静脉置管，避免脱出，密切观察液平面，防止空气进入发生空气栓塞。

（6）注意导管管柄与管身衔接处易折断或脱管。连续输液要保持一定速度，一旦发生堵塞，忌冲洗，应更换。

（二）预防感染

静脉置管感染较多见，其发生率与许多因素有关，如静脉的选择、置管技术、患者的体质、导管的材料及各项无菌技术等。

1. 导管感染的临床表现

（1）疏松结缔组织炎：以导管插入部位最多见，周围皮肤出现红、肿、热、痛。

（2）静脉炎：局部或全身发热，局部红斑，沿静脉走向触诊有压痛和发硬，淋巴结肿大和触痛。

（3）化脓性血栓静脉炎：静脉腔内可找到肉眼或镜下的化脓病灶，脓液有时可从插管的伤口流出或挤出，往往导致脓毒血症。

2. 预防　中心静脉留置导管便于静脉给药、输液和进行监测，因此可提高抢救成功率。但随着导管留置时间的延长，感染的危险明显增加。最重要的感染途径是皮肤微生物沿导管外周或密封输液系统的破损处侵入或污染导管内部。因此，任何破坏输注系统严密性的做法均应尽量避免。

（1）保持病室清洁：每日需紫外线照射，早晚均用消毒液拖地。导管护理必须严格各项无菌原则，操作前彻底洗手，戴口罩、手套等。

（2）用 1%～2% 碘酊消毒插管处的效果可靠，也可用洗必泰及 0.5% 聚维酮碘等消毒，能防止细菌沿导管旁隧道侵入。

（3）插管后妥善固定导管，防止移动、滑出及刺激损伤血管内壁。

（4）在置管周围皮肤上涂抗生素软膏，再用无菌纱布或新型透明半渗透性聚氯酸敷料覆盖，每隔 72h 更换一次，并注意保持皮肤干燥。

（5）血栓易成为细菌繁殖灶，定时用肝素稀释液冲洗可减少顶端细菌生长，这在长期置管中能明显降低感染率。

（6）凡通过中心静脉输液者，最好采用输液袋，并 24h 更换一次输液装置。更换输液器时应先消毒连接部分，卸开后重新消毒，然后接上新的输液管。

（7）输液管道的各连接部分均可成为微生物侵入途径，最好使用无连接部一体化的、带有无菌过滤器的输液管道。三通的污染机会也非常多，因此，最好不装入三通。

五、有创动脉血压监测的护理

在动脉内置管连接一换能器便使血压数值直接显示在监护仪上，该方法简便、准确，能连续测出每瞬间的动脉压力变化，可随时采取动脉血样做血气分析，因此特别适用于危重患者心血管和其他复杂手术的术中、术后血压监护。

（一）插管的动脉选择

（1）插管所用的动脉应有充分的侧支循环。

（2）有较大的血管管径，能精确测量血压又不易发生动脉阻塞或血栓形成。

（3）不影响手术和其他操作，易于进行护理和固定。

（4）避免易感染部位。

（二）常用于插管的动脉

桡动脉常作为插管的首选动脉，因其位置表浅，有良好的平行血流灌注，易于护理、固定、观察，只要能证实有动脉的侧支循环，很少发生手部的缺血性损害。其次是足背动脉，如能证实胫后动脉有良好的侧支循环，选此动脉也无明显危害。股动脉在周围的动脉搏动消失时，可以考虑使用，但若有下肢动脉病灶，应避免使用。肱动脉插管较易引起血栓形成而产生明显的前臂及手部缺血性损害，一般不作常规使用。本节将主要介绍桡动脉测压的方法及护理。

（三）桡动脉穿刺测压

手部的血流靠尺、桡两动脉供给，以尺动脉为主，尺、桡两动脉在掌部形成掌动脉弓。由于桡动脉置管常有血栓形成，此时手的血液供给主要靠浅掌动脉弓的侧支循环，如侧支血流少或无，则可发生缺血性损伤。因此，施行桡动脉穿刺置管前应先做 Allen 试验，以观察尺动脉能否充分供应手的血运。

1. Allen 试验　令患者伸屈手指数次后令其上举过头再握紧拳。术者以左右手指分别压紧腕部桡、尺动脉，令患者手放下松拳，应避免手腕过分伸展。术者放松对尺侧动脉的压迫以观察手部血液循环恢复情况。如果掌弓完整，尺动脉能充分供应手部血液循环，在 6s 内则全手变红，表明可行桡动脉置管，若手掌颜色延迟至 7～15s 恢复，说明侧支循环血流少，应慎重选择该桡动脉置管。

2. 置管用品　20～24号聚四氯乙烯套针1枚，要求管长3～5cm，管腔粗细一致，三通2个，输液管1根，普鲁卡因5mL，5mL注射器及7号针头1套，无菌手套1副及敷料，消毒物品，换能器及监护仪。

3. 操作步骤

（1）患者平卧，手臂外展，腕伸60°，腕下可垫绷带卷。

（2）摸清桡动脉搏动。

（3）术前消毒，铺无菌巾，戴无菌手套。

（4）局部皮肤麻醉。

（5）按住桡动脉搏动线与皮肤成30°角刺入套针，进入动脉后针尾出现回血。固定穿刺针，向动脉内送入套管。抽出穿刺针，套管外接三通、延伸管及换能器，腕部呈自然位，固定套管及延伸管，穿刺部位用无菌敷料包扎。

（四）测压装置的连接

与三通相连，共有3个开口，一端接动脉套管、延伸管、冲洗装置换能器，一端可备作抽血标本用。

（五）动脉导管的维护与并发症的预防

（1）妥善固定导管及延伸管，防止摆动、扭曲。

（2）保持通畅，除通过冲洗自动装置冲洗外，如发现波形顿挫或失真可随时冲洗。

（3）测压系统无气泡，各衔接处不漏液、无回血。

（4）怀疑套管针内有血栓时，应用注射器抽吸，切勿向血管内推注。

（5）出血、血肿多发生在反复穿刺或拔管后，力求穿刺一次成功。如穿刺点出血应予压迫止血，拔除动脉导管后，局部至少压迫10min。

（6）感染：动脉置管后发生感染的主要因素是导管在血管内留置时间过长，多数感染发生在置管72h后，因此要求适时拔管，穿刺局部每日执行无菌换药，回抽的管道液应弃去。

（7）置管期间应密切观察远端肢体血供，如发现肢体缺血迹象应立即拔管。

六、动脉穿刺及护理

在危重患者的救治中，及时、安全、正确地进行动脉穿刺，可以保证动脉输液、输血的畅通和获得动脉血标本。

（一）穿刺部位和方法

穿刺部位可根据不同需要进行选择，头颈部可用颈总动脉，躯干和上肢用锁骨下动脉或肱动脉，下肢则采用股动脉。但临床上最常用的穿刺部位则是桡动脉和股动脉。

1. 股动脉穿刺

（1）定位方法：股动脉位于股鞘内，在腹股沟韧带下方紧靠股静脉外侧。体表定位在髂前上棘和耻骨结节之间画一连线，连线中点能扪及动脉搏动处即为股动脉穿刺点。

（2）穿刺方法：在髂前上棘和耻骨结节之间连线的中点、动脉搏动的明显处，消毒局部皮肤和操作者的中指、示指，在两指间垂直穿刺。

2. 桡动脉穿刺

（1）定位方法：前臂桡侧腕关节上2cm处扪及桡动脉搏动最明显处为穿刺点。

（2）穿刺方法：掌侧向上，在腕关节上2cm桡侧搏动明显处消毒皮肤及操作者的中指、示指，在两指间垂直穿刺。

（二）注意事项

（1）动脉穿刺必须严格无菌技术，尤其是穿刺的局部皮肤消毒。

（2）如抽出压力较低的暗红色血表示可能误入静脉，可重新穿刺。

（3）反复穿刺易形成局部血肿，故穿刺后须持续压迫 5min 以上。

七、胃肠外营养的护理

胃肠外液体治疗和全胃肠外营养（TPN）是经静脉输入大量的基础营养物质以维持机体的合成代谢与生长发育。全胃肠外营养液浓度高，须经中心静脉内置管输入，在这一治疗中护士参与整个治疗的全过程，因此，护士起着十分重要的作用。这就要求护士要了解治疗目的及使用过程中的禁忌证、并发症，了解输注液体的组成，以及治疗过程中患者的反应。此外，还要学会营养状态的判断和病情的预测。

（一）导管的护理

胃肠外液体输注途径以中心静脉插管为主，临床上可选用上腔静脉或下腔静脉，因下腔静脉比上腔静脉管径细，血流量少，导管入口邻近下肢根部，易被污染，而且护理也不方便，故多选用上腔静脉途径。

1. 置管前的护理　置管前应做好心理护理，解除患者恐惧心理，并教会患者做好吸气与憋气动作，以取得良好的配合。备好局部皮肤及器械，病房地面用高效消毒剂消毒，紫外线照射房间。

2. 置管后的护理　静脉置管为病菌进入机体提供了渠道，而营养液则是其生长、繁殖的良好的培养基，因此，采取积极有效的措施预防感染很重要。对输液操作、导管管理必须严格无菌操作，穿刺点每日聚维酮碘消毒并用无菌敷料覆盖，每 8h 检查导管插入部位有无红肿、化脓，并注意导管有无断裂、打折、血块或液体渗出。每 24h 更换输液器，严格防止空气进入体内。

（二）并发症的观察与护理

1. 高血糖及高渗综合征的观察与护理　如果输液速度过快可出现高渗综合征，患者表现为前额疼痛，皮肤干燥，舌面纵向纹增多并加深，多尿，尿量 >500mL/h、意识紊乱、昏迷，甚至死亡。为预防高血糖及高渗综合征的发生，在开始胃肠外营养治疗时应从慢速度开始，然后逐渐增加，最好使用输液泵控制滴速。应准确地记录出入量，每 8h 统计一次，以发现出入量的变化。如尿量较多，应每小时测定尿量，每日测量体重。每日体重增长 >0.45kg，提示体液潴留，每日体重下降 >0.45kg，提示体液丢失。根据病情及时测定尿糖及尿酮体含量，尿糖在（＋＋＋）时应立即测定血糖。要重视突然出现的前额疼痛及意识紊乱。严密监测患者的生命体征，观察皮肤及舌的皱纹情况，尤其是严重感染、外伤、隐性糖尿病的患者。

2. 输液后低血糖的观察护理　输入全胃肠外营养液后发生低血糖是由于突然终止输入该液，而体内胰岛素分泌仍处于高水平所引起，因此，胃肠外营养必须逐渐地终止，从而使胰腺有足够的时间适应血糖浓度的改变。一旦胃肠外营养突然终止，必须给任何一种含糖溶液过渡。在停止胃肠外营养后注意观察有无头枕部疼痛、皮肤湿冷、头昏、脉搏快速、肢端麻木感、神经敏感。如有上述表现应立即测血糖，备好静脉注射葡萄糖。

3. 电解质紊乱的观察　实行胃肠外营养的过程中，如果不注意补充钾、磷、镁，可导致这些元素的不足。一般全胃肠外营养持续 1 个月以上很可能出现微量元素不足，尤其是钙、锌的不足。因此，为防止出现电解质的紊乱，应每日对患者做电解质测定，并密切观察病情。

（1）低血钾的主要表现是肌肉乏力，心律失常。

（2）低血磷的主要表现是嗜睡、语言不清，以致意识不清。

（3）低血镁的主要表现是肢端及口周围针刺样麻木感，焦虑不安。

（4）锌缺乏的主要表现是腹泻、腹部疼痛、味觉或嗅觉受损、脱发、伤口愈合延迟。

（5）高血糖也是感染的突出表现，血糖突然增高也常提示感染的存在。

4. 补钾过程中的护理　必须在尿量适当的情况下才能输入钾盐溶液，严重低血钾时，可在心电图持续监护及严密观察血钾浓度下，给大剂量钾盐（最好每小时不超过20mmol/L）。补钾时要缓慢输入，以减轻患者的不适感或避免造成静脉炎，还要注意避免因钾溶液的皮下渗出而损伤组织。

5. 补钙过程中的护理　经静脉输入钙盐时应注意，忌将钙盐加入碳酸氢钠溶液，以免形成碳酸钙盐沉淀物。使用洋地黄的患者慎用钙盐，静脉补钙过量或过快可导致心动过缓以至心搏骤停。输入前将其加热至人体温度，并严防液体渗出导致局部组织坏死。

6. 输蛋白质和脂肪溶液时注意事项　蛋白质溶液很容易变质，在输入前应严格质量检查，一经启封，就必须使用。输入开始时滴速要慢，警惕过敏反应的发生。输入脂肪乳时，需认真检查质量，注意有无脂肪分离，出现油状物，一旦出现即不可使用。脂肪乳中不可加入电解质或其他营养液，在启封后需在12h内输完。开始输入时应速度缓慢，以观察有无不良反应。脂肪乳应保存在25~30℃的室温中。

7. 胃肠外营养时感染的预防　感染是胃肠外营养致命的并发症，所以采取积极有效的措施预防感染是重要的。对输液操作、导管的管理必须严格执行无菌操作和无菌技术。除要检查穿刺局部有无感染外，还应严密注意体温的变化，每日测量体温、脉搏4次。如出现不明原因的发热，首先应停止胃肠外营养。

八、静脉留置针的应用及护理

静脉输液是治疗危重患者的主要手段。建立良好的静脉通路，才能在救治过程中使患者得到迅速、快捷的补液及给药。为了避免静脉的反复穿刺给患者造成痛苦，使用静脉留置针可以有效地解决这一问题。

1. 穿刺方法　静脉穿刺选择四肢浅表静脉及颈外静脉，常规消毒，绷紧穿刺点远端皮肤使静脉固定，取15°~30°的角度，针尖斜面朝上穿刺进针。确认有回血时，降低持针角度沿血管方向再进1.5cm，固定针芯慢慢将塑料套管送入静脉内，拔出针芯并立即将套管与输液装置连接，用胶布固定留置套管于穿刺部位。

2. 静脉帽的使用　对需要每日进行静脉输液的患者，第一次静脉输液结束后，即可将消毒后静脉帽与末端接口旋紧，并用注射器从静脉帽末端的橡皮刺入，向套管针内推入稀释的肝素溶液，以防局部血液凝固，保证套管的通畅，用纱布保护套管针及静脉帽。患者再次输液时只需将静脉输液针从静脉帽末端的橡皮处刺入。

3. 静脉留置针的优点

(1) 放置静脉套管针等于保留一条开放的静脉通路，这对于需要随时做静脉输液的危重患者很有意义。

(2) 减少穿刺局部的渗漏和静脉炎的发生。

(3) 套管针套管可以在浅静脉中保留5~7d，减少了静脉穿刺的次数，保护了患者的浅表静脉。

(4) 减轻了护士工作。

(5) 留置针套的管壁薄、内径大，液体流速快，适用于危重患者的抢救，躁动患者使用更佳。

4. 使用注意事项

(1) 使用留置针前应严格检查包装和有效期。

(2) 留置针的穿刺应选择在非关节部位，血管弹性好的地方。

(3) 留置针固定要牢固，防止因患者的活动而脱落，并嘱患者注意保护。

(4) 要经常观察穿刺局部的情况，注意有无渗漏及炎性反应，如有反应及时拔出。套管有堵塞时，要查明原因，必要时可拔管。切忌用力推注液体，避免血块进入而引起栓塞。

(5) 重新输液或给药，均要先确认套管内无血块阻塞后再接液体，以免发生栓塞。在接液体时，注意防止空气进入血管。

(6) 操作过程要严格按无菌技术要求，穿刺部位必须保持清洁。

九、静脉滴注药液外渗观察及处理

静脉输入药液外渗到血管周围的软组织中，轻则肿胀，重则引起组织坏死，造成功能障碍。发生药液外渗的后果与外渗物的性质、患者个体的状况有密切关系。另外，输注量、速度、持续时间、压力、药物浓度、组织压等也有影响。在危重患者、小儿及老人、糖尿病及血管病患者，一旦液体外渗，更易导致损伤。

（一）一般发生原因

穿刺不当致穿破血管，使药液漏出血管；患者躁动针头固定不牢，危重患者休克，组织缺血、缺氧，致使毛细血管通透性增高，特别是在肢体末端循环不良部位，如手背、足背、内踝处等。

（二）不同药物外渗的处理

1. 外渗性损伤以血管收缩药物多见 此类药物外渗引起毛细血管平滑肌收缩，致药液不能向近心端流入，而逆流毛细血管，从而引起毛细血管的强烈收缩，造成局部肿胀、苍白、缺血、缺氧。处理措施：

（1）用肾上腺素能拮抗剂酚妥拉明 5 ~ 10mg 溶于 20mL 生理盐水中注射于渗液周围，以扩张血管。

（2）用复方利多卡因（0.2% 利多卡因 20mL、地塞米松 2mg、阿托品 0.5mg）在穿刺部位及肿胀范围做环形或点状封闭。

2. 高渗药物外渗 加 20% 甘露醇液、50% 葡萄糖高渗溶液进入皮下间隙后，使细胞膜内外渗透压失去平衡，细胞外液渗透压高将细胞内水分吸出，使细胞严重脱水而坏死。处理措施：

（1）发现药物外渗，应立即停止该部位输液。

（2）用 0.25% 奴夫卡因 5 ~ 20mL 溶解透明质酸酶 50 ~ 250U，注射于渗液局部周围，透明质酸酶有促进药物扩散、稀释和吸收作用。

3. 抗肿瘤药物外渗 局部疼痛、肿胀，可使细胞中毒死亡，致组织坏死。处理措施：

（1）抬高患肢，局部冰敷，使血管收缩、减少药物吸收。

（2）如形成水肿，局部常规消毒后用无菌空针将液体抽干，再用 75% 乙醇纱布加压包扎。

（三）静脉滴注药液外渗的预防

引起药物外渗性损伤的原因复杂，而且难以完全杜绝，但只要思想上高度重视并注意以下几个方面，就可将其减少到最低限度。

（1）处理液体外渗的原则是：处理越早，恢复越快；处理越迟，组织坏死的机会越多，所以，要密切观察注射部位，尤其危重患者意识不清时更应仔细监护，尽早发现，及时处理。

（2）熟练穿刺技术，尽可能一针见血。若为化疗药物，宜先滴注生理盐水，如局部无肿胀，确定针头在血管内，再注入化疗药物，注射完化疗药再推注 5 ~ 10mL 生理盐水。

（3）熟悉静脉注射药物的药理作用，浓度配制要适当。

（4）避免同一静脉多次穿刺、重复或长时间输液。

（5）对躁动不安的患者肢体妥加固定，以免针尖刺破血管造成外渗。

十、常用引流管的护理

外科引流是将人体组织或体腔中积聚的脓、血、液体或气体引导至体外或其他空腔脏器的技术。

1. 引流管的共同护理要点 在使用各种引流管时，都会引起患者心理和身体上的不适，操作前要向患者说明放置引流管的必要性和注意事项，针对患者的恐惧、不安等情绪进行心理疏导，使之有思想准备，主动配合治疗。

（1）在插管、更换敷料、换瓶或拔管等步骤中，均应严格执行无菌技术操作规程，以防感染。

（2）应保持管道通畅：各种引流管的固定必须稳妥、不受压、不扭曲。管子的长度要适当，足够患者翻身和坐起，防止管子脱出和引流不畅。

（3）体外引流管、引流瓶应每日更换 1 次：管、瓶、塞使用后浸泡消毒，擦去污迹和胶布迹。引流管应用探针疏通管腔使沉着物脱落，然后用水洗净。临床推广的一次性使用无菌引流袋符合无菌要求，使用方便。

（4）观察记录：在引流过程中，密切观察引出物的颜色、性状及量，并准确记录，如发现异常及时向医生汇报。

（5）防止逆流：引流瓶的位置不能高于患者插管口的平面，搬动患者时，应先夹住引流管。

2. 各种引流管的准备　引流管的作用方式主要是吸附、导流和虹吸。各种引流管的规格、质量和使用方法可以直接影响引流效果。管腔内径大，引流量多；管子越长，引流量越小；引流管的光洁度影响引流速度，因此在准备各种引流管时应注意：

（1）使用前要认真检查引流管的质量，符合要求后再使用。管子的软硬度要合适；质地过硬会压迫周围组织、血管、神经和脏器，导致出血或形成瘘管等并发症；质地过软，管腔易被压扁，影响引流。引流管的粗细、长度也要适宜。

（2）导管要配套，对双套管引流的导管，外套管、内套管、管芯、导丝等均应配套。用后注意保管，防止丢失。

（3）对带有气囊的管子，应事先检查气囊的质量，了解气囊的容积，使用时按气囊的容积注入相应的气体或液体。

（4）如在导管上开孔，两孔之间应保持一定的距离，开孔斜面不能超过周径的 1/3，防止管腔断裂，并注意边缘要光滑，避免损伤血管或内脏组织。

十一、胸腔闭式引流的护理

胸部手术或创伤所造成的血胸、气胸和脓胸等都要放置胸腔闭式引流管，目的是使气体、液体或脓液从胸腔排出，减轻胸内压力，重建胸腔负压，使肺组织充分扩张。

正常的胸膜腔内负压相当于 $3 \sim 10 cmH_2O$（$0.8 \sim 1.0 kPa$），吸气时负压增大，呼气时负压减小。两侧胸膜腔压力保持平衡，使纵隔保持在正中位置。胸膜腔负压的存在，使肺保持向心回流。胸部损伤后，首先应恢复和保持胸腔内的负压，紧急做胸腔减压术排出气体和液体，促使肺脏早期膨胀，如果不及时处理，可迅速造成心肺功能衰竭。

（一）水封瓶的管理

1. 水封瓶的使用　是利用半卧位达到顺位引流及虹吸原理，当肺组织本身扩张及患者有效咳嗽时，利用压力差，使胸部引流通过水封瓶排出气液。

2. 水封瓶的种类　水封瓶装置有一、二或三瓶方法，目前使用的不同装置，其原理基本相似。通常在手术室安置闭式引流管，但在某些紧急情况下，也可在急诊或病床旁进行，排气从第 2 肋间锁骨中线，排液从 6 ~ 8 肋间腋中线置胸腔引流管。

3. 水封瓶的观察与护理

（1）水柱波动的观察：吸气时胸部扩张，胸腔负压增大，瓶内液体就会被吸入玻璃管内，致使液面上升；当呼气时胸廓缩小，胸腔负压减小，液面就下降，所以，随着呼吸运动，玻璃管内的水柱就上下动荡，表明引流管是通畅的。①负压高的原因：水封瓶漏气；术后胸膜腔漏气；肺不张等。②无波动原因：有负压无波动，术后肺不张；血块堵塞；引流管位置不当；末端顶住无波动。③停在水平面无波动的原因：水封瓶与大气压相等；胸腔引流管脱落。④正压无波动，正好在呼气时血块堵塞。⑤管子脱落时无波动，结合临床症状听呼吸音。

（2）水封瓶的检查：①水封柱上升时用止血钳夹住，如有漏气，则水柱的水平面相等。②检查引流管是否通畅，如玻璃管内水平面随呼吸升降，或咳嗽时玻璃管内有微动，均说明引流管是通畅的。

（二）引流管的护理及管理

（1）患者取半坐位，使胸腔引流管保持低位引流，水封瓶放置患者胸部水平下 60 ~ 100cm 处，绝对不能高于患者胸部。

（2）手术后护送回病室或移动患者时，需用两把止血钳夹闭胸腔引流管，搬动时动作要轻柔，慎防引流管拔出。

（3）保持引流管通畅，术后初期每 30 ~ 60min 就要向水封瓶方向挤压引流管 1 次。引流管要避免受压、折曲、滑脱、堵塞。水封瓶长玻璃管水柱应随呼吸上下波动，正常的波动范围为 4～6cm。

（4）维持引流系统的密封性：为避免空气进入胸膜腔，水封瓶的长管应置在液面下 2～3cm 并保持直立位。胸壁引流管切口周围要用油纱布严密覆盖。如水封瓶打破应立即夹住引流管，但若水封瓶被打破时胸腔引流管正不断排出大量气体，则不应夹闭胸管，而应立即更换水封瓶，以免造成张力性气胸。

（5）密切观察引流液的颜色、性质，单位时间引流量。

（6）如引流量过多或肺泡漏气严重，根据程度可适当减小胸引流瓶负压，以防影响肺泡裂隙的愈合。

（7）预防感染：一切操作应坚持无菌原则，护理前要洗手，水封瓶内要装消毒水，每日更换水封瓶一次。

（8）拔管前须证实引流管内不再有气体、液体流出，胸部透视肺已完全扩张，听诊时呼吸音清晰，方可拔除引流管。拔管时先准备好换药敷料，在 7～8 层厚的纱布上放 4 层凡士林纱布，然后剪断固定引流管的缝线，嘱患者深吸气后屏气，在一手迅速拔除引流管的同时，另一手同时将准备好的敷料紧敷在伤口上，并用胶布贴牢，包紧多头带，以防空气进入胸腔。拔管后应经常注意比较两侧呼吸音，是否有渗血和漏气现象，气管有无移位等，并鼓励患者做深呼吸及肢体活动。

十二、脑室持续引流的护理

脑室引流是脑外科疾患治疗中的重要手段之一，可以起到调节颅内压、排放因颅内感染或出血所致的积脓或积血，以及通过脑室达到给药等目的。

1. 脑室引流的观察　正常脑脊液为无色透明、无沉淀的液体，颅脑术后 1～7d 脑脊液可略带血性，以后转为橙黄色，脑室引流要注意引流液量、性状、引流情况等。

（1）观察记录 24h 引流量及脑脊液的性状，如出血、凝血块、混浊等情况。如术后有大量鲜血或血性脑脊液的颜色逐渐加深，常提示脑室内出血。如术后发生颅内感染，脑脊液混浊，呈毛玻璃状或有絮状物。

（2）经常检查连接系统有无漏液的现象，要确保连接系统的密闭性。

（3）脑脊液引流是否通畅：引流通畅时，液平面有与心跳一致的波动；压迫双侧颈静脉时液平面上升，解除压迫时，液平面应回降。

（4）防止引流管脱落：应向患者说明固定的重要性，对意识障碍或理解力极差的患者，可以在头皮上以缝线将导管结扎固定，并适当对患者胸部或四肢加以束缚。

2. 保持设定压稳定　脑室压的控制是根据基准点来设定的，即仰卧位时外耳的高度与控制回路的流出点高度差来设定。成人正常颅内压为 8～18cmH$_2$O（0.78～1.7kPa）。颅内压不可过高或过低，过高会出现颅内高压危象，甚至发生脑疝；过低会导致颅内低压综合征。脑室引流瓶悬挂于床头，引流管的最高点应比侧脑室水平高出 10～15cm，以维持正常颅内压。如颅内压超过此水平，脑脊液即流出，从而使颅内压降低。为保持设定压稳定应注意：

（1）患者应保持安静。

（2）护士绝对不可自行抬高病床床头，调整头部高度及水封瓶高度。

（3）如抬高床头可不用枕头，同时要相应地提高引流瓶的高度。

（4）为预防设定压大幅度变化，在移动或抬高床头时先用止血钳将引流管夹住，这时切勿弄破引流管，事后注意立即解除关闭。

（5）变换体位或移动病床时，注意切勿使引流管折曲或夹在床栏杆之间。

3. 预防感染

（1）脑室感染的后果严重，而脑室导管是引起感染的途径，因此，在各操作环节中都必须在严格的无菌条件下进行，并注意保持室内空气的清洁。

（2）如发现纱布被脑脊液或血污染，应立即查明原因并及时处理，给予更换敷料或缝合。

（3）注意排出液的液面切莫超过引流管柱的顶端，如贮液瓶已满应报告医生，更换时注意无菌操作。

（4）注意引流管连接部切勿脱落、松弛或污染。引流管的连接管以稍长些为好，使患者头部有适当的活动范围。

（5）连接管如已脱落，切不可原样插回，应在无菌操作下予以更换。

（6）如引流管堵塞，只能用抽吸方法疏通，严禁向脑室内冲洗。

4. 并发症的预防

（1）急性硬膜下水肿：颅内压高的患者钻洞后装上引流瓶，滴速不宜过快，特别是原脑室扩大明显时极易形成硬膜下水肿、血肿而出现神经症状。

（2）脑损伤、出血：可由于插入的引流管刺激而发生。

（3）脑疝：颅后窝脑压增高时（幕下肿瘤），容易产生逆行性脑疝，而出现意识障碍等脑干症状，因此，在脑室引流过程中，一定不能让脑脊液过快流出，脑室引流管要置于脑室穿刺点上方 25~30cm 高度。

（4）感染：脑室炎、脑膜炎。

（5）血清电解质异常：控制脑脊液引流量，脑脊液的总量成人为 100~150mL。脑脊液由脑室内脉络丛分泌，每分钟分泌 0.3mL，每日分泌 400~500mL，每 6~8h 更新一次，每日分泌的量为全部脑脊液量的 3 倍，因此，每日引流量以不超过 500mL 为宜，如引流量过多可引起电解质紊乱。脑脊液含氯化物、蛋白质等电解质，如每日排出 150~200mL 脑脊液，电解质就可能失调。

5. 拔管指征及步骤

（1）脑室引流一般为 3~5d，放置 10d 是最高时限，不能再继续留管。

（2）将引流管瓶吊高到 20~25cmH_2O，也可将引流管夹闭 1~2d，以了解脑脊液循环是否通畅及有无颅内压增高现象，也可开放引流管测量脑压，如不超过 20cmH_2O（1.96kPa），可拔除脑室引流装置。如引流时间长不能拔除可对对侧做钻孔引流，如患者无不适，可先放出 1~20mL 脑室液，然后拔管。拔管时应严格消毒引流管周围的皮肤，拔管后用无菌纱布压迫引流口数分钟，或将头皮创口缝合 1 针。拔管后，要注意观察有无颅内压增高或局部有无脑脊液漏的现象。

十三、胃肠减压的护理

胃肠减压是胃管经鼻孔插入胃内，在其末端接上负压吸引装置，进行持续吸引，不断抽出胃肠内积液、积气以达到降低胃肠道内压力的目的。

胃肠减压对某些手术的术前准备、术后处理都有益处。有时在术中应用，可利于手术操作顺利进行。胃肠减压必须保持通畅，才能达到预期目的。

1. 胃肠减压管的选择

（1）单腔管：由橡胶管或硅胶管制成，长 1.27m，管的顶端密闭，近顶端处每距 4~5cm 有一孔，共 4 个，各孔不在一条线上。管上于 45cm、55cm、65cm、75cm 处各有一刻度。管径粗细不等，常用的有 12、14、16、18 等型号。

（2）带有侧管的胃肠减压管：一般选用 F18 号管，其管径较粗，侧孔大。侧管的端孔可用于抽气或注水，抽吸作用柔和，不致损伤胃黏膜而导致胃肠道出血，气体可通过侧管的孔反复进出，防止胃黏膜贴向减压管孔造成堵塞，因此能连续不断地吸引。

2. 插管的技巧　昏迷患者无吞咽动作，胃管易盘在口腔。神志清醒的患者，虽然可以指导吞咽，但如气管切开，会厌不能随吞咽封盖喉口，而易使胃管插入气管内。反复插管会使黏膜充血、肿胀，甚至出血。

气管切开的患者下胃管时，应选择新的或者比较硬的中号胃管。也可将管子放入冰箱内 20~30min，稍硬后便于插入。

插入胃肠减压管之前，应检查患者的鼻孔，避开鼻息肉，注意有无鼻中隔偏曲。插管时抬高患者鼻尖直接将管插入咽后壁，患者头部稍微向前倾斜。当患者感到管子到咽部就做吞咽动作，每次吞咽时将管子向前插入一部分。如出现咳嗽，则张口呼吸暂停插入。一般成人，胃管插入 50~55cm 即应到达胃腔，并可通过抽胃液和注入空气证实。

3. 胃肠减压注意事项

（1）要了解所用减压器的结构，接管要准确，气箱式减压器的进气阀不能漏气，否则使空气或液体反流入胃肠道，造成严重后果。

（2）减压过程中要严密观察减压效果，并要保持减压通畅和连续性。胃管如有堵塞，可用注射器吸少量盐水冲洗管腔，使之恢复通畅。

（3）仔细观察引流液的量及性质：胃肠道手术后 24h 内，胃液多呈暗红色。如有鲜血持续吸出，说明胃肠道内有活动性出血存在，应及时采取止血措施。

（4）胃肠减压期间禁食、禁水，必要的口服药必须研碎后注入，夹管半小时，并且用温盐水冲洗胃管，防止阻塞管腔。

（5）为了了解患者体液是否平衡，应准确地记录出入量，供补液参考。在计算时，注意将冲洗管腔所用的液量计算在内。

（6）胃肠减压管的刺激和摩擦可导致咽喉部发生溃疡：要注意做口腔护理，经常更换固定管子的橡胶膏，胃管上涂以软膏，以免损伤患者鼻黏膜。

（7）鼓励患者深呼吸，吸痰，预防肺部并发症。

4. 拔管指征

（1）肛门排气。

（2）肠鸣音恢复。

（3）胃肠引流液逐渐减少。

（4）拔管前可先夹管试验，如无恶心、呕吐或腹胀方可考虑拔管。

（王丽芳）

第三节　机械呼吸的护理及人工气道的管理

机械呼吸是抢救呼吸衰竭的一项应急措施，是支持呼吸、改善通气和氧合的一种手段。它的应用在危重患者的急救中争取了宝贵的时间和条件；但是这些作用只有在全面有效的医疗护理措施的保障下，才有实现的可能，因此，它是 ICU 护理的重要内容。

一、机械呼吸及护理

（一）机械呼吸的病情观察及护理

机械呼吸应设专人护理，严格遵守操作规程，密切观察患者，并做好记录。

1. 意识水平　脑组织对缺氧的耐受性很差，机械呼吸的患者若通气不足或氧合不良，缺氧和二氧化碳潴留加剧，可表现为意识状态的改变，甚至昏迷。若呼吸机调节适当，可逐步纠正缺氧和二氧化碳潴留，神志转为清醒，各种反射逐渐恢复。

2. 血压　由于正压通气回心血量减少，因此可以出现低血压及心率增快，特别是吸气压力过高，吸气时间过长或 PEEP 过大且同时伴有低血容量症时。此时应适当调整以上指标，并积极补足血容量。

3. 呼吸　对呼吸的频率、幅度，呼吸肌运动的观察有助于判断治疗效果。使用呼吸机后如调节恰当，则患者安静，自主呼吸与呼吸机同步；如出现烦躁不安、自主呼吸与呼吸机不同步，则应重新调整呼吸机参数，或检查气道有无阻塞或泄漏。机械通气时，两肺呼吸音强弱应相等，若胸部两侧起伏不等或一侧呼吸音减弱，应排除插管固定不牢，在患者躁动时滑入一侧支气管等原因，并给予相应处理。

4. 皮肤　皮肤潮红或表浅静脉充盈，经治疗后减退，提示二氧化碳潴留缓解，肤色苍白、四肢末端湿冷，可能是低血压、休克或酸中毒的表现。

5. 体温　体温升高通常是感染的表现。至少每 4h 测一次体温，必要时给予物理降温等措施，并应降低电热蒸发器的温度，改善呼吸道的散热作用。体温下降伴皮肤苍白、湿冷，则应注意发生休克，并找出原因。

6. 尿量　长期机械通气影响肾功能，常伴有少尿。一般随着低氧血症和高碳酸血症的缓解，肾功能的改善，尿量增多，水肿随之逐渐减退。每日应记录出入量。

7. 口腔护理　机械通气患者绝大部分不能经口进食，又由于患者抵抗力减弱，口腔内微生物大量繁殖。口腔内黏液又可流入气管内，从而诱发肺部感染，所以做好口腔护理很重要。为预防感染，每日需做 2~3 次口腔护理，并注意观察黏膜的变化，必要时将气囊充气后用凉开水进行口腔冲洗。

8. 血气监测　血气分析是判断肺通气和氧合情况的重要依据，是使用机械呼吸治疗监测的重要手段，所以要经常进行动态观察，尤其是在开始机械呼吸、重新调节参数或病情变化时，均必须检查。在抽取血标本时，如此前曾进行吸引呼吸道分泌物，或调整通气参数的操作，则应 20min 后再抽取血标本。采血后应立即进行测定，如标本不能及时送检，应放在冰水中保存。采血及保存过程中谨防标本与空气接触。抽血前注射器内的肝素应推尽，以免影响 pH 的测定结果。

9. 通气过度　每分通气量过大可导致通气过度，而造成呼吸性碱中毒。此时患者出现兴奋、谵妄、抽搐、肌痉挛，甚至低血压昏迷。对此应减少通气量，或适当增加管道无效腔或封闭部分呼气口。

10. 通气不足　主要由于各种原因引起通气量过低，如气源压力不足，气路漏气或气道梗阻等。临床上常表现心率增快、血压升高、自主呼吸频率减慢或增快、呼吸同呼吸机拮抗、胸廓运动幅度减小等。

11. 气胸　肺的压力损伤通常是由于潮气量过大或压力过高造成，多发生在有肺大泡、严重肺气肿等慢性肺部疾患病史者及肺部手术后。表现为气胸、纵隔气肿、肺间质气肿等。临床上，气道压力较高时患者如又出现憋气、发绀、心率增快、血压下降、呼吸困难等症状时要给予高度重视，警惕肺压力损伤的发生。

12. 心理护理　机械呼吸的患者，人工气道造成的咽喉不适是清醒患者难以接受的；加之语言交流的障碍及医务人员对非致命后果交代得不够清楚，造成患者很多的心理障碍，影响配合治疗。因此，需要护理人员在患者神志清醒，但有表达障碍的情况下，对各阶段的治疗耐心解释。护士要经常主动到床旁，认真观察病情变化，把床头呼叫器放到患者身边使他们有安全感，从而减少心理上的压力，增加治愈的信心。

（二）呼吸机的监测

密切观察机器运转的情况，及时观察它的各项指标，严密监视机械工作状态，确保患者的安全是护理人员的责任。不能完全依赖报警装置，如呼吸器报警失灵或关闭就不能发现可能发生的问题。因此，除注意报警外，还要密切观察各种指示仪表和显示。一旦发生故障要镇静，按顺序检查，如故障不能立即排除，首先应使患者脱离呼吸机。如果患者无自主呼吸，可使用简易呼吸器维持通气及给氧，保证患者安全，脱机在断电、停电和呼吸转换障碍时非常重要。

1. 检查故障的一般规律

（1）可按报警系统所提出的问题进行检查。

（2）如无报警可先检查电源，注意稳压器有无保护或故障，电源是否接紧。

（3）查气源，注意中心供氧压力或氧气瓶压力的变化，并注意空气压缩机的工作压力变化。

（4）空氧混合器是否通畅。

（5）查看连接部分是否衔接紧密，尤其是机器与人工气道、各管道的连接是否漏气。

2. 对气囊的检查　听：有无漏气声；看：口鼻有无"烟雾状"湿化的气体漏出；试：气囊放气量与充气量是否相等；查：套管位置有无改变致使漏气。

3. 气道压力的监测　气道压力表上的数值直接反映了通气道的状态，其数值的变化往往有很重要的临床意义。气道压力报警是最常见的，其原因很多。

（1）吸气压力增高的因素：呼吸道有痰液滞留；患者气管痉挛，或并发气胸；气道异物阻塞或套囊脱落；输入气体的管道打折或被压于患者身下；输入气体管道内的水逆流入呼吸道，发生呛咳；人工设置气道压力"上限报警限"太低；胸部顺应性降低等。

（2）气道压力降低的因素：各部位管道衔接不紧；气囊漏气或充盈不足；供气不足等。如果排除气道梗阻和气胸，则气道压力过高通常提示肺顺应性下降。在这种情况下，绝不应使气道内压力 > 60mmHg（8kPa），否则有导致肺泡破裂的可能。

4. 通气量的监测　呼吸机的作用主要是维持有效的通气量，通气量的设置要视病情、年龄、体重而定。为保证恰当的通气量，应经常监测每分钟实际呼出气量表的变化并与设置的通气量比较。通气量下降的原因有：①气囊漏气。②管道衔接不紧。③气源不足。

5. 氧浓度的监测　氧浓度要根据病情和血气结果来调节，一般不超过 40%。如浓度 >50%，则不应持续超过 1 ~ 2d，以免发生中毒。一般情况下，PaO_2 维持在 70 ~ 80mmHg（9.3 ~ 10.6kPa）即可，不必为追求过高的 PaO_2 而给予过高的氧浓度。

6. 监听呼吸机运转的声音　不同类型的呼吸机有不同的监测重点，监听呼吸机节奏或声响的改变是判断呼吸机是否正常运转的重要方面之一。比如定压型呼吸机，要监听呼吸机送气声音的变化，送气声音延长或不切换，可能有管道系统漏气或气源不足。吸气声变短，提示呼吸道阻力增大。多功能呼吸机报警说明有异常情况，必须立即处理，不能擅自关掉报警装置。

7. 检查呼吸道湿化效果　注意湿化瓶内耗水量，及时补充液体，螺纹管内及积水器中的积水要及时倾倒，以免误吸。

二、人工气道管理

1. 气管内吸痰　机械呼吸时由于人工气道的建立，使呼吸道纤毛运动失效；又因患者多数神志不清、反射迟钝，或即使神志清楚，也因声门失去作用，不能形成肺内足够的压力，因此，咳嗽反射减弱甚至消失。有鉴于此类患者自身难以清除淤积的分泌物，故正确、及时地吸痰，保持气道通畅是防止严重并发症的重要措施之一。

（1）一般采用 40 ~ 50cm 表面光滑、柔韧适度、头端有侧孔的吸痰管，其管径不宜过粗，外径应小于套管内径的一半以上，防止负压过大造成肺泡萎陷。

（2）吸痰动作要稳、准、快，避免损伤黏膜：将吸痰管下到底后，再踩吸引器，将痰管轻轻提出，一次吸痰便可完成。切忌将吸痰管在气道内反复长时间地抽插，因为这样易造成黏膜损伤。吸痰管插入不宜过深，因强烈刺激支气管隆突部可引起反射性心跳、呼吸骤停。

（3）每次吸痰时间不要超过 15s，以免吸痰后出现低氧血症。危重患者吸痰前后要充分吸氧，痰多者不宜一次吸净，应与吸氧交替进行。

（4）痰少或"无痰"常是痰液过于黏稠或由于某些原因未能有效地将痰吸出。为保持呼吸道通畅，应每隔 0.5 ~ 1h 吸痰一次，防止分泌物阻塞。

（5）吸痰时痰管进入人工气道可引起呼吸困难，故吸痰前最好将气囊内气体放尽。

（6）对严重肺部感染伴有痰液潴留的患者，可行气道洗涤术，成人可向气道内注入 2% 碳酸氢钠溶液或 0.9% 氯化钠溶液 5 ~ 10mL。操作前提高氧浓度及通气量，吸痰动作要迅速，吸痰管在气道内停留应 <20s。操作全过程最好同步心电监护，出现明显心电图改变及发绀应立即停止操作并给予吸氧。

进行有效的翻身、叩背是机械通气患者不可忽视的问题，它可改善通气/灌注比例，预防褥疮，促进痰液的引流。

在翻身的同时，应给予叩背，叩背时手掬起呈杯状，在胸背部进行有力的叩击。翻身时注意头部与人工气道及机械送气管道保持在一条水平线上，并注意固定人工气道防止脱出。

2. 气道湿化　正常的气管黏膜分泌黏液，呼吸道纤毛使黏液向上移动并排出体外，起到自净作用。这种黏液在温度 37℃、湿度 100% 的情况下，方可保持适当的黏度而易于清除。机械通气的患者由于人工气道的应用，失去了鼻腔的过滤、加温、湿化功能；同时每日由呼吸道丢失的水分达 450mL 左右，若得不到有效的加温、湿化，可导致气管黏膜干燥，降低纤毛的保护功能，增加分泌物的黏稠度，使之结痂更不易吸出。因此，患者必须吸入相当于体温的、经过水蒸气充分湿化的气体，才有利于呼吸道的净化。机械通气的气道湿化效果受气流量、室温及输气管道长短等因素的影响。

（1）电热蒸发器湿化吸入：①电热蒸发器一般要求每小时蒸发 20mL 左右。②温度以 35～38℃ 为宜。使用电热蒸发器加温时要监测患者吸气入口的温度并以其温度作调节指标。此时加热器内的水温可达 40～45℃。③蒸发器与呼吸道的连接管不能过长，否则会降低吸入气温度。④对发热患者应降低加湿温度。加入湿化罐的水应是蒸馏水，切忌加入生理盐水，以免损坏湿化器。

（2）雾化吸入：超声雾化器是目前临床上使用最普遍的湿化装置。这种雾化方法对于使用人工气道，尤其对停机过程的患者更有意义。护理人员在做雾化治疗时将气雾对准气道开口，教会患者在呼气末缓缓吸气，在吸气末再屏气 10s 以增加雾粒沉降的机会。某些型号的呼吸机具有雾化装置，可在机械通气的同时进行雾化吸入。

（3）气管内直接滴入：在没有超声雾化器及其他加湿装置，或呼吸机无良好的加温湿化装置时，可用气管内直接滴注的方法，一般湿化液在 200～400mL/d。痰液的黏稠程度和吸引是否通畅，是衡量湿化效果的可靠指标。如果痰液稀薄无痰痂说明湿化满意，患者出现频繁咳嗽、分泌物稀薄、量多，提示湿化过度。在间断停机或停机观察阶段的气道湿化也不能忽视。此时吸入气体无鼻腔及上呼吸道的加湿作用，要特别注意室内的空气湿化及气道内湿化液的滴注，或进行雾化吸入治疗，并要及时吸痰，以保持呼吸道通畅。

3. 防止气道阻塞

（1）气囊脱落：国产导管气囊滑脱可堵塞导管出气口形成活瓣，机械正压进入肺的气体不能呼出，可很快导致患者窒息死亡。因此，选择套囊时应与套管型号相符，并在套囊外留部分测量长度做好标记，以判断套囊有无移位。

（2）管道扭曲：聚氯乙烯一次性套管可发生扭曲，因此，插管前要注意充气用的侧细管位置，并做好标志（一般在 9 点处），以此位置判断有无扭转。

（3）管腔内异物造成管腔内部分或完全阻塞：气道分泌物形成痰液堵塞是最常见的原因。气管切开时，如用金属套管，要注意清洗内套管。最好准备有同型号管芯两个，交替使用，管芯采用流水冲洗法清洗较为安全。

4. 防止气道压伤　人工气道和气囊的压迫可引起声带或气管的水肿、溃疡、肉芽肿形成以至狭窄。气管黏膜溃疡可发生于导管气囊压迫部位及导管头端摩擦气管壁的部位，对此患者可诉疼痛。因此机械呼吸时，最好选择高容积低压套囊，或双囊套囊。当套囊压力在 30mmHg（4kPa）时，相应部位气管黏膜血流减少，压力在 50mmHg（6.7kPa）时血流完全中断，尤其在低血压时对患者的危害更大。所以，充气量大而压力低的气囊，可在使单位气囊壁承受压力最小的情况下，有效地封住气道。气道力宜维持在低于毛细血管充盈压的水平，即 <25mmHg（3.3kPa）。现多认为气囊充气量掌握在以允许少量漏气的水平为佳，即在吸气高峰时允许 50～100mL 的气体自气道溢出，这时气管壁受压部位的缺血最轻。插管或气管切开前，要检查气囊是否完整、漏气，气囊与套管是否相符，并先注入气体，了解气量和压力，以减少盲目性。在使用橡胶套管时必须注意每 4h 放气囊 1 次。不使用呼吸机时气囊则不必充气，但进食时气囊应无气，以防吞咽时食物或液体误入气管。

5. 气管切开护理　气管切开是较理想的人工气道，使用机械呼吸时，气道阻力小，解剖无效腔也小。切开早期要注意局部出血及皮下气肿、纵隔气肿等发生。后期注意伤口感染、气道阻塞、气管食管瘘、气管肉芽肿等并发症。对此，护理上要求做到：

（1）带橡胶套囊的套管要每 4h 放气 1 次：并将充气细管的位置做一标记，随时观察其深浅度，防止套囊脱落。

（2）内套管应每日煮沸消毒 2 次：最好备同型号内套管在消毒时交替使用。

（3）保持套管外清洁，每日应对切口周围皮肤进行清洁消毒。外套管至少要 2 周更换 1 次。

（4）及时进行痰液的吸引及充分湿化，保持气道畅通。

（5）床旁应备急救物品，尤其在切开早期。

6. 气管插管的护理　气管插管多用于临床危及生命的通气障碍患者，一般维持 6～7d，否则，过久地压迫声门和气管黏膜可致缺血、水肿、糜烂、出血或坏死，因此，护理上要求做到以下几点：

（1）为减轻插管对咽后壁的压迫，头部宜稍后仰，并定时轻轻左右转动头部。

（2）为保持插管深浅适度，可在其入口处做一标记，便于发现导管移位。

（3）为防止气囊长期压迫黏膜，应每4h放气囊1次，要采取小容量充气。

（4）吸入气体应注意充分湿化。

（5）口腔护理每日3次，必要时做口腔冲洗，冲洗时将气囊充满。

（6）吸痰管宜选用长约50cm，质地适宜的塑料管，以便充分吸痰。

（7）经鼻孔插管口径小，痰痂极易阻塞管道，对此充分地湿化与吸痰更为重要。

7. 拔除人工气道　决定拔管时应向患者讲清程序及要求，并在拔管前充分湿化、叩背和吸痰。气管插管的拔管过程如下：

（1）先吸净气道内痰液，然后吸净口腔、鼻腔内分泌物。

（2）提高吸入氧浓度。

（3）放气囊，再次吸净气管内及气囊上可能存留的分泌物。

（4）令患者深呼吸后，在吸气时轻轻将管子拔出。

（5）继续从口腔或鼻腔吸痰，并给予吸氧，鼓励患者深呼吸和咳嗽。

（6）拔管后的监护：①喉痉挛：是一种较常见的随拔管而出现的问题。因声带痉挛导致气道梗阻，因此应备好插管急救设备。②拔管后因声门水肿可出现声音嘶哑、咽喉疼痛，要给予蒸汽吸入，激素和抗生素等药雾化治疗。③注意吸入气体的湿化和加温，掌握好给氧浓度，必要时配合面罩给氧。拔管并不代表治疗的结束，而是新阶段治疗和护理的开始，只有正确的治疗和严密地观察护理，才能帮助患者进一步康复。拔除气管切开套管与拔除气管插管有所不同，拔除气管切开套管前，先试行部分堵管，再予完全堵塞，只有患者完全能够耐受时，才能拔管。拔管后局部伤口用油纱敷料覆盖。

三、机械呼吸感染的预防

对机械呼吸过程中呼吸机及其配件的消毒，在操作过程中严格执行无菌技术，是预防发生肺内感染的重要环节，也是取得机械呼吸治疗成功的保证。

1. 加强消毒隔离工作　气管切开时，应做好房间消毒，术中、术后应尽量减少人员流动，严格控制探视人员。术后每日做好房间、空气及地面消毒或采用空气净化器等洁净措施。

对接受机械通气治疗的患者，医护人员要严格无菌操作，每次操作或接触导管前后均应洗手或戴手套。

2. 吸痰的无菌技术操作

（1）每位患者应单独地准备一套吸痰用盘，其所有用物均应24h更换、消毒1次，并专人专用。

（2）吸痰管要高压灭菌或煮沸消毒，一根管只能吸引1次。口腔吸引后的痰管切忌再用于气管内吸引，痰管用完在消毒液中浸泡后清洗。

3. 套管的清洗及消毒

（1）每日更换和煮沸消毒内套管1~2次，煮沸前应在流水下清洗表面附着物。

（2）导管口在停机时应盖双层盐水纱布，防止空气中的细菌、灰尘及异物吸入气道。敷料及周围皮肤应保持清洁、干燥并经常更换敷料。

（3）长期使用机械呼吸、气管切开的患者应定期更换气管外套管，进行彻底清洗消毒。

4. 湿化器及湿化液

（1）用于湿化的液体，必须保持无菌，药液应在24h更换，湿化液要注意保存方法并注意失效日期。

（2）每日加湿化液或雾化液前要倒掉残存的药液。湿化器每日要冲洗，保持湿化器装置的无菌状态。管道及积水器中的积水要及时倒掉，防止逆流入气道。

5. 机械及配件的更换与消毒

（1）停止使用的呼吸机必须将其气路系统进行彻底的终末消毒，即将所有管道（包括主机内部管道系统）逐一拆下彻底消毒后再装好备用。

（2）持续应用呼吸机治疗时，应每24h更换一套呼吸管路，尤其是连接导管开口处的短管更应注意消毒。

（3）按要求定时更换或消毒呼吸机中的空气细菌过滤器、传感器和吸入气体过滤气体管道等。

6. 防止误吸　因气管套压迫食管，胃管的插入阻止了食管下段括约肌的收缩关闭和气管切开后声门关闭受到干扰等原因，机械通气患者常有误吸现象发生。为了减少食物反流和误吸的机会，尤其在进食时床头最好抬高30°～45°。

（张珊珊）

第四节　危重患者的护理要求

一、危重患者的护理特色

危重患者身体虚弱，病情重且变化迅速，随时有危及生命的可能；同时患者还常预感不测，充满恐惧和焦虑，求治心切；清醒患者常因置于生疏的环境，复杂仪器监测和治疗，会造成严重的心理失衡，疾病发展到后期可有神志改变和大小便失禁，因此，应为患者提供优质服务，最大限度地发挥设备效率，提高抢救水平，维护机体功能，提供安全有效的护理。在危重患者的急救工作中，护理人员不仅要观察患者生命体征，还要对其心理需求、生理反应作出合理的分析、判断，进行解释和应急处理。

1. 心理护理　危重患者面对"死亡威胁"，十分惊恐不安。周围生疏环境中医务人员的紧张气氛，抢救性有创操作带来的痛苦，各种监护、治疗措施造成的感觉阻断，以及不能接触亲人、与社会隔绝等因素加重了患者沉重的绝望心情。这时生存的需要、安全的需要高于一切。抢救工作中要忙而不乱，动作敏捷轻巧，以增加患者的安全感。要注意保护性医疗，不能用语言或非语言形式流露无法抢救的信息，尽量守护在患者床旁，减轻或消除患者的心理压力。伸手相握、低语安慰、鼓励能给患者很好的精神支持，有利于提高抢救的成功率。

2. 全力抢救　危重患者的抢救需要集中优势的诊疗护理力量及有系统的监护设备，在病情发展的随机处理中，大量信息来源于护士，所以，必须熟悉有关仪器设备的性能、操作程序，还要注意各种监测项目的数据，分析检验指标的临床意义。这样才能不失时机地作出正确判断，随时与医生联系，采取针对性措施，并建立严格的病情记录与交接班，以利于连续抢救工作。

3. 认真记录　在危重患者的护理中应对病情详细记录，重点在以下几个方面。

（1）意识状态、瞳孔直径及对光反射、肢体活动状况等。

（2）血压，脉搏，心电图，周围循环，皮肤色泽、温度。

（3）呼吸状态、吸入氧条件、呼吸频率、血液气体分析。

（4）血糖、电解质等其他重要检验最近一次检查的结果，现有静脉通路及输入液体种类、滴入速度和所使用的药物。

（5）各种引流管是否通畅，引流液的量及颜色，注意单位时间内的变化。

（6）体温、药物过敏史、专科护理要求。

4. 减少病痛，提高患者的适应能力　危重患者常承受抢救性有创操作及固定于监护仪下而失去自控能力之苦，护理工作能填补其体力不足，改善躯体不适，减轻患者痛苦，如协助肢体松动或给予按摩，使用便器不紧张费力，保持床垫的清洁及躯体的舒适度等，均是危重患者的时刻需要。患者的抵抗力降低，护理人员必须严格各项无菌操作规程，严防交叉感染和并发症，注意室内空气的消毒和器械、机械的消毒都是保护患者安全的重要措施。

5. 重视全身营养，防止脏器衰竭及并发症　患者在应激状态下，机体代谢亢进，必须及时补充所耗能量，防止负氮平衡和病情恶化。不能进食者尽量以鼻饲代替胃肠外营养，并注意维持电解质平衡。此外，应针对病情给予对症处理，如皮肤的完整性，舒适体位，排痰、吸痰，保持气道通畅，促进排泄等，尽一切可能减轻脏器负荷，维护机体功能。

二、计划护理和护理计划的制定

新的医学模式要求扩展护理工作的范围，强调根据患者的需要去解决患者的问题。由于患者是个体和心理、个体和环境因素相互联系的一个统一体，因此必须用整体的观点来指导对患者的护理工作。就重症患者而言，对器质性疾病的监测护理十分重要，但同时还要关心患者对疾病的反应，因为他们比轻症患者更易受到家庭、社会、经济等方面的影响。当这些因素严重影响了患者的心理状态时就会促使病情恶化，应该引起护理工作者的高度重视。为帮助危重患者解决健康问题，护士必须对患者的情况进行全面观察、分析，找出问题的原因，并制定相应的计划以达到解决问题的目的。为不断提高危重患者护理质量，达到较理想的护理目标，必须通过有次序、有系统的护理程序来实施。

（一）护理程序

护理程序是现代护理学中新的概念之一。护理程序的学说认为，对患者的护理活动应是一个完整的、综合的、动态的、具有决策和反馈功能的过程。具体分下面5个步骤实施：

1. 估价 估价阶段是护理程序的起点和基础，它通过与患者交谈及护理体检等，从各方面有步骤、有计划地收集资料以评估患者的健康情况及对疾病的反应，为作出护理诊断和护理科研提供客观的、有价值的资料。

2. 诊断 把估价中的各项资料进行分析与解释，由此得出关于患者的需要、存在的问题及对疾病反应的综合性结论。护理诊断的内容通常包括3个组成部分：健康问题（Problem）；产生问题的原因（Etiology）；症状和体征（Signs and symptoms）。归纳为 PES 公式。

3. 计划 这阶段的工作是采取各种措施来预防、减轻或解决护理诊断中的各项问题，包括确定护理目标，建立护嘱，并写出书面护理计划等。

4. 实施 实施是按护理计划将各项措施落实于护理工作中的过程。在实施中进一步鉴定护理诊断的准确性、可行性。

5. 评价 评价是对上述护理过程的客观效果进行分析、总结。它不是护理过程的结束，而应贯穿在整个护理过程之中。在实践中，常集中表现为某一阶段或某一重要护理措施的小结。

以上5个阶段在实际工作中，是互相作用、彼此依赖、不可分割的。

（二）计划的制定

计划是护理程序的第三个步骤，是对患者进行护理活动的指南，它是以护理诊断为依据，设计如何使患者尽快地恢复健康的计划。

计划是护士对于如何护理每个患者进行交流的一种方法。它以共同的目标、集体的努力来代替不协调和分散的活动，用协调一致的工作程序，用深思熟虑的决策代替随机、零星护理活动的步骤，从而有效地利用人力、财力、物力和时间，取得护理工作的最大效益。

1. 确定护理重点 现代护理学的发展要求按新医学模式来考虑疾病的发生、发展和转归。心理学家马斯洛研究提出的人的基本需要已成为护理程序的重要理论基础之一。马斯洛认为，人的身心健康取决于人的一些基本需要是否得到满足，而这些基本需要是相互联系的，从最基本的生理需要，到进一步的安全需要、爱与有所归属、尊重与自尊等，最后达到高层次的自我实现，呈由低到高的层次状态，一般在满足低层次需要后才考虑高层次需要。根据 Maslow 的需要层次学说，分轻、重、缓、急，确定先后顺序，是制定护理计划的一个指导思想。

（1）患者的生理需要：在确定护理重点时对于危重患者首先要注意其基本的生理需要问题。其次注意可能造成对健康有害的情况，然后确定只需要护士稍帮助即能解决的问题。

（2）患者急需帮助解决的问题：有些问题对护士并不重要，但对患者却关系极大，应尽量地予以解决。

（3）与患者的总体治疗计划一致：医疗和护理的总和组成了治疗的整个过程，护理计划必须和总体治疗计划一致，才能协同增强疗效，促进患者的康复。

2. 建立护理目标　所谓护理目标是指通过护理活动所要达到的最理想的结果，一个明确的目标可增加护理的连续性。目标须以患者为中心，清楚、简洁、可观察及测量，有时间限度。

3. 制定护理措施　护理措施是落实计划的具体过程，一个理想的护理计划能为护理患者的具体行为提供科学的、详细的、明确的指导。

（1）根据病情体现个体化护理：护理计划应根据每个患者病情的特殊生理和心理需要而制定。要注意围绕护理诊断和目标，考虑病情的严重程度及患者家庭的有利因素和不利因素，使每份护理计划都有鲜明的针对性。

（2）护理措施的组成部分：要达到确立的目标，护理措施须写得尽可能清晰、简洁。为保证能正确执行，护理措施应包括：应做什么？怎么做？谁去执行？什么时间？使执行者一看就能明白。总之，护理计划的制定必须能促进个体化的护理，使护理保证连续性，便于交流及评价护理质量。

（3）计划的指导性：实用性很重要，应及时评价、及时反馈、及时修改修订计划，必须对患者情况进行重新估价，提出新的护理问题，制定新的护理目标，采取新的措施，才能使护理计划真正成为护理活动的指南。

（4）计划的书写：在实际工作中，对危重患者的护理往往在书面计划尚未完成前即已开始实施，即使有一个较完整的护理计划时，也只是系统护理的一个基础框架。为使计划成为指导护理人员达到目标的蓝图，它必须拥有患者最新、最多的信息，并要随着病情的演变和转归而不断地修订。护理计划的制定必须深入临床了解患者，制定切实有效的护理措施，满足患者的需要，通过护理计划的制定，确保计划护理的连续性和有效性。护理计划必须有书面内容，书写时主要包括病理诊断、各种护理措施（即护嘱）、各项护理活动的具体时间安排、护理目标及完成目标的时间，还有护理结果评价等项目。为使护理计划简洁明了，便于统一评价和修改，将其制成表格是一个较好的方法。

三、重症患者护理记录

重症护理记录是记录危重患者的病情变化，以帮助诊断和治疗。这些危重患者及大手术后患者，多有语言障碍和意识障碍、生活不能自理、大小便不能控制、肢体活动不便等情况，再加上这些患者的病情变化快而复杂，因此需要在临床护理工作中认真观察并详细填写各项记录，如患者的神志与生命体征、饮食及大小便、对特殊治疗的反应及效果、液体平衡状态等。

1. 重症护理记录的内容

（1）体温、脉搏、呼吸、血压：测量的次数和时间可按重症护理常规的要求或根据病情需要进行测量，并给予记录。

（2）临床所观察到的客观体征、病情变化及患者的主诉、感情的状态等。

（3）给药的方法：如口服、皮内、皮下、肌内或静脉注射，输液、输血，以及特殊用药和特殊护理等。

（4）输入量及排出量：输入量包括进食、进水及静脉补液量，排出量包括大小便、呕吐物与引流物量。

（5）要记录患者失常情况，以及所有的侵入性治疗。例如：深静脉穿刺、有创性动脉测压、插胃管、插尿管等都要有详细记录。

2. 重症护理记录的要求

（1）真实性：护理记录单是医疗文件的一部分，是治疗和科研、临床教学、护理工作经验积累的可靠资料；也是法律上的参考依据，在发生医疗纠纷时要依靠其中的记载判断是非，所以，记录要保持整洁，不可污染或缺残。护士在填写时，要如实地记载所观察到的病情变化及对病情进行客观检查和处理的各种结果。记录的措辞必须正确、简洁、具体，字迹必须端正、清晰、易于识别。记录后应签名，不准任意涂改。

（2）及时性：重症护理记录用于危重患者，他们的病情变化快，护理人员在进行抢救或观察治疗的同时应及时进行记录，严禁补记和追记。护理记录是分析病情变化的重要依据，因此，要依据治疗进展情况及时进行小结，至少每班小结一次。如及时、准确小结液体出入量和各项排出量，对了解心脏病、肾脏病、胃肠道病、手术后及大出血等患者的体液平衡情况有重要意义，医生可借以及时考虑增加或减少液体的输入量。护士通过小结能了解各种治疗完成情况，有助于及时给予调整，使全天的治疗能按医嘱完成。

（3）准确性：各种治疗完成时间，病情变化的时间，给药的浓度、时间、部位、方法及病情变化的程度、液体的出入量等均应使用标准、具体、准确的语言。能用度量衡表示的不用"很多"、"大量"这种含混不清的形容词。对患者的行为表现应列举事实而不用判断。例如，不要记录"患者不合作"，而要记录"患者拒绝改变体位"或"患者拒绝进早餐"。对药名、治疗或护理操作等要写清楚，不要有错别字以免发生差错。对患者服药或患者进食的情况要待患者真正服完后再记录，而不可先记录后执行。

四、危重患者的护理安全

为患者创造安全的环境，提供优质服务是每个护理人员的职责。因此，树立安全护理人的责任意识，使患者在医院得到最好的服务，是护理工作性质决定的护理行为宗旨。护理质量的形成是一个复杂的过程，在这个过程中，有许多相联系相制约的因素，其中安全问题是一个重要环节，没有安全就谈不上质量。因此，护理队伍中每一个成员均应牢固树立安全的质量意识，从各方面保证患者的安全，随时用这种高度的责任感指导一切护理活动。

为了达到这一目的，一方面，护士要凭借自己的业务知识和护理技术操作能力，自觉履行职责，遵守规章制度和操作规程等来保障；另一方面，还必须加强安全服务的意识教育，抓高危事物的重点管理，强调持之以恒、毫不放松，并辅以科学的督促、检查、考核程序，使调控机制连贯，保证其经常性和权威性，形成高度戒备、井然有序的良好气氛，为安全护理提供基本条件。

1. 患者生活环境的安全　当患者离开他们熟悉的环境进入一个陌生甚至惧怕的环境中时，特别需要得到帮助。护理人员要认真分析病情和患者心理，给予相应的护理。

意识程度是决定患者需要的护理等级和护理量的重要依据。重患者或老年患者反应迟钝，判断力、听力、视力减退，定向力障碍，常常出现反常行为；神经损伤患者的保护性反射下降；瘫痪患者肢体或全身活动受限，感觉功能障碍等，这些患者的环境适应性明显下降，在患者接受治疗期间，尤其服用镇静药后，往往不能正确认识所处环境。

根据护理活动的实践经验，列举与护士有关的安全问题。

（1）对神志不清或丧失意识的重患者的贵重物品、钱财注意保管并有交接手续。

（2）对所有昏迷或危重患者应加床档。

（3）危重患者应选用低床或护理人员离开患者时将床降到低位。

（4）患者的呼叫器状态良好，并放置到最容易取到的位置。

（5）危重患者，尤其神志障碍患者床单位的物品应简单、清洁、整齐。锐利的物品、暖瓶应远离患者，床旁氧气筒应固定牢固。

2. 预防患者发生意外的重点

（1）重患者要特别注意防止发生意外，如坠床、摔伤、烫伤、义齿的吞入、拔除管道等，必要时给予制动。要根据病情确定应采取的方式，保证被捆绑的部位或周围仍可活动，并要经常检查肢体循环、感觉及运动情况。

（2）重患者受疼痛、焦虑、疾病的折磨在心理和生理上都使之很难适应环境，而易产生恐惧、悲观心理，这就需要护理人员的心理支持和鼓励。要摸准心理变化，防止自伤、自杀、坠楼等意外。

（3）患者接受治疗后尤其服用镇静药后，不能正确地认识环境；患者突发疾病造成身体部分的功能障碍尚未适应，对自己能力的错误估价，可产生意外的损伤，因此要告诉患者，有困难或下床前应寻求护士的帮助。

3. 护理活动中的安全服务　在护理活动的整个环境中，常存在多种不安全因素，稍有失误，即可能造成严重的不可挽回的损失，因此要特别注意。

（1）护士单独值班期间，要负责整个病区的治安问题，如防火、防盗、防一切坏人的破坏和犯罪活动。

（2）掌握监护仪、呼吸机、吸引器等的正确应用。

（3）具备常用电器设备电源安全及用电常识。

（沈婵娟）

参考文献

［1］郑修霞．妇产科护理学．第5版．北京：人民卫生出版社，2012.

［2］王爱平．现代临床护理学．北京：人民卫生出版社，2015.

［3］谢幸，苟文丽．妇产科学．第8版．北京：人民卫生出版社，2013.

［4］丰有吉，沈铿．妇产科学．第2版．北京：人民卫生出版社，2010.

［5］李淑迦，应岚．临床护理常规．北京：中国医药科技出版社，2013.

［6］何仲．妇产科护理学．北京：北京大学医学出版社，2011.

［7］李小寒，尚少梅．基础护理学．第5版．北京：人民卫生出版社，2012.

［8］钟华，江乙．内科护理．第3版．北京：科学出版社，2015.

［9］李乐之，路潜．外科护理学．第5版．北京：人民卫生出版社，2012.

［10］尤黎明，吴瑛．内科护理学．北京：人民卫生出版社，2006.

［11］李建民，孙玉倩．外科护理学．第2版．北京：清华大学出版社，2013.

［12］陈月琴．外科护理学．北京：人民军医出版社，2012.

［13］郭爱敏．成人护理．北京：人民卫生出版社，2012.

［14］司丽云，张忠霞，王作艳，等．实用临床医学护理学．北京：知识产权出版社，2013.

［15］党世民．外科护理学．北京：人民卫生出版社，2011.

［16］张学红，何方方．辅助生殖护理技术．北京：人民卫生出版社，2015.

［17］王卫平．儿科学．第8版．北京：人民卫生出版社，2013.

［18］黄素梅，张燕京．外科护理学．北京：中国医药科技出版社，2013.

［19］孔庆亮，寇新华．妇产科护理学．北京：军事医学科学出版社，2011.

［20］王彩霞，主梦照，陈芬．妇产科护理．武汉：华中科技大学出版社，2013.

［21］谭文绮，马梅，陈芬．妇产科护理技术．武汉：华中科技大学出版社，2011.